Developmental Coordination Disorder

発達性協調運動障害の評価と運動指導

障害構造の理解に基づくアプローチ

首都大学東京大学院教授
新田 收

注意：すべての学問と同様，医学も絶え間なく進歩しています．研究や臨床的経験によって我々の知識が広がるにしたがい，方法などについて修正が必要となる場合もあります．このことは，本書で扱われているテーマについても同様です．

本書では，発刊された時点での知識水準に対応するよう，著者や出版社はできるかぎり注意をはらいました．しかし，過誤および医学上の変更の可能性を考え，著者，出版社，および本書の出版にかかわったすべてのものが，本書の情報がすべての面で正確，あるいは完全であることを保証できませんし，本書の情報を使用したいかなる結果，過誤および遺漏の責任についても負うことができません．本書を利用する方は，注意深く読み，場合によっては専門家の指導によって，ここで書かれていることがらが逸脱していないかどうか注意してください．本書を読まれた方が何か不確かさや誤りに気づかれた場合，ぜひ出版社に連絡をくださるようお願いいたします．

序文

　本書は「発達性協調運動障害（developmental coordination disorder：DCD）」の身体的特徴を解説するとともに，運動指導方法について，評価方法とともに説明しています。「発達性協調運動障害」は，まだ広く知られた障害名とはいえません。いわゆる「発達障害」の中に分類される障害です。「発達障害」は，2005年に施行された「発達障害者支援法」によって広く知られることとなり，マスコミで取り上げられることも多くなりました。「発達障害」は，一連の隣接した障害をまとめた枠組みで，この中には「自閉症スペクトラム障害（ASD）」「注意欠陥・多動性障害（ADHD）」「限局性学習障害（SLD）」などが含まれます。これらは，社会性，コミュニケーションスキルといった能力における障害として捉えられることが多いことは間違いありません。

　一方で，「発達障害」と認識される子どもたちでは，身体運動において「ぎこちなさ」が目立つことが知られています。彼らに観察されるぎこちなさは，集団生活を始める4，5歳頃から明らかになります。たとえば，保育園で体操をする時，手足をどのように動かしてよいかわからず，一人立ちすくんでしまう。まわりの子どもたちと同じように指導されているのに，何をしたらよいのかわからない，といった状態です。こんなことの繰り返しで，本人も体操することの何が楽しいのか，理解できないかもしれません。さらに小学校に入学し，同級生は休み時間にボール遊びを楽しそうに行っている。自分も一緒に遊ぼうとするが，どうやってボールを投げたらよいのかよくわからない。そんなことの連続で，体を動かすことが嫌いになってしまうこともあるでしょう。また，同級生の輪に入るきっかけも，うまくつかめないこともあるかもしれません。

　こうした運動にまつわる孤立感が，発達障害児のコミュニケーション能力の成熟に何らかの影響を及ぼしていることを，否定することはできないでしょう。これは，「発達障害」と運動のぎこちなさをつなぎ合わせる1つの仮説です。

　あるいは，「発達障害」には，社会性やコミュニケーションにかかわる器質的な問題が存在する可能性が指摘されています。コミュニケーションの未熟さと，運動発達の未熟さの間に，共通した器質的因子が潜んでいる，というのがもう1つの仮説です。コミュニケーションは，人的環境への適応技術です。運動は物理的環境に対する身体の適応技術です。とするならば，これらに共通する「適応」をキーワードとした器質的因子が存在する可能性もあります。

　「発達性協調運動障害」は，特に運動のぎこちなさを主症状とした障害です。臨床的には，すでに述べましたように，「発達障害」においてよく観察されるぎこちなさを独立して扱うものです。診断基準の改定により，「発達性協調運動障害」がASDなどの合併症として並列に扱われるようになり，急激に知られるようになりました。現在，「発達性協調運動障害」は，

ASDなどと比較して詳細な報告が少なく，不明な点も多く残されています。

　本書は，現在解明されつつある「発達性協調運動障害」について，障害構造の観点から整理を試みました。この障害が，複数の要因が絡み合い構築されていることを，多くの側面に分け解説しました。ここで示した障害構造を基礎とし，運動指導のための評価方法と，指導プログラムを，具体的に説明しました。

　「発達性協調運動障害」は，はっきりと診断されないグレーゾーンが多い障害ともいえます。子どもたちの日常の運動指導に役立つプログラムも多く掲載しています。ぜひ様々な現場で活用していただけることを念願しております。

2018年11月

首都大学東京教授
新田　收

目 次

第 1 章 発達性協調運動障害概説　　1

1.1 運動のぎこちなさ，不器用さを特徴とした子ども ………………………… 1
1.2 発達障害と発達性協調運動障害の定義 ……………………………………… 3
1.3 発達性協調運動障害の歴史的変遷 …………………………………………… 8
1.4 成長に伴う問題 ………………………………………………………………… 9
　1.4.1 乳児期 …………………………………………………………………… 9
　　1.4.1.1 シャッフリングベビー（shuffling baby） ……………………… 9
　1.4.2 幼児前期 ………………………………………………………………… 10
　　1.4.2.1 身辺自立についての問題 ………………………………………… 10
　　1.4.2.2 利き手 ……………………………………………………………… 11
　　1.4.2.3 扁平足 ……………………………………………………………… 13
　1.4.3 幼児後期 ………………………………………………………………… 15
　　1.4.3.1 集団生活への参加 ………………………………………………… 15
　　1.4.3.2 易刺激性 …………………………………………………………… 16
　　1.4.3.3 構音の問題 ………………………………………………………… 17
　1.4.4 就学以降 ………………………………………………………………… 18
1.5 周産期医療 ……………………………………………………………………… 19

第 2 章 発達性協調運動障害に隣接する障害　　23

2.1 自閉症スペクトラム障害（autism spectrum disorder：ASD） …………… 23
　2.1.1 ASD とは ………………………………………………………………… 23
　2.1.2 ASD にみられる問題点 ………………………………………………… 23
　2.1.3 ASD にみられる感覚異常 ……………………………………………… 24
　2.1.4 ASD の発症率 …………………………………………………………… 25
2.2 自閉症 …………………………………………………………………………… 25
2.3 アスペルガー症候群 …………………………………………………………… 27
2.4 広汎性発達障害（pervasive developmental disorder：PDD） ……………… 28
　2.4.1 PDD とは ………………………………………………………………… 28
　2.4.2 PDD から ASD へ ……………………………………………………… 28

2.5 注意欠陥・多動性障害（attention-deficit/hyperactivity disorder：ADHD） ……… 28
2.6 限局性学習障害（specific learning disorder：SLD） ……………………………… 29

第3章　協調運動を形作る要素　　35

3.1 感　覚 …………………………………………………………………………………… 35
　3.1.1 感覚異常 ………………………………………………………………………… 35
　3.1.2 感覚受容器 ……………………………………………………………………… 36
　3.1.3 表在感覚 ………………………………………………………………………… 37
　3.1.4 深部感覚 ………………………………………………………………………… 38
　3.1.5 平衡感覚 ………………………………………………………………………… 40
　　3.1.5.1 前庭器 ……………………………………………………………………… 40
　3.1.6 聴　覚 …………………………………………………………………………… 41
　3.1.7 感覚の発達 ……………………………………………………………………… 43
　3.1.8 感覚と発達障害 ………………………………………………………………… 46
3.2 注　意 …………………………………………………………………………………… 47
　3.2.1 選択的注意 ……………………………………………………………………… 47
　3.2.2 分割的注意 ……………………………………………………………………… 48
　3.2.3 二重課題成績と身体特性 ……………………………………………………… 50
　3.2.4 発達障害における二重課題成績 ……………………………………………… 51
3.3 認　知 …………………………………………………………………………………… 53
　3.3.1 認知の発達 ……………………………………………………………………… 53
　3.3.2 発達障害における認知の特徴 ………………………………………………… 55
　　3.3.2.1 対人場面における認知障害 ……………………………………………… 55
　　3.3.2.2 記　憶 ……………………………………………………………………… 56
　　3.3.2.3 実行機能 …………………………………………………………………… 56
　　3.3.2.4 視空間認知機能 …………………………………………………………… 57
　3.3.3 発達障害における認知発達 …………………………………………………… 58
3.4 姿勢制御 ………………………………………………………………………………… 58
　3.4.1 運動発達における姿勢制御 …………………………………………………… 58
　3.4.2 発達障害における運動発達 …………………………………………………… 62
　3.4.3 中枢性姿勢制御 ………………………………………………………………… 63
　　3.4.3.1 クローズドループ制御による運動：姿勢反射の発達 ………………… 64
　　3.4.3.2 オープンループ制御による運動 ………………………………………… 66
　　3.4.3.3 発達障害における姿勢制御の特徴 ……………………………………… 68
　3.4.4 体幹の安定性 …………………………………………………………………… 69
　　3.4.4.1 体幹を支える筋 …………………………………………………………… 69

		3.4.4.2	筋の生理学的特性 …………………………………………	70

      3.4.4.2　筋の生理学的特性 ………………………………………………… 70
      3.4.4.3　筋制御機構 …………………………………………………………… 71
      3.4.4.4　関節弛緩性，身体柔軟性，扁平足 ……………………………… 72
      3.4.4.5　発達障害における不安定性 ……………………………………… 73
 3.5　協調運動 ……………………………………………………………………………… 74
   3.5.1　協調運動のメカニズム …………………………………………………… 74
   3.5.2　小脳障害によって引き起こされる症状 ………………………………… 76
      3.5.2.1　運動失調（ataxia）…………………………………………………… 76
      3.5.2.2　筋緊張低下（hypotonia）…………………………………………… 77
   3.5.3　協調運動と発達障害 ……………………………………………………… 78
 3.6　運動イメージ ………………………………………………………………………… 78
   3.6.1　人称の異なる運動イメージ ……………………………………………… 80
   3.6.2　模倣の発達 ………………………………………………………………… 81
   3.6.3　運動イメージと発達障害 ………………………………………………… 84
 3.7　発達性協調運動障害の構造 ………………………………………………………… 84

第4章　発達性協調運動障害の評価　　　　　　　　　　　　　　　　　89

 4.1　評価の考え方 ………………………………………………………………………… 89
 4.2　予測因子 ……………………………………………………………………………… 91
   4.2.1　出生時の状況 ……………………………………………………………… 91
   4.2.2　運動発達の遅れ …………………………………………………………… 92
   4.2.3　利き手，利き足 …………………………………………………………… 94
   4.2.4　構　音 ……………………………………………………………………… 95
 4.3　特徴の把握 …………………………………………………………………………… 96
   4.3.1　感覚入力の評価 …………………………………………………………… 96
      4.3.1.1　表在感覚の評価 ……………………………………………………… 96
      4.3.1.2　深部感覚の評価 ……………………………………………………… 99
      4.3.1.3　前庭感覚の評価 …………………………………………………… 100
      4.3.1.4　味覚，嗅覚の評価 ………………………………………………… 100
      4.3.1.5　聴覚，視覚の評価 ………………………………………………… 101
      4.3.1.6　調査結果 …………………………………………………………… 101
   4.3.2　空間認知の評価 ………………………………………………………… 103
   4.3.3　選択的注意の評価 ……………………………………………………… 105
   4.3.4　二重課題の評価 ………………………………………………………… 106
   4.3.5　姿勢制御の評価 ………………………………………………………… 107
      4.3.5.1　静的姿勢制御の評価 ……………………………………………… 109

4.3.5.2	動的姿勢制御の評価	110
4.3.5.3	体幹筋の評価	112
4.3.5.4	姿勢制御の年齢に伴う変化	116
4.3.5.5	関節の安定性	116
4.3.5.6	足部アーチ	118
4.3.6	協調運動の評価	119
4.3.6.1	基本的協調運動評価	121
4.3.6.2	応用的協調運動の評価：N式幼児協調性評価尺度	124
4.3.7	運動イメージの評価：N式幼児運動イメージテスト	134

第5章　運動プログラム作成と運動指導　　141

- 5.1　運動指導の考え方 …… 141
- 5.2　運動指導の方法 …… 142
  - 5.2.1　感覚入力 …… 142
    - 5.2.1.1　環境セッティング …… 142
    - 5.2.1.2　運動感覚 …… 148
  - 5.2.2　空間認知 …… 153
    - 5.2.2.1　自分の順番あてゲーム …… 153
    - 5.2.2.2　ブロックから積木の再現 …… 156
    - 5.2.2.3　積木からブロックの再現 …… 158
    - 5.2.2.4　ブロック探検 …… 160
    - 5.2.2.5　絵カードから積木の再現 …… 162
  - 5.2.3　選択的注意 …… 164
    - 5.2.3.1　メトロノーム歩行 …… 164
    - 5.2.3.2　うその指示を無視して歩く …… 166
  - 5.2.4　二重課題 …… 168
    - 5.2.4.1　タンデム立位でしりとり …… 168
    - 5.2.4.2　運動課題＋運動課題 …… 170
  - 5.2.5　姿勢制御 …… 174
    - 5.2.5.1　静的姿勢制御 …… 174
    - 5.2.5.2　動的姿勢制御 …… 180
    - 5.2.5.3　体幹の安定性 …… 192
    - 5.2.5.4　関節の安定性 …… 200
  - 5.2.6　協調運動 …… 205
    - 5.2.6.1　2つのボールドリブル …… 205
    - 5.2.6.2　ボールタッチ …… 206

5.2.6.3	ボールキャッチ	208
5.2.6.4	卓上キャッチボール	210
5.2.6.5	空中キャッチボール	212
5.2.6.6	テニスボール投げ	214
5.2.6.7	テニスボールのキャッチボール	216
5.2.6.8	蹴り返し	218
5.2.6.9	ゴールキック	220
5.2.6.10	ドリブル	222
5.2.6.11	縄跳び	224
5.2.7	運動イメージ	226
5.2.7.1	姿勢模倣	226
5.2.7.2	動作模倣	228
5.2.7.3	絵カードからの姿勢再現	230
5.2.7.4	鏡を用いた動作再現	232
5.2.7.5	口頭指示による動作再現	234
5.2.7.6	指示姿勢の人形での再現	236
5.2.7.7	人形の姿勢の身体による再現	238
5.2.7.8	姿勢カード遊び	240
5.2.7.9	できるか想像してみよう	242

付　録 245
　付録1　N式幼児運動イメージテスト用絵カード 245
　付録2　空間認知指導用絵カード 248
　付録3　運動イメージ指導用ロボットのペーパークラフト 250

索　引 253

第1章
発達性協調運動障害概説

1.1 運動のぎこちなさ，不器用さを特徴とした子ども

　保育園，幼稚園に通い始めた子どもたちの中に，目立って運動についていけない子どもが観察されることがある。保育者が気になる子どもの印象の1つとして，ぎこちなさ，不器用さが挙げられている。具体的には，片足跳びができない，はさみや箸が上手に使えない，靴のひもが結べない，など粗大運動から微細運動，日常生活での動作にまでおよぶ[1]。「不器用」は，英語では「clumsy」あるいは「clumsiness」に当たる。つまり，ぎこちない，動きが鈍い，下手，不格好，などがあてはまる。こうした子どもたちは，保育園，幼稚園に通う3，4歳の段階で認識されるようになることが多い。家庭で生活している間は問題とされることはなく，集団生活を送るようになって，同年齢の子どもたちとの違いに気づく。以下は，医療機関において，介入が必要と判断される項目の例である。「運動は得意ですか」「手先は器用な方ですか」「おっちょこちょいと言われることはないですか」といった問診に対する回答である[2]。

- 体操が苦手
- 字が乱雑，マス目からはみ出す
- 筆圧が強すぎる，あるいは弱すぎる
- はさみや定規がうまく使えない
- リコーダー，鍵盤などの楽器が苦手
- リズム感がない
- よく物を落とす，よくこぼす
- よく物や人にぶつかる
- なんでもないところでよく転ぶ
- 姿勢よく長時間座れない
- 言葉が聞き取りにくい
- 飲み込みが下手，食事に時間がかかる

　上記項目に該当する場合，さらに乳幼児期の経過について問診する。「赤ちゃんの頃はどうでし

たか。検診で何か言われたり，気になることはありませんでしたか」といった問いに対して，以下のような回答は要検討項目となる。

- ミルクの飲みが悪い，よくむせた
- 離乳食をあまり食べない，食べるのが遅い
- 身体が柔らかいと言われたことがある
- 発達が少し遅いと言われたことがある
- はいはいが遅かった，はいはいの仕方がおかしいと思ったことがある
- 立つのが遅かった，歩くのが遅かった
- 言葉が聞き取りにくい

これらの項目に該当する場合，「発達性協調運動障害（developmental coordination disorder：DCD）」と診断される場合がある。しかし，DCDは現在認知度が低く，診断名となることは多くはない。

また，保護者としても，子どもに運動のぎこちなさや不器用さがあったとしても，そのことを理由に医療機関を受診することは稀である。幼児期に不器用さが目立ったとしても，成長とともに解消されるだろうと考える場合も多い。実際は，成人になっても著しい不器用さが容易に改善しない例が存在することが知られている[1]。小児科医ですらDCDについての認識が低く，このような症例を前にしても，診断名としない場合もある[3]。DCDと診断されたケースであっても，もともと保護者は注意欠陥・多動性障害（attention deficit/hyperactivity disorder：ADHD）を疑い医療機関を訪れ，ここでケースの運動のぎこちなさ，不器用さが指摘され，診断に至ることが多い[2]。ADHDとDCDは隣接した疾患であり，ADHDにDCD同様の運動機能の特徴があることは，広く知られている。ADHDの30〜50％にDCDが併存するとされている[3]。ADHDに関しては，章を改めて詳細に解説する。

有病率に関して日本における報告はみられない。米国精神医学会による，精神障害の診断と統計マニュアル（Diagnostic and Statistical Manual of Mental Disorders：DSM）では，5〜11歳の子どもでは6％と見積もられている。英国のBritish Association for Community Child Healthにより2000年に作成された障害児支援ガイドには，DCD有病率5％とされている。性比は4：1で男児が多く，低出生体重児に頻度が高いという報告もある[4]。低出生体重児との関係は，改めて解説する。DCDの症状は50〜70％で成人になっても存続するとされている[3]。

診断名を基準としたわが国の有病率は，DCD認知度の問題から，上記の値を下回ることが予想される。しかし，実態としては米国，英国と同様の有病率と考えることが自然である。ところで，2013年に前述したDSMが改定された。改定以前は，DCDと広汎性発達障害（pervasive development disorder：PDD）が同時に診断されることはない，とされていた。つまり，PDDの診断があるものは，DCDから除外するとされていた。PDDは現在の診断分類では廃止され，自閉症スペクトラム障害（autism spectrum disorder：ASD）に統合されている。前述のADHD同様に，臨床的にはPDDの中に運動のぎこちなさ，不器用さを示す者が多いことが知られていた。上記診断基準があったために，PDDの診断があった場合は，DCD診断は控えられていた。2013年に診断基準が改定され，PDDがASDに統合されるとともに，ASDとDCDが合併することが認められた。

このことから，今後 ASD を合併した DCD が診断上増加することが予想される。以上から，DCD 診断数は上昇し，実態としての DCD 有病率に近づくと思われる。ASD における運動機能の特徴は，章を改めて詳細に解説する。

1.2 発達障害と発達性協調運動障害の定義

発達性協調運動障害（DCD）は，現在「発達障害」というカテゴリーに分類されている。しかし一般に「発達障害」は，自閉症スペクトラム障害（ASD），注意欠陥・多動性障害（ADHD），学習障害（learning disabilities, learning disorder：LD）を含む概念として知られている。これら発達障害は，全体としてコミュニケーションと社会性スキルの問題としてとらえられることが多い。コミュニケーション，社会性スキルは，家庭を出て社会との接点を持ち始める 3，4 歳の時期に急激に発達する。このため，発達障害がこの時期に顕在化することは納得できるところである。

コミュニケーション，社会性スキルの障害を主症状とする ASD や ADHD と，不器用さを主な問題点とする子どもたちが同時期に見出される経過は非常に興味深い。ASD，ADHD を示す子どもたちの中に，運動の著しい不器用さを示すものが多い。発達の段階において同じ時期に顕在化する，コミュニケーションと社会性スキルの障害と，運動におけるぎこちなさ，不器用さの問題に，何らかの関連性が存在するのだろうか。この点については，明確な結論は得られていない。

ところで，「発達障害」が広く認識されたのは，2004 年 12 月に制定された発達障害者支援法の影響が大きい。支援法は，発達障害の定義と社会福祉法制における位置づけを確立し，発達障害者の福祉的援助に道を開くことを目的に制定された[5]。ここでは「発達障害」の定義を以下のように示している。

■**発達障害者支援法**（2005 年 4 月 1 日より施行）
第二条
この法律において「発達障害」とは，自閉症，アスペルガー症候群その他の広汎性発達障害，学習障害，注意欠陥多動性障害その他これに類する脳機能の障害であってその症状が通常低年齢において発現するものとして政令で定めるものをいう。

わが国において「発達障害」はこの定義に基づくことが多い。「自閉症」と「アスペルガー症候群（Asperger syndrome）」はどちらも社会関係の質的障害および，限局した興味や関心，反復的・常同的な行動という特徴を有している。自閉症ではさらに言語発達の遅れがみられる[6,7]。2013 年，診断基準である DSM が改定され，「自閉症」「アスペルガー症候群」および「PDD」は ASD に統一された[5]。なお，2013 年以前の米国精神医学会の診断基準（DSM-IV）や疾病および関連保健問題の国際統計分類（International Statistical Classification of Diseases and Related Health Problems：ICD-10）では，自閉症とアスペルガー症候群は，PDD という大きな枠組みに含めていた。

LD，ADHD は，PDD に隣接する障害と考えられ，自閉症を合併する例も多い[8]。なおこれら発達障害に含まれる障害については，章を改めて解説する。

発達障害者支援法には「その他これに類する脳機能の障害であってその症状が通常低年齢において発現するもの」という一文があり，「その他」は「"政令"に定めるもの」としている。この「その他」の部分が見過ごされることが多い。「政令」部分を確認すると以下となる。

■**発達障害者支援法施行令**（2005年4月政令第150号）
（発達障害の定義）
第一条　発達障害者支援法第二条第一項の政令で定める障害は，脳機能の障害であってその症状が通常低年齢において発現するもののうち，言語の障害，協調運動の障害その他厚生労働省令で定める障害とする。

　上記政令に，DCDが診断名として明記されてはいない。しかし，「協調運動の障害」は，DCDを示している。つまり，2005年の時点で，DCDはいわゆる「発達障害」の一部とされていた。ただし，支援法の定義においてその他とされ，明記されなかったために，一般的な認識が自閉症やADHDに比較して低く留まっていた。

　ところで，DCDに対する認識に関し，重要な改定が2013年に行われている。現在診断基準に関しては，米国精神医学会の診断基準（DSM）とICDが広く用いられている。これらの診断基準は，新たな研究成果や，解釈の変更などにより繰り返し改定されている。米国精神医学会の診断基準はDSM-IVが使用されていたが，2013年に改定されDSM-5となっている。ここでDCDに関して大きな改定が行われた。

　旧バージョンであるDSM-IVではDCDの診断基準は以下のとおり記載されている。

■**発達性協調運動障害の診断基準**（DSM-IV）
　A．運動の協調の障害であり，それを必要とされる日常生活の障害がある。
　B．障害の判定は，暦年齢や知能水準から期待される日常行為のレベルを想定し，それから十分に低いことで判断する。
　C．症状としては，運動発達のmilestoneの遅れや，不器用，スポーツが不得手，書字がきたない，など。
　D．こうした症状が，学業成績や日常の生活を実際に障害している。
　E．なお①脳性麻痺，筋疾患などの身体的な疾患を認めるもの，②広汎性発達障害（PDD）の基準を満たすものは除外する。

DSM-5では以下のように記載された。

■**発達性協調運動障害の診断基準**（DSM-5）
　A．協調運動技能の獲得や遂行が，その人の生活年齢や技能の学習および使用の機会に応じて期待されるものより明らかに劣っている。その困難さは，不器用（例：物を落とす，または壁にぶつかる），運動技能（例：物を掴む，はさみや刃物を使う，書字，自転車に乗る，スポー

ツに参加する）の遂行における遅さと不正確さによって明らかになる。
B．診断基準 A における運動技能の欠如は，生活年齢にふさわしい日常生活活動（例：自己管理，自己保全）を著明および持続的に妨げており，学業または学校での生産性，就労前および就労後の活動，余暇，および遊びに影響を与えている。
C．この症状の始まりは発達段階早期である。
D．この運動技能の欠如は，知的能力障害（知的発達障害）や視力障害によってうまく説明されず，運動に影響を与える神経疾患（例：脳性麻痺，筋ジストロフィー，変性疾患）によるものではない。

　DSM-5 における最も大きい改定は，DSM-IV に記載されていた「広汎性発達障害（PDD）の基準を満たすものは除外する」が削除された点である。前述のように，DSM-5 では，PDD という概念は消滅し，ASD に統一されている。「広汎性発達障害（PDD）の基準を満たすものは除外する」が DSM-5 で削除された理由は，元々 PDD の中に運動のぎこちなさ，不器用さを示す者が多く含まれることが，臨床的に知られていたことに他ならない。ただしこの点は，様々な見解が存在する。DSM-IV において PDD が除外条件とされたのは，PDD にみられる運動のぎこちなさや不器用さの背景に，PDD の特性である空間認知の問題が想定されるため，DCD とは区別されたと考えられる[4]。一方で，PDD 児の 83％が基準より低い運動機能を有しており，PDD 児の運動機能の低さと PDD の重症度に高い相関があることも示されている。つまり，DSM-IV による見解は，運動機能障害は PDD に併存する障害というより，むしろ PDD の障害特性そのものであるということを示している[4]。この点は，PDD と DCD，あるいは ADHD といった隣接する障害をどこまで分離してとらえることが可能かという問題であり，現時点でこのことに結論を下すことはできない。

　DSM と同様に広く用いられている診断基準である ICD は現在 ICD-10 が発行されており，ICD-11 への改定作業が進んでいる。ICD-10 において，DCD は，「心理的発達の障害」の中の「運動機能の特異的発達障害（specific developmental disorder of motor function）」としてカテゴライズされている。この診断基準は以下のとおりである。

■運動機能の特異的発達障害の診断基準（ICD-10）
A．標準化された微細または粗大な協調運動の検査における評点が，その小児の暦年齢を基にして期待される水準から，少なくとも 2 標準偏差以下である。
B．基準 A 項の障害のために，学業成績あるいは日常生活の活動に明らかに支障をきたしていること。
C．神経学的障害の所見はない。
D．主要な除外基準：標準化された検査を個別に施行して，IQ が 70 以下。

　ICD-10 の診断基準では，標準化された検査によって，暦年齢を基準にして期待される水準より低いこと，が明記されている。つまり，年齢や育った環境の文化的特徴を踏まえたうえで判断することが示されている。また IQ70 以下は除外するとしている。また ICD-10 では PDD を除外対

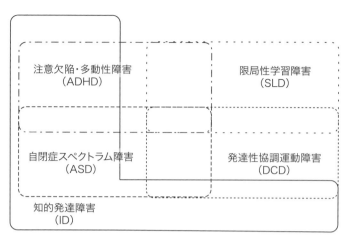

図 1-1 DSM-5 における主な神経発達障害の関係
DSM-IV-TR（2000）までは広範性発達障害（PDD）と発達性協調運動障害（DCD）の併存は認めなかったが，DSM-5（2013）では自閉症スペクトラム障害（ASD）と注意欠陥・多動性障害（ADHD），自閉症スペクトラム障害（ASD）と DCD の併存が認められた。
（文献 3 より引用）

象としていない。DSM-5 の改定は，ICD-10 の考え方に近づくものであったともいえる。図 1-1[3]は DSM-5 における主な神経発達障害の関係を示している。

　ここに示されているのは「ADHD」「ASD」「限局性学習障害（specific learning disorder：SLD）」「DCD」「知的発達障害（intellectual disability：ID）」である。なお「知的発達障害」は，これまで用いられてきた「精神遅滞（mental retardation）」という名称からの変更であり，「知的発達障害（ID あるいは intellectual development disorder：IDD）」と明記されている。これまで，この領域の障害では，症状が重複し，完全に分離できない部分が指摘されてきた。今回の改定では，各名称を示しながら，それぞれに重なり合う部分があることを認めた形となっている。実際にどの程度の重なりがあるかについては，いくつかの調査結果が報告されている。たとえば，ADHD の約 30～50％に DCD が併存すると報告されている。また SLD では 50％，ASD では約 40％に併存するとされている[3]。

　図 1-1 に示されているのは，いわゆる「発達障害」の枠組みである。発達障害は，近年急速に知られ，注目されるようになった障害である。1980 年代以降，学齢期になり学習についていけない，落ち着いて席に座っていることができない，といった話題がマスコミに取り上げられるようになった。文部科学省は 2002 年 2～3 月にかけて「通常学級に在籍する特別な教育支援を必要とする児童生徒に関する全国実態調査」を実施している。その結果，知的発達に遅れがないものの，学習面や行動面で著しい困難を示す児童生徒が 6.3％在籍していた可能性があると報告している[5]。内訳は学習面で困難を感じる児童生徒が 4.5％，行動面は 2.9％，学習と行動ともに困難を感じる児童生徒は 1.2％であった[5]。ただしこれは専門家による診断ではない。また香川県で 2005 年に実施された市立幼稚園児を対象としたモデル健診事業では，9.3％に発達障害ありと判定されている[9]。このことから，発症率が増加している可能性は否定できない。

　発達障害に関しては，その本質に関していまだ明らかでない部分が多い。脳に器質的な障害があることは，報告されている。しかし，脳の状態と症状を直接結びつけるような確証が得られているわけではない。経過に関しても，調査が始められたにすぎないが，発達障害は，3～4 歳で指摘さ

れることが多い。つまり，出生後，立ち上がり，歩行するといった基本動作において，明らかな障害を示さないまま成長する。その後，発達がより高度な段階，つまり社会との接点を持ち始める時期に，様々なつまずきから指摘を受け，発見される。こうした経過は，DCDにおいてもほぼ同様である。図1-1に示された障害については，それぞれ診断基準が異なる。しかし，共通する特徴も少なくない。障害が発見される経過もその1つであるが，身体機能においても類似した点が挙げられる。

　DCDは協調運動の障害を主症状としていることはいうまでもない。協調運動は，視覚，固有覚，位置覚などの感覚入力から，出力である運動制御までの一連の脳機能であり，DCDは当機能の発達における問題である[10]。一方，ASD，ADHDにおいても，感覚入力の異常に関する報告が多くみられる。ASD児の80%以上に感覚刺激に対する感覚異常が存在する。自閉症の71%に音に対する過敏，54%に接触に対する過敏が存在する[11]。ADHDでは，報酬の遅延に耐えられず，衝動的に代替報酬を選択する，あるいは報酬を得るまでの主観的な時間を短縮させるために，注意を他のものに向けるといった行動が観察される[12]。この反応は，ADHDが過剰に感覚刺激を求める，あるいは逆に刺激を避けるためのものと解釈できる。ASD，ADHDの感覚に関する異常は，過度に鈍麻，あるいは過度に鋭敏のいずれもありえ，しかも同一の個人の中に混在することもある。

　一般に協調運動障害に関して，小脳の機能不全が関与することが多いことが知られている[13]。DCDにみられる運動の特徴が，小脳障害に起因する運動の特徴と一致する点が多い。発達障害では小脳障害に関する報告が多い。自閉症では，小脳のPurkinje細胞の減少を指摘する報告が多く，Purkinje細胞のサイズが健常者に比較し24%小さいとの報告もある[14]。ADHDでは，総大脳容積および，脳の後下虫部・小葉，小脳虫部，脳梁膨大部，小脳，尾状核において有意に低容積との報告がある[12]。

　このように，DCD，ASD，ADHDは，運動のぎこちなさ，不器用さといった，観察される症状における類似点とともに，身体機能における共通点を見出すことができる。ASD，ADHDは，一般にコミュニケーションスキル，あるいは社会性の障害としてとらえられている。DCDは協調性の障害として認識されている。「社会性」と「協調性」といった一見異なる機能であるが，両者に共通して自己の認識の確立が必要である。自己を基準に，他者や周囲環境を認識することで，「社会性」「協調性」が確立される。どちらも「身体化による認知（embodied cognition）」という神経基盤の存在が示唆されている[10]。自己認識確立の手掛かりとなるのは感覚機能であり，また小脳は協調性に深くかかわっている。これらの事柄から，図1-1で示した障害は，それぞれ固有の臨床的特徴を有していると同時に，共通した運動特性を有しており，類似した脳器質障害から発生した，多面的な症状の現れと解釈することも可能である。自己を他者あるいは環境から分離した形で認識すること，つまり自己を客観化，あるいは視覚化，イメージ化すること，そのうえで，他者との関係を構築することが，社会性と解釈できる。また，環境との折り合いを協調性と解釈する。そうすると，社会性と協調性のどちらも自己認識の段階で問題を抱えており，このことが発達障害により引き起こされる様々な症状の要因となっている，といった解釈である。中井は以下のように述べている。「従来，一見関係ないように思われていた，発達障害の中核症状と『協調』，『感覚』という『身体機能』との関係について検討することは，これまで発達障害の臨床で見過ごされ

ていた『身体機能』という側面を加えるだけではなく，共通する神経学的基盤を解明することで，発達障害の新しい理解・概念の提唱，評価・診断方法，薬物療法やニューロリハビリテーション (neuro-rehabilitation) を含む，適切な介入法の開発にもつながると考えられる」[10]。こうした「発達障害」のとらえ方は，運動機能に対する介入が，発達障害の根本疾患へのアプローチとなりえることを示唆している。

1.3 発達性協調運動障害の歴史的変遷

知能は正常であるのに，読み，書き，言葉，注意，運動などに著しい困難を示す子どもが存在することが記述されたのは，20世紀初頭であった[15]。この当時，こうした問題点が知能の低さ，神経学的障害，家族背景や教育歴では説明できない点に焦点が当てられ，調査が行われた。現代の「発達障害」という概念のもととなったのは，1960年代米国大統領であった J. F. Kennedy の行った福祉政策である。発達障害の特徴として，以下の3つの支援が必要な状態と定義している。

1）知的障害と同様の支援が必要である。
2）中途障害とは質が異なり，より多くの支援が必要である。
3）一生涯を通じて支援が必要である。

もともと，発達障害は包括的な概念であり，様々な障害を含むとしている。具体的には，知的発達障害，脳性麻痺に代表される先天的運動発達障害，自閉症・アスペルガー症候群を含む PDD，ADHD，LD，DCD，発達性言語障害，てんかん，視覚障害，聴覚障害，慢性疾患の発達期に生じる諸問題の一部，としている[16]。当時の概念は非常に広範なものであり，現在の「発達障害」の概念とは一致していない。

ところで，20世紀初頭，現在のDCDは，「不器用な子ども (clumsy child)」と呼ばれた。その他，「先天性運動未熟 (congenital maladroitness)」「発達性ゲルストマン症候群 (developmental Gerstman syndrome)」といった名称で認識された[15]。

なお，ゲルストマン症候群（成人）は次の4つの主な症候で定義される。

1）失書：自発的に字を書くことも書き取りもできない。
2）失算：暗算も筆算もできない。
3）手指失認：指定された指を示せない。
4）左右失認：左右がわからない。

その後，「微細脳機能障害(minimal brain dysfunction：MBD, minimal cerebral dysfunction」「身体的不器用さ (physical awkwardness)」「発達性失行 (developmental apraxia, developmental dyspraxia)」「非言語性学習障害 (non-verbal learning difficulties)」「DAMP症候群 (disorder of attention and motor perception：DAMP)」といった名称が用いられた[15]。

MBDは現在のADHDなどの発達障害を総称した名称である。この中で，神経学的徴候として，soft neurological sign の評価を提唱したが，ここで陽性を示す場合は，現在のDCDと一致すると考えられる。physical awkwardness は，不器用という意味であり，名称としてはDCDが妥当と考えられる。developmental apraxia, developmental dyspraxia は，ほぼDCDと同様の概念で

ある。DAMP は主に北欧で使用されていた。DAMP 症候群という概念は，Gillberg が 1970 年代に，DCD と ADHD が併存する症候群として提唱したものである。北欧および英国で長く使用された。Gillberg らによるスウェーデンにおける調査では，7 歳児の全人口のうち，ADHD 単独が 7.4%，DCD 単独が 7.3%，両者を併せ持つものが 6.6% であり，DAMP 症候群は ADHD 児の約半数を占めていた。また，長期予後を調査した結果，純粋な ADHD に比較して，重度抑うつなどの精神疾患，反社会的行為，あるいはその両者を示す割合が高かった。こうした調査結果から，不器用さが，自己認識や対人的な積極性の発達に影響を及ぼしていることが考えられる[4)]。

その後，1987 年，米国精神医学会の分類と診断の手引き（DSM–III–R）において，発達性協調運動障害（DCD）という名称が紹介された。1994 年には英国のロンドン，カナダのオンタリオで国際学会が開かれて，DCD に関する声明が出され，2011 年に EU 各国で採用された[15)]。

1.4　成長に伴う問題

1.4.1　乳児期

1.4.1.1　シャッフリングベビー（shuffling baby）

視覚刺激に対して反応が少ない場合がある。保護者が気になる点として，月齢 3 ヵ月前後で，「物に興味を示さない」「物に対して手をのばさない」などが挙げられる。追視出現が遅れる場合が多い。また，物に手を出そうとするが，うまく操作できないといった状態も観察される。移動手段の獲得が遅れ，操作意欲の制限が生まれる。筋の緊張が低い，いわゆる「低緊張児（floppy infant）」の場合も多い。低緊張児の場合，寝返り，座位獲得が遅れ，これに伴い上肢操作の発達も遅れる。さらに，定型発達児が四つ這い移動を活発に行う時期に，座位のまま移動する「シャッフリング（shuffling）」を主な移動手段とする児も多い[17)]。

シャッフリングについては，そのことだけで異常な徴候とは言い切れない。事実，起立，歩行獲得前の定型発達児において，数パーセント，シャッフリングを移動手段とするものが観察される。これらの児について，その後の経過を観察すると，そのほとんどは，特に問題なく歩行を獲得する。1980 年代に福岡市で行われたアンケート調査(回収率 80%，回収数 1,470)によれば，45 名(3.1%)にシャッフリングが観察された。この 45 名について分析すると，性別は男児 21 名，女児 24 名，シャッフリングの家族歴は 38% にみられた。周産期異常は 9 名（20%）にみられた。内訳は，低出生体重児 6 名，光線療法を必要とした黄疸 2 名であった。45 名中 12 名で歩行獲得の遅れがみられた。歩行獲得が遅れた例では，筋力低下がみられた[18)]。シャッフリングを獲得した児では，腹ばいを嫌がり，椅子座位で足底が床に触れることを嫌がるなど，触覚過敏が観察された[19)]。シャッフリングを獲得し，四つ這い移動を行おうとしない児であっても，やがては歩行を獲得する。こうしたケースのほとんどは，その後何も問題なく成長する。ただし，シャッフリングを行うケースでは，筋力の低下，あるいは筋緊張の低下，触覚過敏といった特徴が報告されている。こうした特徴は，DCD 児において観察される特徴と一致する。つまり，この時期にシャッフリングを行うケースでは，DCD のリスクがあると考えることができる。定型的な運動発達では，シャッフリングを経ること

はない。寝返り，腹這い，四つ這い，起立，伝い歩き，歩行という段階を経ることが一般的である。特に四つ這い移動は，四肢の交互運動から成り立っている。シャッフリングを主な移動手段とするケースでは，左右の協調運動が遅れる可能性が考えられる。シャッフリングを獲得する原因は明らかではない。ただ，低緊張のために，腹臥位で体幹，頭部を支えることが困難であり，この姿勢を嫌がる，あるいは，触覚過敏があり，体幹前面が床に触れることに強く違和感を示す，といったことが考えられる。運動機能的には，四肢の協調した動きにつまずきがあり，このことが要因となって，片側上下肢の運動，あるいは左右対称の運動で移動可能な，シャッフリングを獲得したことも考えられる。

1.4.2　幼児前期

1.4.2.1　身辺自立についての問題

　1歳前後の歩行獲得から，3歳頃の集団生活参加までの時期では，多様な症状が観察される。粗大運動としては「よく転ぶ」「歩行時の円滑さがない」「階段を上がれない」「ジャンプができない」などがある[17]。日常生活では，「1人で食事ができない」「スプーンが使えない」「コップから飲めない」「ストローで飲めない」などの訴えがある[17]。さらに道具が増加するにつれて，苦手な動作も増加する。この時期，保育園などで集団生活を経験することなく家庭で育つ児では，運動機能に関して，保護者もあまり気にせず，機能の遅れがあっても問題にしないで経過する場合も多い。児はすでに歩行獲得している状況なので，日常生活において苦手な動作があったとしても，このことで医療機関などに相談することはあまりない。

　身辺動作に関し，この年齢の児では，多くの失敗を繰り返しつつも独力で行うことの喜びにより，徐々に技術を獲得する。食事に関して，技術が未熟な児では，手づかみで食べることもあり，食べ終わるのに長い時間がかかる。当然ながら食卓，衣服を汚す。保護者は，時間と汚れに対して，寛容に見守ることが求められる。2〜3歳は，運動機能が急速に発達し，精神的にも自己主張が強まる時期である。このため，どのようなことでも1人で行おうとする動機が高まる。複雑な動作にも取り組もうとする。ただし，機能は未熟で，初めて行う動作では失敗も多く，時間もかかる。うまくいかず，いらだち「いやいや」とぐずることも多い。手がかかる時期である。ただし，こうした状況は，通常の発達の一場面といえる。

　DCD児の場合，少し異なる状況がありうる。保護者への問診では，時として以下のような回答が得られる。

- 独力で食事をしようとしない。
- 保護者に食べさせてくれるよう求め続ける。
- スプーンを使おうとしない。
- 手づかみで食べようとしない。
- 手が汚れることをいやがり，食物が少しでも手につくと，その都度手を拭く，あるいは拭いてくれるよう要求する。

　こうした児の状況はDCDの症状を背景にする場合があり，慎重に観察する必要がある。「独力

で食事しようとしない」「スプーンを使おうとしない」などは上肢操作，および視覚も含めた協調性の未熟さを示している。あるいは体幹の不安定さのために，食事動作を円滑に遂行できないことを児自身が感じており，そのためこうした動作に対する回避反応を示す可能性がある。「手づかみで食べようとしない」あるいは「手の汚れを嫌がる」に関しては，手掌の触覚過敏が影響している可能性がある。手掌は表在感覚の最も鋭敏な部分の1つである。乳児では，表在感覚は安定しておらず，成人と比較して過敏な状態にある。DCD児では，幼児の年齢に達しても，表在感覚において過敏さが残ることが考えられる。特に手掌では，食物が皮膚にまつわりつく「べたべた」感に対し，強い違和感を持つことがある。このことが，DCD児が手づかみで食事をしようとしない要因の1つと考えられる。

子どもの状況に対し保護者がどのように対応するかは，その後の発育に強く影響する。他の児とあまりかかわらず，主に家庭内で過ごす児では，こうした状態があまり不自然に感じられない。つまり，食事動作が独力でできないのはこれまでと同じであり，特に急がなくてもいずれ独力で食事すると考える場合も多い。食事を独力で行うことは，児に独力で行うことの「動機」があって開始されるものであり，この時期にこの「動機」がみられないこと自体問題である。このことに保護者が気づかない場合，保護者が児の食事を介助することが継続し，食事動作獲得はさらに遅れることとなる。

更衣動作，トイレ動作に関しては，食事以上に複雑な動作であり，DCD児では獲得が遅れることが予想される。DCD児は，初め独力で行おうとするが，非常に長い時間を要し，失敗を繰り返す。保護者は，独力で行うことを急がなくてもよいと考え，介助することが多い。あるいは，度重なる失敗を叱責したり，急がせたりすることもある。こうした保護者の対応は，児が自身に対して否定的なイメージを構築することを助長する可能性がある。DCD児では，自己評価の低さが報告されており，発達の早い時期の失敗経験により，こうした後ろ向きの感情が生まれる。こうした心理的背景により，その後更衣などの複雑な動作を回避しようとする。そうした回避反応により，動作獲得はさらに厳しいものとなってしまう。

DCD児には，身体運動に対する易刺激性があり，身体運動に関連する外部刺激に対して過剰に反応することがある。結果として，不快感情の誘発，身体運動の回避が観察される[20]。

保護者は可能な範囲で児の動作を見守り，失敗が多かったり，時間がかかったりしたとしても，叱責せず，動作を急がすこともせず，動作を継続させることが望ましい。同時に，独力での動作を励まし，褒めることも必要である。一方，陥りがちな，以下のような負の連鎖が考えられる。①児は協調運動の未熟さから，日常動作に失敗を繰り返し，時間がかかる。②保護者は苛立ち，動作を急がせる。③児は動作を急ぐことで，さらに失敗を繰り返す。④保護者は失敗を叱責する。⑤児は自信を失い，独力で行うことを回避する。⑥保護者は児が独力で行わないので，動作の介助を継続する。⑦児は，動作を経験する場面を失い，動作の獲得がさらに遅れる。DCD児では，この時期にこうした連鎖が起きないよう配慮する必要がある。

1.4.2.2 利き手

この時期に，高次脳機能に関連すると推測されるチェック項目として，利き手の確立がある[17]。

表 1-1　利き手の発達

16〜20週	片手だけの接触，左使用の傾向
24週	明確な両手利き
28週	片手へ移行，しばしば右手使用
32週	両手利きに再び移行
36週	両手利きが消失し，片手利きが出現。行動が「右あるいは左」に特徴づけられるが，左が優位
40〜44週	行動が「右か左」の片手使用。主として右優位
48週	あるものは一時的に，また多くは右手を使うのと同じように左手を最終的に使う。片手利き
52〜56週	明確な右利きへ移行
80週	明確な片手利きから，より著しく交替のある混乱への移行。多くは両手使用で左優位
2歳	比較的明確な右手の片手使用
2歳半〜3歳半	明確な両手利きへの移行
4歳〜6歳	片手利き，右優位
7歳	左手または両手が使われる最後の時期
8歳	再び，右利き

（文献23より引用）

乳児期に手先を使い始めるが，初め利き手は明らかでなく，左右上肢を同様に使う。幼児期前半に利き手が確立し始め，左右どちらかで細かい作業をするようになる。日本人は圧倒的に右利きが多いとされている。利き手の確立が遅れる場合，その後不器用さが現れることが多く，大脳半球機能差の関与が推測される[17]。

利き手とは，文字を書く，絵を描く，ボールを投げる，はさみを使うなどの動作時に，右手，左手のどちらを主に使うかで，判断することができる。男性で88.2％，女性で90.8％が右利き手と報告されている[21]。脳機能との関係では，利き手は脳機能のラテラリティとの関係で研究されてきた。ラテラリティとは，身体の片側が他側よりも優先的に用いられより優れた遂行をすることと定義されている。脳機能に関しては，言語のように，特定の機能に関して，片側の大脳半球が優位に働くことが示されている[21]。このことは，脳の非対称性を意味することであり，利き手はそのことを表わす現象の1つともいえる。

脳の優位半球は，言語や論理的思考にかかわる半球とされており，一般に左半球が優位半球であることが多い。利き手の関係では，右利きの95％以上，左利きの70〜80％が左優位半球であるとされている[22]。

利き手の発達に関する研究として，Gesellらの報告がある（表1-1）[23]。これによれば，利き手の発達は以下のようにまとめられる。生後16〜20週で左手利きが観察され，1歳までに左手利きから両手利き，さらに右手利きに変化する。その後2歳で明確な右手の使用が認められるようになる。2〜3歳で両手利きに移行し，4〜6歳で右手優位となる。

その後の研究においても，利き手が確立するまでに，両手を使う時期や，左右が入れ替わる時期があることが報告されている[21]。利き手の確立時期は，Gesellらは8歳頃としているが，1988年のMcMaunsによる報告では，3歳で利き手の判断は可能としている[21]。また，出生以前，妊娠10週目で85％に右上肢を優位に動かす傾向が報告されている[24]。

利き手は脳機能の成熟を表わす指標としてもとらえることができる。DCD 児では，利き手確立の遅れが報告されている。利き手確立時期に関しては，いまだ明らかでない部分もあるが，3 歳頃およその利き手は判断可能となる。このことから，この時期に左右差が判断できない場合は，DCD の 1 つの予測指標となりうる。

利き手と同様に，利き足や利き目，利き耳があることが知られている。これらは，運動機能の発達と深く結びついている。利き足は，ボールを蹴る足，缶を踏みつける足とされており，器用に動作可能な足とされる。反対側は，軸足とされ，体重を支える足とされる。利き手が右手の場合，利き足が右足，軸足が左足であることが圧倒的に多い[25]。日本人では，利き足が右，軸足が左である確率が高い。軸足は，姿勢維持における役割が大きく，無意識にコントロールされている[25]。利き足の発達過程について，Gentry らは，8〜11 歳の時期に利き足の傾向が明らかになり，利き手に比較して，やや遅れて利き足が成立すると報告している[26]。利き足は，姿勢の安定に関与しており，利き足の確立が遅れる場合，姿勢が確立せず，不安定な状態が継続する。姿勢制御は，静的姿勢制御から動的姿勢制御へと発展する。軸足による安定性は，特にボールを蹴るなど，動的姿勢制御に関与している。DCD 児における，利き足確立時に関する研究は見当たらない。しかし，利き手確立の遅れ同様，利き足に関しても，確立につまずきがある可能性は高い。利き手，利き足以外に，身体機能のラテラリティには，利き目，利き耳なども確認されている。脳機能のラテラリティ成熟が DCD 児では遅れると仮定すると，視覚，聴覚に関するラテラリティに遅れがあることも予測される。こうした感覚器官の成熟は，あらゆる身体運動の基礎となっている。このことから，DCD 児の運動の特徴を説明するうえで，これらの感覚器官のラテラリティ確立の遅れが影響する可能性は否定できない。

1.4.2.3 扁平足

DCD 児において，この時期に顕在化する身体の特徴として，扁平足がある。前述の乳児期の特徴として，DCD 児では，筋の緊張が弱い「低緊張児」が多く，シャッフリングを獲得する児が多いことを述べた。こうした児は，やや遅れることはあっても，2 歳までに歩行を獲得する。歩行獲得時期は，定型発達児では 12 ヵ月頃とされているから，DCD 児では独歩開始時期の遅れが 1 つの特徴となっている。同時に，DCD 児では，起立姿勢で足部アーチの潰れが高頻度で観察される。

足部アーチは，骨，関節，靱帯および筋によって構築される。形状は三次元的立体であり，内側縦アーチ，外側縦アーチ，横アーチによって構成される。主に内側縦アーチにより，「土踏まず」が形成される。これらのアーチは，歩行運動，バランス保持と密接に関連している（図 1-2）[27]。

足部アーチは，出生時には未完成であり，成長とともにアーチの高さが増し，完成される。アーチの完成によって，足部に負荷される体重は，踵骨に 50％，母趾および小趾に 50％ずつ均等に分散される[28]。足部アーチは，骨構造のみで構築されるものではなく，筋の協調した活動が必要である。独歩獲得以前，あるいは独歩獲得直後の幼児では，アーチの構造が脆弱なため，体重が負荷されると，扁平し，時として足関節が外反する。この状態が，一般に扁平足とされる。アーチ形成には，筋の成熟が不可欠であり，特に後脛骨筋，前脛骨筋，長母趾屈筋が関連する[29]。つまり，足部アーチ，いわゆる「土踏まず」は骨の結合により構築されるのではなく，上記の筋の緊張によ

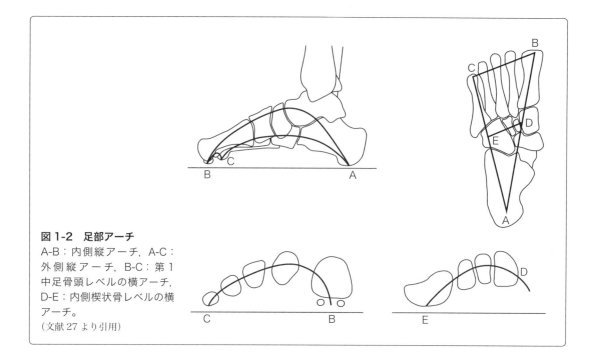

図 1-2 足部アーチ
A-B：内側縦アーチ，A-C：外側縦アーチ，B-C：第1中足骨頭レベルの横アーチ，D-E：内側楔状骨レベルの横アーチ。
（文献27より引用）

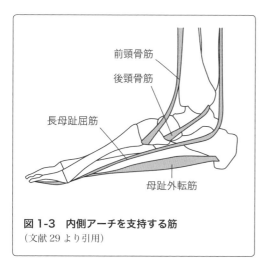

図 1-3 内側アーチを支持する筋
（文献29より引用）

り，アーチの頂点が上方へ引き上げられることによって，形状が完成する。足部アーチが姿勢保持や歩行においてクッションの役割を果たすことが可能なのは，このように筋の緊張により形成される構造であることが要因である。骨の結合のみによらないために，ゆるみがあり，これが衝撃を吸収する役割を果たしている（図1-3）。

骨格筋は，随意的な活動がない時も完全に弛緩することはない。最低限の緊張を保っている。これが筋緊張であり，筋のトーンである。こうした基本的な筋緊張の程度は，個人差が存在する。定型発達児であっても，筋緊張がやや高いと，触診した時，張りの強さを感じる。逆に，筋緊張が低い児では，筋の張りが弱く，関節可動域は広い。体が柔らかい印象を受ける。DCD児の場合，筋緊張の低さが指摘されている。筋緊張が低いと，全般的に筋力は低く，同時に，運動による筋力向上が起こりにくい。このようなDCD児の筋の特徴が要因となり，足部アーチ形成に必要な筋緊張が成熟せず，扁平足となることが多い。扁平足自体は，定型発達児の中にも一定数存在するが，DCD児を見出す1つの指標となりうる。

1.4.3　幼児後期

1.4.3.1　集団生活への参加

　幼稚園や保育園といった集団に参加する時期になり，児の運動特性は明らかになる。この時期，保護者もはっきりと問題を認識するようになる。これまで家で育ってきた児が，多くの同年齢の児とともに生活するようになり，保護者も児自身も，他児が容易に行う動作において，遅れていることに気がつく。この時期，医療機関などに運動発達の遅れなどの相談が増加する[30]。具体的には，鉛筆やクレヨンを使った描写，はさみの使い方，食事動作，衣服の着脱などが，他児に比較して明らかに不器用であることが多い。目安となる運動発達指標を表1-2[4]に示す。

表1-2　定型発達児の運動発達指標の目安

年　齢	指　標
1～2歳	独歩→走る 階段を1段ずつ昇降する ひざまずいたりしゃがみ込んだりして物を拾い上げる ボールを片方の足で蹴る なぐり書きで丸を書く
2～3歳	小さい物を両足跳びで跳び越える 階段を1段ずつ昇降する 三輪車に乗れるようになる フォーク，スプーンで食事を食べる
3～4歳	ボタンをはめはずしできる 歯みがきができる 靴下を正しくはける 箸を使える 線や丸，十字や四角をまねて書ける 階段を片脚ずつ交互に昇降できる 片足立ち，けんけんができる
4～5歳	ファスナーを開け閉めできる 1人でトイレに行ける（ペーパーを使える，手を洗える，着衣を整えられる） 留め金を自分で閉じられる はさみで線にそって切ることができる 結び目をつくり，ほどける ブランコに乗れる
5～6歳	1人で衣類を整えて着ることができる 1人で入浴できる 小さいボールでボール投げができる スキップができる 補助輪なしで自転車に乗れる 複雑な形をはさみで切り取れる 靴ひもを1人で結べる

（文献4より改変）

この時期，集団生活を送る中で，必要とされる動作も複雑化する。「箸を使う」「水道の蛇口をひねる」「ボタンをはめる」などであり，DCD児にはうまくできず，非常に時間がかかる。スピードの問題は，家庭での生活ではあまり問題とされない場合も多い。しかし，集団生活の中では，全体の流れについて行けず，孤立することもある。集団生活においては，制限時間の中で目的動作が終了できないと，集団全体の行動を阻害してしまい，明らかな問題点として認識される[17]。

　幼稚園や保育園での生活の中で，運動会，発表会なども経験する。ここでは，上肢あるいは下肢の単純な運動から，上下肢あるいは体幹を含めた複雑な運動へと，求められる課題が複雑化する。さらに，音楽，テンポに合わせ，他児の動きとタイミングをそろえなくてはならない。DCD児では，こうした場面で他児との差を，保護者も児自身もはっきり認識する。こうした複雑な運動の未熟さは，協調運動の障害とされるが，様々な要因が絡み合った結果として解釈できる。つまり，視空間認知の問題，運動イメージの問題，動作模倣の問題など様々な側面が絡み合っている。

1.4.3.2　易刺激性

　この時期，DCD児自身に大きな変化が現れる。同年齢の集団にいて，様々な運動を同じように遂行することができないことを認識し始める。日常の動作においても，他児同様の速さで完了することができない。DCD児は，経験を重ねる中で，様々な運動に対して消極的，あるいは拒否的な態度を示すことが多くなる。DCD児では，易刺激性（irritability），回避行動（avoidance behaviors）が多く観察される[20]。具体的には，身体の運動に関連する外部刺激に対し，不快感，あるいは怒り，拒絶を示す。または，様々な方法で運動を回避しようとする。

　易刺激性とは，外部からのわずかな刺激に対して，不快などの反応を容易に示す状態を指し示す。特に反応として怒りを示す場合を「易怒性」といい，ICD-10では「情緒状態に関する症状および徴候」の中に分類され，「易刺激性＜易怒性＞および怒り」として同一の下位分類にまとめられている。認知症あるいは多くの精神疾患において観察される。

　易怒性は，外部からの刺激が挑発的に受け止められたり，感覚障害があり，刺激が歪められたりすることが要因となる。前頭葉，側頭葉の障害に伴う抑制欠如は，脳幹情動系とは別に，怒りの感情を賦活させる[31]。心理的要因としては，失敗に対する不安あるいは不満，歪んだ状況判断がある。また，社会的孤立も要因となる。

　3〜4歳で集団生活を始めると，一般に児は屋外で活発に運動し，遊ぶようになる。走る，跳ぶ，投げるなど遊びのレパートリーも急激に増加する。DCD児も一見，こうした集団の中で遊んでいるようにみえる。ところが，DCD児の動きを追うと，他児との差異に気づくことがある。DCD児では，明らかに遊びのレパートリーが少なく，しかも年齢から推測される種目に比較し，やや幼稚な種目に留まる。他児が，平均台歩き，ボール投げ，サッカー，縄跳び，とレパートリーを拡大する中，DCD児は1人で滑り台で遊んでいることもある。セラピストがDCD児に近づき，滑り台，かけっこなどで遊んでいる間は，非常に興奮し，活発に体を動かす。ところが，ボール遊び，縄跳びなどの種目に誘うと，態度が一変し，非常に緊張し動けなくなる，拒否する，怒る，パニックを起こす，といった極端な反応となる。こうした反応は，DCD児にとって，安心して行える種目と，不安な種目，つまり失敗が予想される種目を，自身が感じ取っていることを示すものである。

易刺激性，回避行動は，DCD以外の発達障害であるASD，ADHDにおいても観察される。ASDとADHDには，共通した特徴として，コミュニケーション障害と感覚異常が存在する。易刺激性，回避行動などの特異な反応は，発達障害児におけるコミュニケーションの未熟さから，自己の感情表出における抑制の欠如による可能性が考えられる。また，感覚異常の基礎のあることで，外部刺激が過剰に入力されることによる反応とも考えられる。こうした，ASD，ADHDにみられる特徴が，DCD児においても観察されることは，改めてこれらの疾患が隣接しており，脳機能においても共通した変異が存在することを示唆している。

1.4.3.3 構音の問題

運動とは異なる側面で，同年齢の集団に参加し始めるこの時期に気づかれる特徴として，構音の問題がある。3歳時点で，一定程度文章化した言葉を習得し始める。文章化とともに，この時期飛躍的に，構音の正確さも成熟する。DCDを疑われる児では，構音において，未熟な部分を残すことが多い。児の発音がはっきりしない，わかりにくいといったことから，他児との差異が認識される。

構音発達には順番性があることが知られている。母音（アイウエオ）は，おおよそ3歳で実用的なレベルに達する。子音はその後遅れて成熟し，6～7歳で完成する[32]。子音の中でも，比較的早期に獲得されるものと，習得に時間を要すものがある。パ行，バ行，タ行，ダ行，カ行，マ行，ナ行，ヤ行は比較的早期に獲得される。これに対して，獲得に時間を要する音は，サ行，ツ，ザ行，

表 1-3　子音の習得（90%以上正しく構音される時期）

年　齢		高木ら		野田ら		中西ら
3歳0ヵ月 ～3歳5ヵ月	10名	w, j, m, p, t, d, g, tʃ, dʒ	50名	j, b, m, t, tʃ		
3歳6ヵ月 ～3歳11ヵ月	16名	f, n	50名	p, k, g, ʒ		
4歳0ヵ月 ～4歳5ヵ月	22名	ç, h, k	50名	h, ç, n, r	230名	w, j, h, ç, p, b, m, t, d, n, k, g, tʃ, dʒ
4歳6ヵ月 ～4歳11ヵ月	28名		50名	w, d	303名	ʃ
5歳0ヵ月 ～5歳5ヵ月	21名	b	48名	s	281名	s, ts
5歳6ヵ月 ～5歳11ヵ月	16名	dz	50名	ʃ, ts, z	270名	dz, r
6歳0ヵ月 ～6歳5ヵ月	20名		50名		380名	
6歳6ヵ月 ～6歳11ヵ月			30名		225名	
備　考		s, ʃ, ts, rは6歳半までには90%以上正とはならない。		ʒとdʒ, zとdzは区別せずʒ, zとしている。		単語で検査を目標とした音の初発反応による。

（文献32より引用）

ラ行である。音が完成するまで、児は音を省略する、あるいはすでに獲得した音で代替しようとする。こうした要因によって、発声された特徴的な構音が「未熟構音」「幼児語」「赤ちゃん言葉」などと呼ばれる発音になる[32]。省略による誤りは、あるべき子音が省略される、たとえば「テレビ」を「エレビ」、「ハッパ」を「アッパ」などと発音する。置き換えは、子音が子音に置き換えられる。たとえば、「サカナ」を「タカナ」、「オカアサン」を「オタアサン」などと発音する。日本語に存在しない、特殊な子音に置き換えられる場合もある。子音の獲得時期については、複数の報告がみられる。表1-3はそれらをまとめたものである[32]。子音の誤りは、初めは省略がみられ、その後置き換えへ移行する。通常6〜7歳までに正常化するとされている[33]。

DCD児では、構音の問題が多く観察される。正しい構音のためには、唇、舌、顔面の筋などが協調して働く必要がある。DCD児ではこうした協調運動が阻害されるために、構音の問題が引き起こされる。例として、構音に未熟さがある場合、サ行がタ行に置き換えられることが多い。サ行もタ行も発音時、顔の動きはほとんど変わらない。口腔内の舌の位置が、わずかに異なるのみである。こうした難易度の高い構音が可能となるためには、舌の微妙な動きが正しく制御されていることと、音の聞き分けを正確にできる、という2条件がそろう必要がある[17]。DCD児では、唇、舌、顔面の筋の協調性の問題から、構音成熟につまずくことは容易に想像できる。同時に、DCD児では様々な感覚障害を持つ場合が多く、音の聞き分けについても正確に行えていない可能性もある。

1.4.4 就学以降

就学以降、学習場面で問題が顕在化する。書字はつまずきやすく、学習効果や、精神面の問題にも影響する。また、体育、スポーツにおいて集団に参加することが困難となる[30]。さらに、図工における様々な道具の使用にも困難をきたす。音楽では、楽器の使用においてつまずく。こうした状況により、児の自尊心は傷つき、動機づけは低下する。これにより、児は様々な技術に触れようとしなくなり、さらに習得は遠のく。こうした悪循環に陥ると、集団への参加も避けるようになる。休み時間は外遊びをせず、学級内で孤立する[24]。

広範囲にわたり、学業成績の問題を呈し、このことを理由に学校へ行くこと自体を嫌がることになる。学習成績の極端な不振から、LDの疑いで医療機関を受診することも多い[25]。DCDとLDが併存する場合がある一方、学習成績の不振が、運動機能とは全く異なる脳機能障害による場合もある。学習のつまずきの原因について、詳細な評価が必要である。評価結果により、児への対応は異なる。LDについては章を変えて、詳細に説明する。

年齢が進むにつれて、DCD児の心理面の問題が大きくなる。DCDの自己評価、あるいは自尊心と訳されるself-esteem, あるいは自己概念（self concept）などに関する研究が進んでいる。この結果として、自尊感情（global self-worth）、運動に対する自信（athletic competence）、容貌に対する意識（physical appearance）、自己の社会性（social acceptance）などの領域において、定型発達児に比較して、自己を低く感じていることが明らかになっている。このことを背景として、集団生活において孤立し、いじめの標的になりやすい。また、うつや不安定症を呈する割合が多い[20]。思春期では、経過に注意を要する。孤立やうつといった状態から、引きこもりに発展する

例も少なくない。

　DCDの徴候がある場合は，乳児期から幼児期，学齢期を通し長期的に観察することが重要である[25]。成長過程における集団への参加は，DCD児自ら，自己の特徴と向き合う契機となる。学齢期では，運動機能における他児との差異は拡大し，DCD児は自己の受容における危機に遭遇する。DCD児にとって非常に重要な時期であり，家族，教師，セラピストは，このことを十分理解し，対応する必要がある。周囲がDCD児の特徴を理解することで，DCD児自身が，自身を否定的にとらえることなく，自己を受け入れることが可能となる。

1.5　周産期医療

　周産期医療の発展は目覚ましく，新生児死亡率は減少傾向にある。乳児死亡数は，1950年代1,000人に対して60だったが，2011年には2.3へ低下した。一方，低出生体重児は1970年代5%であったが，現在9.6%へ増加した。超低出生体重児の死亡率は1990年代50%以上であったが，2005年には出生体重が500g以上であれば10%にまで減少した（低出生体重児：2,500g未満，極低出生体重児：1,500g未満，超低出生体重児：1,000g未満）（図1-4）[35]。

　低出生体重児では，もともと障害の発生のリスクが高いことが知られている。しかし，近年の周

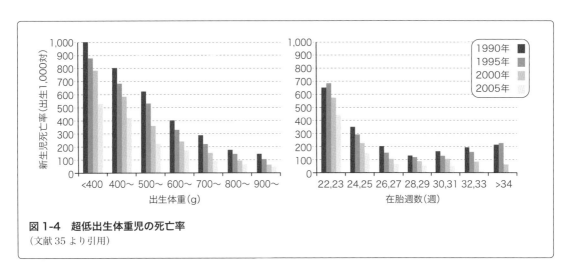

図1-4　超低出生体重児の死亡率
（文献35より引用）

表1-4　NICUに入院する子ども（年間）の出生体重別内訳

出生体重（g）	年間出生数（人）	NICU入院数（人）	NICU入院率（%）
〜499	250	250	100
500〜999	2,865	2,865	100
1,000〜1,499	5,082	5,082	100
1,500〜1,999	13,531	6,934	51
2,000〜2,499	79,544	8,602	11
2,500〜	961,258	12,678	1
合計	1,062,530	36,411	3

（文献35より引用）

産期医療の発達により，状況は変化している。1990年，全国の超低出生体重児の6歳時調査では，正常と判定された児は64％，境界が18.2％，異常判定は17.5％であった。その後正常判定は減少し，2000年出生児では，正常判定が57.4％，境界が16％，異常判定は26.6％となった。この変化は，出生時の救命率が向上した結果と考えられる。

周産期医療には，新生児集中治療室（neonatal intensive care unit：NICU），継続保育室（growing care unit：GCU），母体胎児集中治療室（maternal-fetal intensive care unit：MFICU）が大きな役割を果たしている。

NICUは，24時間連続して新生児の呼吸・循環・代謝などを管理可能な施設である。対象となるのは，新生児仮死（低酸素性脳症），脳室周囲白質軟化症，脳室内出血，脊髄髄膜瘤，先天性筋疾患，染色体異常，奇形症候群，21トリソミー，口唇・口蓋裂，慢性肺疾患，超・極低出生体重児などである。超低出生体重児の平均在院日数は4ヵ月，重症仮死や奇形症候群，神経疾患では2～3ヵ月の在院となる。出生時体重1,500 g未満では全例，1,500～2,000 gでは51％，2,000～2,500 gでは11％，2,500 g以上では1％がNICUに入院したと報告されている（表1-4）[35]。

GCUとは，NICUに併設された回復期病床である。MFICUとは，分娩監視装置，超音波診断装置，呼吸循環監視装置を備え，常時複数の産科医師が勤務し，緊急帝王切開に対応できる体制が整った施設のことである。

以前多かった歩行獲得を目標とする障害児は減少し，重症心身障害児が増加する傾向が報告されている。脳性麻痺の発生率は周産期医療の発達とともに減少傾向にあったものが，1981年以降増加の傾向を示しており，同時に障害の重度化も指摘されている。この原因として，周産期医療の進歩によって，低出生体重児の死亡率が減少する一方，低出生体重児脳性麻痺を増加させているとの報告もある。こうした低出生体重児はもともと障害発生のリスクが高く，何らかの原因で障害を負う場合，脳機能が広範に障害されることが多く，重度障害を残す原因となりうる。重度脳性麻痺の発生要因は，脳室内出血，脳室周囲白質軟化症（periventricular leukomalacia：PVL）が多い。

新生児期に問題の指摘がなく退院する低出生体重児の退院後の経過では，ほとんどの例で3歳までに標準の身体発育に追いつくとされている。超低出生体重児の独歩開始は，750 g以上では修正月齢（出産予定日を0日として修正した月齢。低出生体重児は予定日前に出生することが多いために用いられる）14ヵ月，750 g未満では修正月齢15ヵ月となっている。ただし，ASD児の出生体重と在胎週数に関する報告では，出生体重が1,999 g以下，あるいは4,000 g以上では有意に発症率が高い。また，在胎週数では36週以下で発症率が高い。このように，NICUを退院した児における発達障害発生率が一般集団より多いという報告がある[36]。NICUは，未熟児などリスクを抱えて出生した新生児の生命を守るという大きな役割を果たしている。ただ，本来母親の胎内という非常に安定し，刺激の少ない環境下にいるべき時期に，24時間明かりやモニター音の刺激が途切れないNICUの環境が，新生児の発達にどのような影響を与えるのかは，不明な点が多く残されている。発達障害は，様々な感覚を統合することの障害と考えることもできる。この意味から，NICUにおける生育期間が，その後の発達に何らかの影響を与えていることも否定できない。

NICU出身の児において，身体図式（body schema）形成，あるいは感覚異常の訴えが，増加傾向にあることが報告されている[10]。NICU出身児の発達経過において，ASDやADHD，LDな

どに似た問題が報告されている[10]。これらの児には，協調性や感覚の問題が多い。身体図式形成には，感覚入力が重要な役割を果たしており，運動発達に影響する。低出生体重児において，視知覚の障害が多いことも報告されている[37]。感覚入力の障害は，認知機能にも影響する。ASDやADHDは，社会性の障害ととらえられることが多い。しかし，「社会性」も「協調性」も，自己を基準に周囲環境を認識する過程が必要である。両者に共通する「身体化による認知」という神経基盤の存在が示唆されている。実際に，ASDやADHDにおいても，協調運動の障害が高頻度に観察される[10]。DCDについても，周産期医療，特に「低出生体重児」との関連性の高さが予測される。

引用文献

1) 渋谷郁子：幼児の不器用さについての保育者の印象．立命館人間科学研究，21：67-74，2010．
2) 中井昭夫：発達性協調運動障害．臨精医，40：335-338，2011．
3) 中井昭夫：不器用な子どもたちに関する基本的な理解－発達性協調運動障害－．チャイルドヘルス，18：406-409，2015．
4) 森栄美子：DCD（発達性協調運動障害）における発達と障害．障害問題研究，40：26-33，2012．
5) 菅野　敦：特別支援教育についての理解．チャイルドヘルス，11：802-803，2008．
6) 中野珠美 他：自閉症の脳－接続異常説を越えて－．臨精医，40：459-468，2011．
7) 川久保友紀 他：注意欠陥多動障害および自閉症スペクトラム障害の遂行機能障害．臨精医，35：1559-1565，2006．
8) 平岩幹夫：みんなに知ってもらいたい発達障害，診断と治療社，東京，2007．
9) 宮崎雅仁 他：5歳児健診による発達障害児の早期発見・早期介入．外来小児，12（4）：599-600，2009．
10) 中井昭夫：発達障害は身体障害？－協調運動から発達障害へのアプローチ－．小児の精と神，54：143-145，2014．
11) 岩永竜一郎：自閉症スペクトラム障害児の療育と支援．日本生物学的精神医学誌，24：252-256，2013．
12) 岡田　俊：ADHDと脳．Brain Med，24（4）：19-23，2013．
13) 魚住武則 他：協調運動障害－診断と治療－．リハ医，42：758-761，2005．
14) 新井信隆：脳の微小形成不全と発達障害．医のあゆみ，239：621-626，2011．
15) Henderson SE：発達性協調運動障害の理解と支援－2013年までにわかったこと－．小児の精と神，54：119-133，2014．
16) 菅野　敦：特別支援教育についての理解．チャイルドヘルス，11（11）：52-53，2008．
17) 辻井正次 他：子どもの不器用さ－その影響と発達的援助－，ブレーン出版，東京，2002．
18) 楢崎　修 他：1歳6か月検診におけるshaffling babyの疫学的調査．脳と発達，18：484-489，1986．
19) 徳永里恵 他：Shuffling babyの発達特徴と母親指導．理学療法学，19（suppl）：188，1992．
20) 宮原資英：発達性協調運動障害が子どもの発達に及ぼす身体的および心理社会的影響と支援の方向性．小児の神と精，54：105-117，2014．
21) 石津希代子：利き手の発達と左右差．日本大学大学院総合社会情報研究科紀要，12：157-161，2011．
22) 村山菜都弥 他：利き手と非利き手作業時における脳循環動態の比較．理療科，27：195-198，2012．
23) Gesell A et al.：The development of handedness．J Genet Psychol，70：155-175，1947．
24) Haooer P et al.：Lateralised behavior in first trimester human foetuses．Nuropsychologia，36：

531-534, 1998.
25) 吉田友美：右利き，左利きの考え方．Equilibrium Res, 69：147-150, 2010.
26) Gentry V et al.：Foot-preference behavior: a developmental perspective. J Gen Psychol, 122：37-45, 1995.
27) 中村隆一 他：基礎運動学，第5版，医歯薬出版，東京，p.240, 2000.
28) 新田 収：子どものための靴選び．POSTURE, 15：42-49, 2000.
29) 栗原 修：バイオメカニカルアプローチ13－足部のバイオメカニクス．医道の日本，75（5）：2016.
30) 岡 明：発達性協調運動障害．小児臨，61：2552-2556, 2008.
31) 岩本俊彦：認知症にみられる焦燥，易怒性，攻撃性の診かた．Geriatr Med, 52：1372-1373, 2014.
32) 今井智子：構音障害．総合臨床，60：477-480, 2011.
33) 廣實真弓：乳児健診Q&A I. 成長発達．Q 3歳ですが「さしすせそ」が「たちつてと」になってしまいます．5歳ですが，発語が不明瞭です．大丈夫ですか．小児診療，75：1857-1859, 2012.
34) 中西靖子 他：構音検査とその結果に関する考察．特殊教育研究施設報告，1：1-20, 1972.
35) 渡辺とよ子：オーバービュー－NICUを取り巻く現状と課題－．J Clin Rehabil, 22：540-546, 2013.
36) 宮本信也：発達障害．小児診療，71：1517-1526, 2008.
37) 荏原実千代 他：低出生体重児における視知覚の発達特性－Frostig視知覚発達検査とWechsier系知能検査の結果から－．リハ医，42：447-456, 2005.

第2章
発達性協調運動障害に隣接する障害

2.1 自閉症スペクトラム障害（autism spectrum disorder：ASD）

2.1.1 ASDとは

　自閉症とアスペルガー症候群は類似した概念である。自閉症とアスペルガー症候群について研究を推し進めた英国の精神医学者 Lorna Wing は，1990年代になり両疾患が連続したものだと提唱した[1]。そこで，この概念は「自閉症スペクトラム（連続体）」として整理された。自閉症スペクトラムは，①社会性，②コミュニケーション，③イマジネーションの3領域における質的障害と定義される[2]。イマジネーションの質的障害には，パターン化された考え方や行動だけでなく，予定変更が苦手，物事を汎化できないことも含まれる[2]。この概念により，重度の自閉症，アスペルガー症候群，さらには健常者までが，上記の3領域の障害程度により連続体としてとらえられることになった。本来3領域の障害程度の連続体であるが，知的能力の側面からみると，カナー（Kanner）型自閉症は最重度から正常知能に分布し，アスペルガー症候群は軽度遅滞から正常知能に分布している。図2-1[3] にASDのイメージ図を示す。

　世界的な診断基準であるDSMでは，2013年の改定により，広汎性発達障害（PDD，後述）という自閉症・アスペルガー症候群を包括していた概念が自閉症スペクトラムへと移行した。

2.1.2 ASDにみられる問題点

　ASDの中核には，社会性の障害が存在する。ASD児にみられる行動として，目が合わない，親の後追いをしないなどがある。例として，「逆バイバイ」という行動が，ASD児にみられる。掌を児自身に向けて「バイバイ」と手を振る行動である[4]。この行動は，我々にとって非常に奇異に感じられる。この状況を客観的に観察すると，ASD児は自らが見たままを再現していることになる。つまり，母親がASD児に向けて手を振る「バイバイ」を，見たまま機械的に再現しているのである。定型発達児は，母親に掌を向け「バイバイ」を行う。定型発達児では，母親側からの動作を再現し

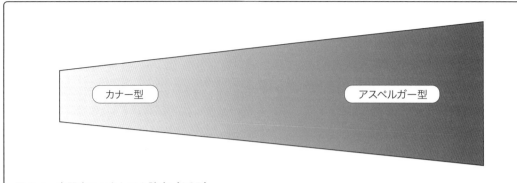

図 2-1　自閉症スペクトラム障害（ASD）
自閉症スペクトラム障害はカナー型からアスペルガー型まで連続する。最重度のカナー型とアスペルガー型は一見似ていないが，図の色が連続しているように連続的に移行する。カナー型よりアスペルガー型のほうが頻度が高い。また，カナー型とアスペルガー型，アスペルガー型と正常との間に境界はない。
（文献3より引用）

えるのである。同時にこの過程で，母親の意図を汲み取っている。

　ASD児が母親の「バイバイ」に対して，自らに掌を向けて「バイバイ」する動作は，母親の手の運動を機械的に観察し，観察された通りに再現している。ここに母親の意図を推定する段階が含まれていない。

　ASD児には，動作以外にも特徴的な反応が観察される。たとえば，母親の「おやつほしい？」という疑問に，「おやつほしい？」と答えることが多く観察される[4]。オウム返しの会話である。また，会話に抑揚がなく，台本を読んでいるような発語となる。これは，耳で聞いた言葉をそのまま再現していることにすぎず，言葉の背景にある意図が全く汲み取られていない。そのために，感情表現としての言葉の獲得ができていない。

2.1.3　ASDにみられる感覚異常

　ASD児では，様々な感覚刺激に対し，反応異常が観察される。たとえば，「赤ちゃんの泣き声を嫌がる」「サイレンの音を怖がる」「歯磨きや耳掃除を嫌がる」「蛍光灯を嫌がる」などで，パニックを起こすことがたびたび観察される。過去の報告によれば，ASD児の80％以上に，感覚刺激に対する反応異常が存在している。カナー型自閉症では71％に音に対する過敏，54％に接触に対する過敏があるとの報告もある[5]。逆に，感覚刺激に対する反応が異常に低い症例も観察される。「呼んでも振り向かない」「転んでも痛がらない」などである。「騒々しい場面で相手の話が聞き取れない」など，選択的注意の問題もある[6]。

　感覚情報選択の問題も存在する。人は様々な刺激の中から有用な情報を選択する能力を持っている。世界は，視覚，聴覚，触覚など様々な刺激に溢れており，人は常に必要な情報，興味のある情報のみに集中し，他の情報をキャンセルする能力を持っている。これにより，必要な情報のみを選択的に認識することができる。正常発達では，2歳前後でこの能力を獲得するとされている。ASD児ではこの能力が低い。ASD児では，雑踏で話しかけられた時に，通り過ぎる通行人の話し声と

話し相手の声が同レベルの情報として聞こえてしまい，話し相手の言葉が頭に入らない。全く逆に，公園で樹木を観察している時に，1枚1枚の葉が個別情報として同等レベルで見えてしまい，樹木全体の印象をとらえることができない。こうした情報選択の問題が，ASD児におけるコミュニケーション，あるいは社会性発達に大きく影響している。

表2-1　自閉症児発生の増加（米国CDCによる）

年　度	児童1,000名中の発生数（名）
2000	6.7（150名につき1名）
2002	6.6（150名につき1名）
2004	8.0（125名につき1名）
2006	9.0（110名につき1名）
2008	11.3（88名につき1名）

2.1.4　ASDの発症率

ASDの発症率について，米国疾病コントロールセンター（CDC）の発表によれば，2000年に児童1,000名あたり6.7名と報告されている。その後，2008年には11.3名（88名に1名）に増加している[7]（表2-1）。ただし，この統計に関しては単純にASDの発症率増加とはとらえられない。ASDの概念が明確にされたのは1990年代後半であり，広く知られるようになったのは2000年になってからである。このため，CDCで示された発症率増加は，ASD概念の普及に伴う診断数の増加が大きな割合を示している。また，2013年より世界的な診断基準であるDSMとICDにASDが明記されたため，この傾向はさらに続く可能性が高い。診断数の増加も，その意味ではASD児が正しくとらえられ始めたと解釈できる。一方，周産期医療の発達に伴い，NICU入院経験を有する低出生体重児に，ASD発症率が高いという報告もある。このため，今後発症率動向を十分に観察する必要があり，実際に発症率が増加している可能性を否定することはできない。

ASDの発症率は，性別でみると，4～10倍男性が多いことが明らかとなっている[8]。山本らによれば，MRIによる分析の結果，総灰白質体積や内側前頭前野，ミラーニューロンシステム相対体積が，女性は男性より多いと報告されている[8]。脳機能の性差がASD発症に何らかの影響をもたらしている可能性が考えられる。

2.2　自閉症

自閉症は，1943年にJohns Hopkins大学教授Kannerが発表した論文「早期幼児自閉症」において初めてみることができる[9]。この論文でKannerは，自閉症の特徴として，①社会的相互関係の障害，②コミュニケーション障害，③反復性の常同行動のパターンの3つを上げている。ところで，自閉という考え方は統合失調症の基本症状の1つであるautism（自閉）から引用されており，このため自閉症が小児期統合失調症として位置づけられることもあった[1]。1970年代になり，自閉症を統合失調症から分離してとらえるようになった[10]。

世界保健機関（WHO）が作成したICDの2003年改訂版，ICD-10によれば，自閉症はPDDの下位項目となっている。診断基準は，①生後30ヵ月以前に発症，②社会性発達の歪み，③コミュニケーションの異常，④興味や関心の限局と常同的，儀式的反復行為とされている。

表 2-2　自閉性障害の診断基準

A	(1), (2), (3) から合計 6 つ（またはそれ以上），うち少なくとも (1) から 2 つ，(2) と (3) から 1 つずつの項目を含む	
	(1)	対人的相互反応における質的な障害で以下の少なくとも 2 つによって明らかになる
		(a) 目と目で見つめ合う，顔の表情，体の姿勢，身振りなど，対人的相互反応を調節する多彩な非言語的行動の使用の著明な障害
		(b) 発達の水準に相応した仲間関係を作ることの失敗
		(c) 楽しみ，興味，達成感を他人と分かち合うことを自発的に求めることの欠如（例：興味あるものを見せる，持って来る，指差すことの欠如）
		(d) 対人的または情緒的相互性の欠如
	(2)	以下のうち少なくとも 1 つによって示されるコミュニケーションの質的な障害
		(a) 話し言葉の発達の遅れまたは完全な欠如（身振りや物まねのような代わりのコミュニケーションの仕方により補おうという努力を伴わない）
		(b) 十分会話のある者では，他人と会話を開始し継続する能力の著明な障害
		(c) 常同的で反復的な言語の使用または独特な言語
		(d) 発達水準に相応した，変化に富んだ自発的なごっこ遊びや社会性をもった物まね遊びの欠如
	(3)	行動，興味および活動の限定された反復的で常同的な様式で，以下の少なくとも 1 つによって明らかになる
		(a) 強度または対象において異常なほど，常同的で限定された型の 1 つまたはいくつかの興味だけに熱中すること
		(b) 特定の機能的でない習慣や儀式にかたくなにこだわるのが明らかである
		(c) 常同的で反復的な衒気的運動（例：手や指をばたばたさせたりねじ曲げる，または複雑な全身の動き）
		(d) 物体の一部に持続的に熱中する
B	3 歳以前に始まる，以下の領域の少なくとも 1 つにおける機能の遅れ，または異常	
	(1)	対人的相互反応
	(2)	対人的コミュニケーションに用いられる言語
	(3)	象徴的または創造的遊び
C	この障害はレット障害または小児期崩壊性障害ではうまく説明されない	

（文献 10 より引用）

　これらの児は成長に伴い，次に示す異常行動を示すことが報告されている[1]。
1) 習癖の異常：爪噛み，弄便，異食
2) 生活習慣上の異常：睡眠障害，嘔吐，遺尿，遺便
3) 日常生活上の異常：癇癪，攻撃行動（他害），遠出（迷子），盗癖
4) 病的習慣：常同行動，自傷行為，強迫行為

　なお，幼児期には落ち着きがなく，多動などが目立ち，思春期になると，自傷，他害，攻撃行動が優位となる。米国精神医学会による自閉性障害の診断基準（DSM-IV）を示す（表 2-2）[10]。

2.3 アスペルガー症候群

　自閉症は，1943年にKannerが発表した論文「早期幼児自閉症」において初めてみることができることは前述した。その1年後の1944年に，オーストリア，ウィーン大学のAspergerが，Kannerの症例と類似した症例を発表した。アスペルガー症候群が知られるようになったきっかけとなっている。この時Aspergerは，カナー型同様に自閉性を特徴としながらも，精神病質の一環である自閉性精神病質ととらえ，パーソナリティ偏倚であり精神療法可能なものと考えていた[1]。ただし，Aspergerが1944年に発表した症例は，現在のアスペルガー症候群には当てはまらず，むしろカナー型に近いものも含まれており，この2つの病型の定義があいまいであったことがうかがえる。その後，カナー型自閉症とアスペルガー症候群の特徴が明確にされ，異なる病型としてカテゴライズされるようになった。

　ICD-10によれば，自閉症はPDDの下位項目となっている。診断基準は①生後30ヵ月以前に発症，②社会性発達の歪み，③コミュニケーションの異常，④興味や関心の限局と常同的，儀式的反復行為とされている。そのうえで，アスペルガー症候群は，疾病分類上の妥当性は不明としながら，自閉症とは独立した亜型としている[1]。アスペルガー症候群の特徴としては，言語あるいは認知的発達において遅滞がみられないという点で，自閉症とは異なると規定している[1]。アスペルガー症候群の知能指数（intelligence quotient：IQ）に関する研究では，言語性IQ（verbal IQ：VIQ）と動作性IQ（performance IQ：PIQ）を比較した場合，両者間に有意な差があることが報告されている[11]。定型発達児と比較してもVIQは有意に高いことが予想される[11]。また，映像で人の表情を見せる実験では，映像内の人が瞬きすると，定型発達児では約0.25秒後に瞬きをするのに対し，アスペルガー症候群では瞬きの同期が全くみられなかった[11]。これは，アスペルガー症候群患者が人を物としてみていることを示唆しており，社会性の欠如を示すものと考えられる。

表2-3　成人アスペルガー症候群の特徴

	よい面	つらい面
社会性	自由な発想 天真爛漫な生き方 行動力がある 人に流されない	社会常識やマナーが身につきにくい 人と共感しない 人の気持ちに興味を持てない 友達ができない
コミュニケーション	素直で正直 興味のあることはどんどん発言する 独特の感じ方	言葉を文字通りに理解する 比喩・皮肉の表現がわからない 人の話を聞けない 表情や身振りに鈍感 他人の意図を読み取れない
想像力	一定の作業を正確に，緻密にこなせる 好きなことには，優れた集中力を発揮する 反復作業，単純作業をいとわない	興味の偏りが強く，頑固な面がある 臨機応変な対応ができない，予定通りを好む 決まりを守りたがる 融通が利かない

（文献13より引用）

表 2-3 に，成人アスペルガー症候群の特徴を示す[12]。

2.4 広汎性発達障害（pervasive developmental disorder：PDD）

2.4.1 PDD とは

PDD は，現在広く知られている国際的診断基準である ICD-10 と DSM-IV-TR (DSM, 4th edition, Tex Revision)において示された概念である。「社会的相互交流の質的障害」「コミュニケーションの質的障害」「興味の偏りと反復的行動パターン」を中核的障害としている[14]。PDD においてよく観察される特徴として，聴覚，視覚，触覚などの感覚刺激に対する過敏または鈍感がある。さらに，粗大運動あるいは微細運動の不得意，多動，不注意などの ADHD に類似した症状も報告されている。なお，ICD-10，DSM-IV-TR ともに，PDD の診断は ADHD に優先するとなっていた[15]。

2.4.2 PDD から ASD へ

PDD は，隣接した疾患を包括した概念であり，その中核となるのは社会性の障害，コミュニケーションの障害，興味の偏りといった問題である。このことから協議がなされ，世界的診断基準が変わることとなった。前述の診断基準 DSM-IV-TR が，2013 年に DSM-5 に変更された。ここで PDD という枠組みは廃止され，ASD へと引き継がれた。

前述のように，自閉症とアスペルガー症候群は非常に似た概念であり，以前から統一してとらえるべきであると考えられてきた。そこでこの考えを推し進め，自閉症とアスペルガー症候群を中心としながら，これに自閉的傾向を持つ特定不能の PDD を加え，「自閉症スペクトラム」という概念が生まれた。

2.5 注意欠陥・多動性障害（attention-deficit/hyperactivity disorder：ADHD）

ADHD は，DSM-5 に示された attention-deficit/hyperactivity disorder の略称である。注意の障害と多動性，衝動性の両者あるいはどちらかを示し，「注意欠如・多動性障害」（日本精神神経学会）あるいは「注意欠陥・多動性障害」と訳される。また，別の診断基準である ICD-10 では hyperkinetic disorders とされ，活動性と注意の障害の両者を示すものにより限定して定義している。日本では「多動性障害」と翻訳されている。なお日本では，hyperkinetic disorders がより狭い診断定義となってしまうために，ADHD の概念が一般に普及している[16]。ADHD では，「不注意」と「多動性/衝動性」に分けて示している[17]。診断要件としては，①異常性：生活年齢や発達年齢に比べ，明らかに許容範囲を逸脱している，②持続性：ある程度の期間（通常 6 ヵ月以上）持続してみられる，③状況非依存性：複数の場面でその行動が出現する，④不利益：その行動のた

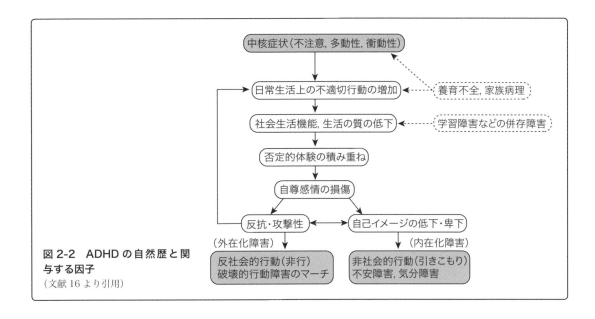

図 2-2 ADHD の自然歴と関与する因子
（文献 16 より引用）

めに本人や周囲に不利益が生じている，の 4 点に要約される[16]。また，7 歳までに発症するとされている。具体的に ADHD でよく観察される症状としては，①注意を持続できない，必要なものをなくすといった不注意，②じっと座っていられない多動性，③順番を待つことが難しい，他人の会話に干渉するといった衝動性が知られている[18]。

ICD-10 では多動性障害は「小児期および青年期に通常発症する行動および情緒の障害」の大項目に含まれており，「不注意」「過活動」「衝動性」を主症状とし 7 歳以前に発症し（早期性），6 ヵ月以上持続し（持続性），複数の場面でたびたび観察されること（広汎性）を強調している[17]。

DSM-IV では，ADHD は「不注意優勢型」「多動性 – 衝動性優勢型」「混合型」の 3 つのサブタイプに分類されていた。混合型が最も多く，不注意優勢型がこれに続く。不注意の有無にかかわらず，多動性や衝動性が強いタイプは男児に多いとされた。この場合，反抗挑戦性障害（oppositional defiant disorder：ODD）や行為障害（conduct disorder：CD）といった反社会的行動に発展しやすいという報告もある[16]。一方，不注意優勢型は性差が明らかでなく，抑うつや引きこもりといった非社会的行動に発展しやすい[17]。これらは，ADHD による否定的経験が続くことで自尊心の傷つきがあり，このことの防衛反応として反抗，攻撃，自己イメージの低下をきたしているものと考えられる（図 2-2）[16]。

2013 年の改定により，DSM-5 では，上記 3 タイプの表記は削除された。これは，「不注意優勢型」「多動性 – 衝動性優勢型」「混合型」の特徴が，1 人の中で，年齢とともに変化することがありうるためとされている。このため，ある時点における対象者の状態像としてとらえることとなった。

2.6 限局性学習障害（specific learning disorder：SLD）

SLD は，ICD-10 では心理的発達の障害（F80〜F89）の中に分類されている（表 2-4）[19]。F80：会話および言語の特異的発達障害（specific developmental disorders of speech and

表 2-4　精神および行動の障害（ICD-10）

心理的発達の障害（F80 － F89）
F80　会話および言語の特異的発達障害
F80.0　特異的会話構音障害
F80.1　表出性言語障害
F80.2　受容性言語障害
F80.3　てんかんを伴う後天性失語（症）〔ランドウ・クレフナー症候群（Landau-Kleffner syndrome）〕
F80.8　その他の会話および言語の発達障害
F80.9　会話および言語の発達障害，詳細不明
F81　学習能力の特異的発達障害
F81.0　特異的読字障害
F81.1　特異的書字障害
F81.2　特異的算数能力障害
F81.3　学習能力の混合性障害
F81.8　その他の学習能力発達障害
F81.9　学習能力発達障害，詳細不明
F82　運動機能の特異的発達障害
F83　混合性特異的発達障害
F84　広汎性発達障害
F84.0　自閉症
F84.1　非定型自閉症
F84.2　レット症候群（Rett syndrome）
F84.3　その他の小児（児童）期崩壊性障害
F84.4　知的障害（精神遅滞）と常同運動に関連した過動性障害
F84.5　アスペルガー症候群
F84.8　その他の広汎性発達障害
F84.9　広汎性発達障害，詳細不明
F88　その他の心理的発達障害
F89　詳細不明の心理的発達障害

（文献 19 より引用）

language），F81：学習能力の特異的発達障害（specific developmental disorders of scholastic skills），F82：運動機能の特異的発達障害（specific developmental disorder of motor function），F83：混合性特異的発達障害，F84：PDD，F88：その他の心理的発達障害，F89：詳細不明の心理的発達障害という項目になっており，前述の PDD に隣接した概念である．学習障害（LD）は通常 F80，F81，F82 の 3 項目を指す．なお F81 の下位項目は，特異的読字障害，特異的綴字（書字）障害，特異的算数能力障害となっている．

　DSM-IV では，LD は，その下位項目として，読字障害，算数障害，書字表出障害に分類されていた．DSM-5 では，SLD として 1 つにまとめられた．ただし，困難がある領域を状態像として記載する形となり，読字障害，算数障害，書字表出障害の認識は，児の状態を表わすものとして残された．以下に DSM-5 における診断基準を示す．

表 2-5 読み書き困難の診察のポイント

1	学習状況の確認	①授業に参加できているか：離席，離室，教室のルールの理解，長期欠席など ②学業成績はどうか：学校の成績表，テスト，制作物，ノートなど ③本人は学習内容をわかりたいと思っているか
2	読みの状態の観察：簡単な文章（初めて目にするものがよい）を音読させる	①逐次読みかどうか ②流暢かどうか，時間がかかるかどうか ③読み飛ばしはないか ④読み誤りはないか：例：「め」「ぬ」「ね」の混同，「いった」→「いた」 ⑤単語の区切りは正確か ⑥読んだ内容を理解できているか ⑦読むことにひどく負担を感じているか
3	書きの状態の確認	①誰が読むかを意識して書いているか：連絡帳，テストの答案など ②綴りが正しく書けるか ③図形の模写は可能か ④描画も拙劣か ⑤画数の多い漢字が書けないのか ⑥書字動作に困難があるか ⑦書字の問題か，作文の問題か
4	鑑別する疾患・状態	学習能力の特異的発達障害，知的障害（軽度～境界域），高機能自閉症，アスペルガー症候群，注意欠陥多動性障害，発達性協調運動障害，長期欠席（長期療養，不登校など）など

（文献 21 より引用）

■限局性学習障害の診断基準（DSM-5）

A. 学習や学業的技能の使用に困難があり，その困難を対象とした介入が提供されているにもかかわらず，以下の症状の少なくとも1つが存在し，少なくとも6ヵ月間継続していることで明らかになる．

1) 不的確または速度が遅く，努力を要する読字（例：単語を間違ってまたはゆっくりとためらいがちに音読する．しばしば言葉を当てずっぽうに言う．言葉を発音することの困難さをもつ）

2) 読んでいるものの意味を理解することの困難さ（例：文章を正確に読む場合があるが，読んでいるもののつながり，関係，意味するもの，またはより深い意味を理解していない）

3) 綴りの困難さ（例：母音や子音を付け加えたり，入れ忘れたり，置き換えたりするかもしれない）

4) 書字表出の困難さ（例：文章の中で複数の文法または句読点の間違いをする．段落のまとめ方が下手，思考の書字表出に明確さがない）

5) 数字の概念，数値，または計算を習得することの困難さ（例：数字，その大小，および関係の理解に乏しい．1桁の足し算を行うのに同級生がやるように数学的事実を思い浮かべるのではなく指を折って数える．算術計算の途中で迷ってしまい方法を変更するかもしれない）

6）数学的推論の困難さ（例：定量的問題を解くために，数学的概念，数学的事実，または数学的方法を適用することが非常に困難である）

B．欠陥のある学業的技能は，その人の暦年齢に期待されるよりも，著明にかつ定量的に低く，学業または職業遂行能力，または日常生活活動に意味のある障害を引き起こしており，個別施行の標準化された到達尺度および総合的な臨床評価で確認されている．17歳以上の人においては，確認された学習困難の経歴は標準化された評価のかわりにしてよいかもしれない．

C．学習困難は学齢期に始まるが，欠陥のある学業的技能に対する要求が，その人の限られた能力を超えるまでは完全に明らかにはならないかもしれない（例：時間制限のある試験，厳しい締め切り，期限内に長く複雑な報告書を読んだり書いたりすること，過度に重い学業的負担）．

D．学業困難は知的能力障害群，非矯正視力または聴力，他の精神的または神経疾患，心理社会的逆境，学習指導に用いる言語の習得不足，または不適切な教育指導によってうまく説明されない．

注：4つの診断基準はその人の経歴（発達歴，病歴，家族歴，教育歴），成績表，および心理教育的評価の臨床的総括に基づいて満たされるべきである．

　LDは文字の通り学習の過程における障害と解釈できる．ただし，ICD，DSMではともに，身体運動の障害を隣接した障害として位置付けており，医学モデルでは広義のLDにこれらも含めている．本来の「学習」という言葉の定義にまでさかのぼるとするならば，「学習」とは経験によって行動が変容するさまを指すものである．であれば，「LD」の対象とする領域が，言葉と計算に限られることは違和感がある．「聞く，話す，読む，書く，計算するまたは推論する能力」は根底に言語発達があるということで共通しており，運動の学習はこれとは異なった発達過程であるという解釈である．教育モデルのこうした見解は理解できる．

　教育モデルでは，「聞く，話す，読む，書く，計算するまたは推論する能力」の障害と定義される．医療モデルICD-10においてこの定義にあてはまる項目は，学習能力の特異的発達障害である．下位項目としては，特異的読字障害（specific reading disorder），特異的綴字（書字）障害（specific spelling disorder），特異的算数能力障害（specific disorder of arithmetical skills）である[20]．この中で中核となるのは特異的読字障害であり，発達性ディスレクシア（developmental dyslexia）とほぼ同義である[19]．基本障害は文字を対応する音に変換する障害であり，文字の読みが遅く，不正確である（表2-5）[19]．

　LDの原因について研究が進んでいる．遺伝については，染色体6番に音韻論的認識，15番に読み文字の選択に関連が報告されている．双子の一方が読字障害の場合，兄弟は34〜40％の確率で読字障害となり，また重度の読み書き障害の88％が家族歴陽性であったとされている[20]．周産期では，妊娠中の喫煙，アルコール，薬物摂取，妊娠中の出血，母胎の栄養状態，貧血や高血圧の既往，血液型不適応，未熟児あるいは低出生体重児，低酸素性虚血性脳症などとの関係が報告されている[20]．脳活動の研究では，読字障害がある子どもでは前頭部が小さい，読書中に視覚・言語領域である後頭葉の不活発さがみられた，などの報告がある[20]．また読字・書字障害のある子

どもでは，左大脳半球の機能低下が指摘されている[20]。

　SLDでは，情緒，行動，社会問題などが同時に認められることが多い。代表的なものはADHDであり，LD児の20～25％に併存するとされており，ADHDの30～75％にSLDが認められるとしている[20]。協調運動障害も含め「連続した障害（continuum of neurological dysfunctions）」とする立場もある[20]。

　2002年の文部科学省調査によれば，SLD児4.5％，ADHD児2.5％，HFA（高機能自閉症）0.8％と報告されている[21]。

引用文献

1) 滝沢韶一：自閉症理解への道程．看統研，3（2）：1-8，2002．
2) 田中英三郎 他：広汎性発達障害（自閉症，アスペルガー症候群）．J Clin Rehabil，21：671-675，2012．
3) 内山登紀夫：大人の自閉症スペクトラム障害の診断．治療，94：1376-1380，2012．
4) 杉山登志郎：自閉症スペクトラムとは．分子精神医，1：264-268，2011．
5) 岩永竜一郎：自閉症スペクトラム障害児の療育と支援．日本生物学的精神医学誌，24（4）：252-256，2013．
6) 岩永竜一郎：発達障害児への支援－感覚・運動アプローチを中心に－．小児保健研，72（4）：473-479，2013．
7) 矢沢珪二郎：Autism Spectrum Disorders（ASD）の診断は増加の一途（米国の場合）．産と婦，80：111-112，2003．
8) 山本英典 他：性差と自閉症．臨精医，40（2）：53-160，2011．
9) 飯田　誠：自閉症．小児診療，67（9）：1489-1492，2004．
10) 高橋三郎 他：DSM-IV-TR，精神疾患の分類と診断の手引き，新訂版，医学書院，東京，pp.55-64，2009．
11) 加藤進昌：アスペルガー症候群における行動異常．分子精神医，12（3）：70-72，2012．
12) 相崎貢一，他：子どもの病気・大人の病気．チャイルドヘルス，15：37-42，2012．
13) 佐々木正美，他：大人のアスペルガー症候群，講談社，東京，pp.10-11，2010．
14) 田中英三郎，他：広汎性発達障害（自閉症，アスペルガー症候群）．J Clin Rehabil，21（7）：671-675，2012．
15) 日本精神神経学会：DSM-5，精神疾患の診断・統計マニュアル．医学書院，東京，2014．
16) 平林伸一：学童期のADHD．小児診療，（73）4：617-921，2010．
17) 宮尾益知：注意欠陥多動性障害．J Clin Rehabil，21（9）：896-900，2012．
18) 太田豊作，他：ADHDの診断・評価について．Pharm Med，30（4）：16-19，2012．
19) 小林潤一郎：学習障害．J Clin Rehabil，21（8）：774-778，2012．
20) 田中康雄：学習障害－概念・機序・診断・治療－．分子精神医，2（4）：33-41，2002．
21) 原　　仁：学習障害．小児臨，57：1509-1515，2004．

第3章

協調運動を形作る要素

3.1 感　覚

3.1.1 感覚異常

　協調運動は，視知覚・固有覚などの感覚入力から，出力である運動制御までの，連続したシステムにより実現される[1]。発達性協調運動障害（DCD）は，運動発達の段階において，上記の入力から出力に至るまでのいずれかの段階で問題が生じ，協調運動が損なわれた身体の状況といえる。ところで，早産児と，感覚過敏・鈍麻など入力の問題の関連性が指摘されている[1]。NICU を退院した低出生体重児の中に，成長に伴い，感覚の障害とともに協調運動の問題を示すものも多い。協調運動は，身体を環境に適切に適応させることで実現される。この時，自己の身体状況と，自己が置かれた環境を把握する手段が，感覚入力である。感覚には，環境を知るための視知覚，表在感覚から，身体の状況を知るための深部感覚までが含まれる。感覚に関する不具合は，過剰であるか，不足であるか，不安定であるか，によって表わされる。

　DCD に隣接する疾患である，自閉症スペクトラム障害（ASD），注意欠陥・多動性障害（ADHD）において，協調運動に問題を示す児が多いことは知られている。また，診断基準の改定により，ASD，ADHD と DCD の併存が認められることとなった。このことから，これまで ASD，ADHD における身体運動の特徴と考えられていたものが，ASD，ADHD に合併する DCD の特徴をとらえたものと考えられるようになった。具体的に，ASD，ADHD において頻繁に観察される身体運動の特徴は，運動のぎこちなさであり，DCD の特徴に一致する。

　ASD，ADHD において，感覚の異常が1つの特徴症状となっている。ASD，ADHD の本人がどのように外界の刺激を感じているのか，当事者が執筆した文章があるので少し引用する。

- 雨は痛いじゃないですか。当たると。傘さしていても，はみ出した部分に雨が当たると1つの毛穴に針が何本も刺さるように痛くありませんか？[2]
- プールに入る前の「腰洗い」が怖かった。消毒液のにおいがきつくって，キッチンハイターの原液に浸されているようでした[2]。

- コタツに入ると脚がなくなりますよね。見えないから，コタツの中の熱いところに脚を押し付けていたのに気が付かなくって[2]。
- もしかしたら，私はあまり殴っても面白味のある相手ではなかったかもしれない。私は痛覚がとても鈍いので，痛くなかったのだ。それに，たとえ痛かったとしても，私は感じたことを外に表わさなかっただろう。感じたことは声や表情で表わすものだということを，知らなかったのである[3]。

この感覚に関する異常性は，理解することが容易ではない。感覚は，末梢の受容器で受け取られた刺激が，複数の神経伝達によって脳に伝えられ，初めて認知される。刺激の程度を脳がどのように判断したかは，本人以外に確認する手段がない。感覚に関する異常は，過度に鈍麻，あるいは過度に鋭敏のいずれもありえ，しかも同一の個人の中に混在する場合もある。

DCDに対象を限定した感覚異常に関する調査は多くはない。ただ，DCDの特徴として，「易刺激性（irritability）」が報告されている[4]。易刺激性とは，外部からのわずかな刺激に対して，不快などの反応を過度に示す状態を指す。具体的には，刺激に対して姿勢反射が極端な形で現れる。また，わずかなバランスの変化によって，大きな不安が生じ，全身の緊張が高まる。わずかな視覚，聴覚，触覚刺激に対し，精神的な混乱が引き起こされる，などである。通常人は，置かれた環境から様々な刺激を受け取ることで，自己と環境の状態を認知する。このことを手掛かりに，環境に対して行う働きかけが，運動である。易刺激性は，感覚入力に問題があるのか，入力された情報の処理に問題があるのか，分離して考えることは困難である。入力から出力までのシステムのどこかに障害があり，結果として，刺激に対する反応が平均的にみられるものを逸脱した状態といえる。このようにDCDでは，ASD，ADHD同様に，感覚異常が高頻度に存在することは間違いない。

3.1.2 感覚受容器

人が感覚を意識する過程は，末梢の受容器から，脳による精神的現象に至る一連のシステムにより行われる。様々な刺激を感覚受容器（sensory receptor）によって受け取ることで，感覚（sensation）が経験される。感覚は求心性に伝達され，感覚印象として知覚される。刺激は，脳によって知覚されるが，その印象は上記の過程を経て行われるために，その一部に変容や不具合がある場合，脳により知覚される印象も変化する。環境からの刺激が同一であったとしても，受け取る側の状態により，異なる感覚印象となる。これは，システムの変容や不具合だけではなく，感覚自体に順応（adaptation）という機能があるために，刺激に対する感覚は常に変化している。順応とは，刺激が連続すると発射頻度が低下する現象であり，受容器・終末神経線維双方で起こる。人が騒音など，強い刺激の中で次第に刺激を感じなくなるのは，こうした機構があるためである。こうした機構が働かないと，人は強い刺激に耐えることができない。刺激と感覚印象の関係は，不安定な要素の上に成り立っている。刺激を安定して分析・解釈することで対応できている事実は，不可思議である。人は生活経験の中で，置かれた状況と，受容器からの情報を分析し，与えられた刺激の内容を再構築していると考えられる。

感覚は，大きく体性感覚，内臓感覚，特殊感覚に分けられる。内臓感覚は内臓に分布した神経に

由来し，内臓の状態を感知する。特殊感覚は，前庭感覚，味覚，嗅覚，聴覚，視覚であり，脳神経支配の感覚器に由来する。

　体性感覚受容器は全身に分布し，身の回りの環境に関する情報や，個体自身の体幹や四肢の状態を感知する。狭義の身体感覚に相当し，「身体の表層組織（皮膚や粘膜）や，深部組織（筋，腱，骨膜，関節包，靱帯）にある受容器が刺激されて生じる感覚」とされている[5]。体性感覚は，受容器が分布する場所により，表在感覚と深部感覚に分けることができる。また，反応する刺激の内容によって，以下の3種類に分けることができる。

1) 動き受容器，機械的受容器，力学的受容器：触覚，圧覚，振動覚，運動覚がある。身体の機械的変位，圧変化に反応し，表在感覚と深部感覚双方に存在する。
2) 侵害受容器：侵害刺激に反応する。
3) 温度受容器：熱と寒冷に反応する。

3.1.3　表在感覚

表在感覚には触覚，痛覚，温度覚，圧覚などが含まれる。

1) 触覚とは，「触れた」「押された」といった感覚である。触覚はさらに「粗大な触覚」と「識別性触覚」に分けられる。「粗大な触覚」は，何かが触れていることはわかるが，触れている部位や触れているものの形状がはっきりしない感覚である。「識別性触覚」は，触れられた物体の形状が認識できる精密な感覚である[6]。
2) 痛覚は外傷から身体を防御する機能を有している。このことから，痛覚を侵害受容感覚と呼ぶ。全身の組織に存在する自由神経終末がその受容器となっている。痛覚には，刺すような鋭い痛みを示す「一次痛」と，鈍く疼くような痛みの「二次痛」が存在する。一次痛はAδ線維によって，二次痛はC線維によって脊髄に伝えられる。Aδ線維における自由神経終末のうち，皮膚表面にはポリモーダル受容器が分布する。一方，深部組織には高閾値機械受容器が分布する。C線維における自由神経終末には，ポリモーダル受容器が存在する。高閾値機械受容器は，強い機械的刺激にのみ興奮する。ポリモーダル受容器は，侵害性，非侵害性にかかわらず，機械的刺激，43℃以上および15℃以下の熱刺激，化学的刺激により興奮する。
　このように，痛覚受容器は，どのような種類の刺激であっても，十分に強く侵害的であれば反応する。これは，刺激によって組織細胞が破壊されることで，細胞から遊離する化学物質が，痛覚受容器である自由神経終末を刺激するための反応であり，化学変化に対し反応しているといえる。
3) 温度覚の受容器は，皮膚に分布する自由神経終末である。温受容器と冷受容器が存在する。温受容器は30〜50℃程度の温度刺激に感受性があり，冷受容器は10〜40℃程度の温度刺激に感受性がある。なお前述のように，43℃以上および15℃以下の刺激では，痛みとして認識される。
4) 圧覚は全身の皮膚に分布し，外部環境からの圧力を感知する。特に足底において，立位時の重心位置を知るうえで重要な情報を，中枢へフィードバックしている。立位保持においては，

足部の圧覚により，体重心線が足部のどの位置に落ちているかをフィードバックし，これにより姿勢制御を行っている。
5) 伸張刺激は，関節運動があった時，関節周囲の皮膚の状態を感知する。この情報は，中枢にフィードバックされ，四肢・体幹の状態を知るうえでの手がかりの1つとなる。

受容器はパチニ小体，マイスナー小体，毛包受容体，ルフィニ終末，メルケル細胞，触覚板，自由終末などであり，それぞれ順応の速さ，主に反応する刺激などが異なる。

3.1.4 深部感覚

深部感覚は，固有感覚（proprioception）とほぼ同義語である。その受容器は筋・腱，関節包などに分布し，主に四肢・体幹の位置関係を中枢へフィードバックしている。深部感覚の受容器は，表在感覚とともに，空間における四肢体幹の状態を把握するための感覚器となっている。この感覚は，運動感覚（kinesthesia, sensation of movement）と呼ばれ，具体的に，以下に示す体肢の位置（位置覚），運動（運動覚），体肢に加えられた抵抗（抵抗覚）・重量（重量覚）を感知する。

1) **位置覚**：身体部位の相互関係を知る感覚。関節角度などを感知することで，静的な姿勢・肢位を感知し，フィードバックする。
2) **運動覚**：関節を動かした時の運動方向と速さを感じる。四肢・体幹の動きを感知しフィードバックする。
3) **抵抗覚**：抵抗に抗して，運動や肢位保持をする時の筋力を感じる。外部環境から身体に与えられる力を感知し，フィードバックする。
4) **重量覚**：身体に加わる重力を感知する。

運動感覚が機能することで，閉眼状態でも，自らの肢位を視覚イメージとしてとらえることが可能となる。また，重力負荷量を体性感覚により感知することで，空間における体の位置をとらえる。重量がどのように感知されるかは，たとえば立位時に体重心の変化により，足関節の底・背屈筋のどちらがストレッチされるか，あるいは足底部の前方と後方どちらに多く体重がかかるかといった情報としてフィードバックされる。

深部感覚に関係する受容器は，筋紡錘や腱器官，関節受容器がある。関節受容器は，関節包にはルフィニ終末，靱帯には腱紡錘とパチニ小体があり，自由終末がある[7]。受容器について以下に示す。

1) **筋紡錘**：骨格筋内に筋線維と平行に位置している。紡錘形の細胞群であり，構造は太い核袋線維と比較的細い核鎖線維からなる。これらの線維の中央部は求心性神経の終板となっている。線維の両端には横紋構造が存在し，γ運動ニューロン（遠心性神経）よって張力が調整されている。

　　筋紡錘は，筋伸張の状態を感知している。筋紡錘が置かれている骨格筋が伸張されると，筋紡錘中央部から求心性のインパルスが送られる。インパルスの量は，筋の引き伸ばし力の大きさと速さに比例している。なお，筋紡錘内の線維両端の横紋構造の収縮により，筋紡錘の感度は調整されている。

　　筋紡錘からの求心性のインパルスは，脊髄において運動ニューロンを刺激し，伸張され

た骨格筋が反射的に収縮する。この現象を伸張反射といい，外力によって骨格筋が破壊されてしまうことを防ぐ反射とされている（図3-1）[8]。

2) **腱紡錘（ゴルジ腱器官）**：腱に存在し，骨格筋とは直列の配置となっている。腱紡錘は求心性神経線維の終板となっており，骨格筋の伸張の度合いを感知する。腱紡錘は骨格筋外部に筋と直列に配置されているので，他動，自動にかかわらず腱にかかる力の増加により反応する。

3) **ルフィニ終末，パチニ小体などの受容器**：ルフィニ終末は関節包に，パチニ小体は靱帯に分布している。これらは圧力や振動に反応し，触覚や圧覚の受容器となっている。

実際は様々な受容器が複雑に関連し合っており，触覚，圧覚を分けることは難しい。これらの感覚は関節の位置と動きを感じるための手がかりとなる。なおこれらの受容器は皮膚にも分布しており，皮膚からの感覚も運動感覚の一部となる。

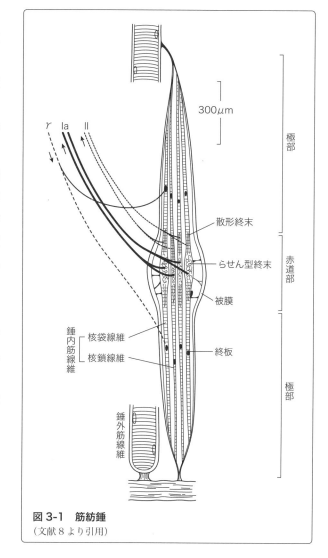

図 3-1　筋紡錘
（文献8より引用）

人は閉眼であっても，四肢の状態を視覚的イメージとして思い浮かべることが可能である。体性感覚からの四肢体幹に関する情報は，発達の初期において，明確な意味を持たない。成人では，閉眼の状態で肘を約90°屈曲するよう指示した場合，おおよそ指示に従うことが可能である。この運動感覚が，主に筋紡錘からの情報により判断されるものだと仮定できる。この時，中枢へフィードバックされる情報は，筋の張力に過ぎず，角度情報は存在しない。人が生活する過程で経験する様々な肢位と，その時フィードバックされる筋紡錘情報を分析解釈することで，四肢の状態は推測されうる。つまり運動感覚は，経験による情報の蓄積と，中枢による情報の再構築によって，高精度のものに成熟される。この過程において，感覚受容器からの情報が不安定である場合や，情報の蓄積に限界がある，あるいは分析能力の障害が存在するなど，問題が生じる場合，運動感覚は未熟な状態に留まる。

3.1.5 平衡感覚

　平衡感覚は，視覚，前庭感覚，体性感覚からの情報が，大脳皮質において統合され形成される。平衡感覚に関連する体性感覚受容器は，筋，腱，靭帯，関節包，皮膚などに分布する受容器であるが，内臓の壁などにある受容器により知覚される内臓感覚をこれに含める考え方もある[9]。

　実験的に，視覚刺激と前庭感覚刺激とを独立して行った場合，前庭感覚刺激に対して視覚中枢が反応した[10]。このように平衡感覚にかかわる感覚は，相互に密接に関連し合っている。人は生活の中で，重力が働くことを前提として，環境におかれた自己の状態を視覚，前庭感覚，体性感覚により経験し，これらの情報を関連づけることで，平衡を感じることが可能となる。動的なバランスに関しては，動きに伴う加速度と，視覚，体性感覚情報が関連づけられる。人が乗り物酔いする原因は，これら複数の受容器からの平衡に関する情報が食い違うためである。たとえば，揺れる船内で，視覚は船室の床面を水平と感じているが，重力に反応する前庭感覚は，船室床面と異なる水平情報を中枢にフィードバックする。これら感覚器からの情報不一致を脳で処理しきれず，それが不快感として現れる。体性感覚については，足底の圧感覚や筋張力などの変化が，体重心位置を知るための重要な情報となっている。これら体性感覚からのフィードバックも，生活経験の中で関連づけられる。発達過程において，生後3〜18ヵ月では，平衡感覚において視覚が優位に働く。その後，4〜6歳の段階で，視覚，前庭感覚，体性感覚の統合が進む。7〜10歳までに，平衡感覚は成人同様に統合されるとされている[11]。このように，成長にしたがい，視覚，前庭感覚，体性感覚は統合され，平衡感覚は成熟する。これに伴い，安定した姿勢制御が可能となる。この成長過程において，初期には視覚が優位であり，その後体性感覚が優位になるが，発達障害では成長しても視覚優位な状態が継続することも多いとされている。

　成長に伴い，視覚，前庭感覚，体性感覚は統合され，安定した平衡感覚が完成する。こうした感覚域からの情報により，自己と周囲環境の位置関係である空間識（space orientation）が形成される[9]。この空間識は運動経験により記憶され，同様の環境下において同様の運動が行われた場合，過去の情報と照合される。これにより，運動が安定して制御されていることが確認される。

3.1.5.1 前庭器

　内耳には，聴覚の受容器である蝸牛と，重力と加速度の受容器である前庭器が存在する。重力および直線加速度の感知は耳石器が行い，回転加速度は三半規管が感知する。

　耳石器は卵形嚢と球形嚢からなる。卵形嚢はほぼ水平に，球形嚢はほぼ垂直に位置している。内部には平衡斑と呼ばれる感覚上皮があり，ここに受容器として有毛細胞が分布している。有毛細胞は，ゼラチン様物質からなる耳石膜に包まれており，膜表面には炭酸カルシウムからなる耳石が乗っている。重力方向が変化したり，加速度が加わると，耳石膜が偏位し，有毛細胞が刺激され，この情報が脳へ伝えられる。

　三半規管は，前・後・外側の3つの半環状の管状構造物が，互いにほぼ直角に交差している。一端に膨大部があり，膨大部陵に感覚細胞が分布している。感覚細胞は有毛細胞と呼ばれ，ゼラチン状の物質であるクプラの内部に包まれている。半規管内部はリンパ液で満たされている。頭部に

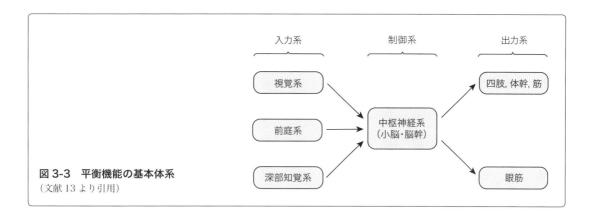

図 3-3 平衡機能の基本体系
(文献 13 より引用)

加速度が加わると，リンパ液に流れが生じる。流れによりクプラが偏位し，これを有毛細胞が感知することで，回転刺激が脳へ伝えられる（図 3-2）[12]。

前庭器は，平衡感覚において，視覚と重要な連携関係を形成している。人の目は網膜中心窩でのみ，鮮明な視野を得ることが可能である。視線が 2°ずれると 0.4，5°ずれると 0.1 にまで視力が低下する[9]。鮮明な視覚情報を保ち続けるためには，体の動きや対象物の動きに合わせて，眼球を動かす必要がある。そこで，頭部の動きに合わせて眼球位置を補正す

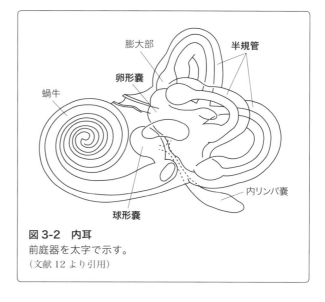

図 3-2 内耳
前庭器を太字で示す。
(文献 12 より引用)

る反射が存在する。これを前庭眼球反射と呼ぶ。前庭眼球反射には，半規管動眼反射と，耳石器動眼反射がある[9]。眼球運動は主に，半規管動眼反射で行われる。具体的に，対象物を見る場合，眼球はその対象物に正対しないと，明確な視覚は得られない。動きの中で対象物を見る場合，眼球が頭部と同じ動きをすると，外界はブレてしまう。そこで，頭部の動きを相殺するために，眼球運動制御が行われる（図 3-3）[13]。

耳石器からの入力は，前庭脊髄反射を介して立ち直り反射を誘発することで，空間において頭部を一定の状態に保ち，視覚入力を安定させている。頭部は基本として，両眼が床に対する平行線上に並び，両眼の下方に口がある状態に保たれる。運動中も，頭部をこの状態に保とうする反応が，立ち直り反応である。

3.1.6 聴 覚

音振動（20～20,000 Hz）は，外耳（external ear）と中耳（middle ear）により内耳（inner ear）に伝えられる。内耳には，音の受容器（感音器）である蝸牛（cochlea）がある。蝸牛は 2

と3/4回転の巻貝状の管で，横断面は基底板と前庭膜により3つに分かれる。両膜に囲まれた部分が蝸牛管であり，内リンパにより満たされている。この上が前庭階，下が鼓室階であり，外リンパで満たされている。中耳と内耳を仕切る前庭窓の震動は前庭階の外リンパに伝わり，一度蝸牛頂に至り，鼓室階を経て鼓室窓から中耳へ出る。この間に基底板を振動させる。基底板の振動は，基底板上に分布する音の一次受容器である有毛細胞を刺激する。有毛細胞は，機械的刺激を電気信号に変換する。変換された信号は，段階を経て脳へと伝わる。哺乳類の有毛細胞は，内有毛細胞と外有毛細胞に分化している。内有毛細胞は音刺激を脳へ伝え，外有毛細胞は音の感度を調整する[14]。音は，空気などの媒体を伝わってくる疎密波である。小声で話す時，鼓膜の振動変位は数ナノメートルに過ぎないが，人はこれをはっきりと認識することができる。これは，内有毛細胞と外有毛細胞が協調して働くためである[15]。外有毛細胞は，収縮・伸長をタイミングよく行うことで，コルチ器の変位を増強している。

聴覚は，聴覚受容器である蝸牛と，この情報を解釈する脳によって知覚される。DCDの聴覚に関する研究は多くはない。しかし，発達障害という枠組みでは，聴覚に関して様々な障害が報告されている。これは，日常の雑音が大音響で感じられてしまいパニックが引き起こされる，あるいは，雑踏で話をしている相手の声が聞き取れずコミュニケーションができない，といった報告が多い。これらの障害は，その要因についてさらに研究される必要があるが，前者は受容器側の問題であり，後者は脳の問題であるといった解釈が成り立つ。

隣接疾患であるASD児の驚愕反応に関して，以下のように報告されている[16]。驚愕反応とは，突然の感覚刺激に対して，瞬目や体幹・上肢屈曲が引き起こされる反応である。聴覚性驚愕反応（acoustic startle response：ASR）は，聴覚刺激により引き起こされる。反応の指標として，左眼輪筋筋電図を計測した。①聴覚刺激の大きさと筋電図反応の関係，②聴覚刺激とプレパルス・インヒビジョン（prepulse inhibition：PPI）の関係，の2点ついて，ASD児と健常児の差異について分析した。PPIとは，驚愕刺激の直前に比較的弱い刺激を先行させると，驚愕反応が抑制されることをいう。実験の結果，ASD児は健常児に比較し，有意に弱い聴覚刺激で驚愕反応が引き起こされ，PPIの遅延が観察された（図3-4，図3-5）[16]。これは，ASD児が聴覚刺激に過敏であることを示しており，同時に，本来起こるべき驚愕反応抑制が十分機能しないことを示唆している。

高橋らの調査によれば，特別支援校に通学するASD児の73.2%に聴覚過敏，50.7%に触覚過敏，50.0%に味覚過敏，45.7%に嗅覚過敏，36.2%に視覚過敏があったと報告している。また，感覚過敏と偏食の間に相関が示された[16]。

感覚入力の問題とともに，感覚情報選択の問題も存在する。人は様々な刺激の中から有用な情報を選択することにより，刺激にあふれた状況下で生活することが可能である。人は常に必要な情報のみに集中し，他の情報をキャンセルしている。正常発達では2歳前後でこの能力を獲得するとされている。しかしASD児では，この機能の成熟が遅れる。ASDでは，雑踏で話しかけられた時に，通り過ぎる通行人の話し声と話し相手の声が同レベルの情報として聞こえてしまい，話し相手の言葉が頭に入らない。こうした情報選択の問題が，前述の感覚入力の問題と独立した障害なのか，一連の障害なのか，不明な点が多いが，感覚入力の問題として発達障害児に大きく影響している。DCDにおいても，こうした様々な障害を有する可能性がある。

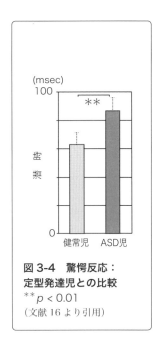

図 3-4 驚愕反応：
定型発達児との比較
**$p < 0.01$
（文献 16 より引用）

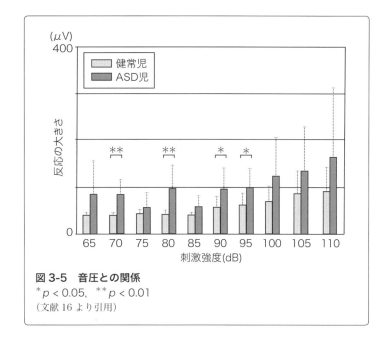

図 3-5 音圧との関係
*$p < 0.05$，**$p < 0.01$
（文献 16 より引用）

3.1.7 感覚の発達

　感覚は，受容器と，その情報を解釈する脳により知覚される。感覚の発達は，この両側面がどのように，どのような経過をたどり成熟するかである。受容器の成熟は，その成り立ち，機構の完成を意味する。脳の機構はより複雑であり，受容器からの情報を受け取る部位の限局化と，感覚情報について他感覚と統合し解釈する機構の成熟が必要である。まず，受容器の成熟が起こる。受容器の成熟により，感覚情報が脳へ送られる。情報が脳へフィードバックされることを前提とし，脳機能の局在化が進行する。こうした条件が満たされた後，脳は他受容器の情報と照らし合わせ，総合的な解釈，つまり情報の統合・解釈プログラムが構築される。こうした過程を経て，人の感覚は知覚として認知される状態に成熟する。

　感覚受容器のほとんどは胎児期に完成している。三半規管は胎児期 8 週頃には機能し始め，6 ヵ月頃ほぼ完成する。触覚も初期からみられ，妊娠後期になると全身の感覚が確認されている。胎児期 7 週頃から，胎児は触覚刺激に対して明確な反応を示す。特殊な方法で胎児の口唇部をわずかに刺激すると，それを回避するように首や身体を曲げる反応が観察される。10 週過ぎからは手掌への刺激に反応し始め，14 週では全身の触覚に反応が観察される[17]。視覚器官は胎児期 18 週頃形成され，大脳，後頭葉一次視野と結びつき，視覚情報を感じることが可能となる。聴覚器官についても，18 週過ぎに内耳と外耳の基本形態が形成される。内耳は聴覚神経から側頭葉の一次聴覚野へ結びつく。つまり，胎児期 20 週ほどの胎児は，子宮内の環境や自己身体について，感覚器を通して感覚経験を積み重ねている[17]。この時期，胎児は手指を自身の口に入れたり，顔や身体，母体の子宮壁に触れたりし始める。早産児の発達において，適度な触覚経験が体重増加を促すという報告もある[18]。

　受容器の成熟の後，脳機能局在が進む。新生児であっても，一定程度脳機能局在が存在するとさ

れている。しかし，各領域は曖昧であり，特に触覚刺激では脳の広い領域を活性化させることが確認されている。

新生児に触覚刺激として振動モニター，聴覚刺激としてピアノ音，視覚刺激としてフラッシュ光を与え，この時の脳活動についてNIRS（near-infrared spectroscopy：近赤外分光法）を用いて観察した結果，聴覚刺激では側頭葉の局所領域，視覚刺激では後頭部および側頭部の一部，触覚刺激では側頭部から頭頂部の広い領域で脳活動が確認された（図3-6）[17]。この結果は，脳において各感覚受容器から情報を受け取る領域が，新生児においては曖昧であり，局在化が未完成であることを示している。

新生児期の情報処理は，各感覚に特化した皮質下の未分化なシステムではなく，共感覚的に処理されるという報告もある。共感覚（synesthesia）とは，ある刺激に対し，本来の感覚だけでなく異なる種類の感覚をも生じさせる知覚現象である。聴覚刺激に対して色彩を感じる，視覚刺激に対して香りを感じる，触覚刺激に対して色彩や香りを感じるなどである。

共感覚は，新生児期の発達段階で，混沌とした脳によって引き起こされる。生後1ヵ月までの共感覚は，触覚を視覚的に弁別する（視覚-触覚），暗闇で音源位置を定位する（視覚-聴覚）などである。初期の共感覚は脳全体に伝わるエネルギーの強さに依存しており，光が音に代わっても弁別されない。その後，共感覚は月齢とともに変化し，脳機能局在が進む。成熟の過程で，こうした感覚は失われる。ただし，発達障害児の中には，共感覚を持つものが多い。発達障害児にみられる行為機能障害，複雑な運動が困難といった症状の要因に，共感覚の問題が示唆されるという報告もある[19]。

脳神経の発達という側面からみると，妊娠後期，出生前数ヵ月から胎児の脳は急速に発達する。さらに生後2ヵ月頃，神経細胞同士の結合であるシナプスが爆発的に形成され，12ヵ月頃ピークとなる。感覚フィードバックという意味合いにおいて，シナプスの形成は，感覚刺激の伝達経路形成という意味合いを持っている。生後2ヵ月頃までの間に，膨大な結合が形成される。ところがこれらの結合は，この時期をピークとして，その後減少に転じる。つまり新生児期に，爆発的な脳神経の発達により，過大な結合，場合によっては不要な多くのシナプスが形成される。その後，シナプスは減少し，環境に適切なシナプスだけが残される。この時期の脳の発達は，過大な連携を経て，必要なものだけ取捨選択されるという経過をたどる。このシナプス減少を「刈り込み」と呼ぶ。シナプスの刈り込みは生後8ヵ月頃始まり，10歳頃まで続く。

前述の共感覚は，こうした新生児期の過大なシナプス形成により引き起こされると考えられる。過大な連携は，脳機能局在を曖昧にしている。本来，その後の刈り込みにより，機能局在は明確化する。発達障害児が成長後も共感覚を持ち続ける要因の1つとして，刈り込みが進まず，脳機能局在の曖昧さが残ることが考えられる[17]。

発達障害に関する研究では，ASD児の脳体積は生後1，2年の間に定型発達児に比較して急激に増大し，その後徐々に定型発達児のレベルに近づくと報告されている[20]。またASD者の解剖例において，脳神経細胞が偏在し高密度となる部分があることが報告されており，神経回路の誤接続が疑われると報告されている[21]。

脳の機能局在が進むと，さらに様々な受容器からの情報を統合し解釈するプログラムの構築が行

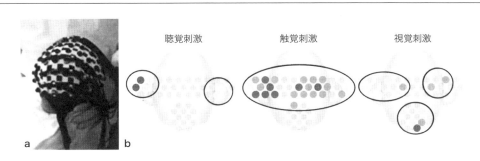

図 3-6　刺激に対する脳賦活領域
NIRS を用いて新生児の脳機能を調べる（**a**）。触覚刺激を受けた時の脳活動は，視覚・聴覚刺激に比べて広い領域で活性化した（**b**）。
（文献 17 より引用）

われる。例として，平衡感覚は，視覚，前庭感覚，体性感覚からの情報が大脳皮質において統合され形成される。生後 18～21 ヵ月の幼児は主に視覚に頼っているが，4～6 歳では視覚，前庭感覚，体性感覚が統合され始める[22]。つまり，幼児では優位に平衡を保とうとするため，視覚に誤情報があると錯乱されやすい。駅で，隣にいる客車が動き始めた時，加速度が働いていないのにもかかわらず，視覚情報から自分が乗る客車が動いていると感じてしまい，バランスを崩すようなことが起こりやすい。

さらに，これらの感覚情報に対して，成人では重みづけを調整することが可能となる。つまり，視覚，前庭感覚，体性感覚からの情報を，常に等価で受け取るのではなく，重要で信頼できる情報を選択するということである。4 歳児では，視覚外乱の振幅増大に応じて，視覚情報の重みづけを低下させることが可能である。その後，視覚外乱の振幅が小さくなると，4 歳児では速やかに視覚情報の重みづけを元に戻す。なお，8 歳以降では，この重みづけの調整は穏やかに行われる。10 歳以降では，異なる感覚情報の重みづけが行われる。転倒しやすい高齢者では，この感覚情報の重みづけに時間がかかっているという報告もある[22]。

平衡感覚は，人がバランスを維持するために，複数の感覚情報を統合解釈し，自らが置かれている環境と自身の身体の状態を把握するプログラムといえる。このプログラムは，最も信頼できる情報が何であるか，巧妙に選択するシステムを含んでいる。視覚は，姿勢を知る意味で最も重要である。しかし，先天的な全盲者であっても姿勢保持可能なことから，他の感覚情報が代償しうることがわかる。体性感覚は，床面と身体の関係を知るうえで需要な役割を果たす。水上のボートでは，床面自体が不安定なため，体性感覚の重みは低く調整される。また，前庭感覚のうち，半規管は素早い運動時の姿勢変化において，耳石器は比較的ゆっくりとした動きにおいて重みが増す[22]。

このように，発達の段階において，様々な感覚受容器の情報は統合解釈され，人は自らと環境の関係を把握する。感覚の発達経過は，平衡感覚に特化したものではない。あらゆる感覚は，運動経験の中で，環境との関係をチューニングされることで，精度が高められる。さらに，複数の感覚情報と統合解釈される。この統合において，感覚情報は常に等価ではなく，重要な情報を選択することで，必要な情報を得ている。

発達障害では，この統合および情報の選択過程において，つまづきがあることが予想される。

3.1.8　感覚と発達障害

　著者は，感覚に関して調査を行ってきた。まず，定型発達児と発達障害児について，発育段階と現在の感覚に関して，その保護者対象のアンケート調査を行った。アンケート内容は，第4章で紹介する感覚評価表（表4-4）を用いた。質問内容は，①深部感覚，②前庭感覚，③味覚・嗅覚，④聴覚・視覚の4項目について，日常の行動観察などにより，回答を求めた。対象児は，定型発達児，発達障害児ともに5歳であった。この結果，発達障害児は定型発達児と比較して，四肢の触覚過敏，前庭系刺激に対するこだわり，視覚および聴覚刺激に対する過剰反応などの回答が多かった[23]。

　また，定型発達の幼児（平均年齢4.4歳）165名を分析対象とし，同様のアンケートを保護者に対し行った。調査内容は，①過去および現在の感覚異常の傾向，②現在の運動発達（動作の模倣），であった。感覚に関する質問で，「はい」の回答が多くみられた項目を以下に示す。①砂場で遊ぶことを嫌がることがあった（34.5%），②手をつなぐことを嫌がることがあった（31.0%），③手が汚れることを嫌がった（26.5%），④転ぶなどした時に疼痛を訴えないことがあった（19.8%）。一方，運動発達は現在に関する質問項目で，「はい」が多かった項目は，スキップができない（36.5%），簡単な動作模倣ができない（7.3%）などであった（表4-5）。前述の感覚異常と未熟な運動発達の関係を分析した結果，感覚と運動発達の間に有意な関連性が示された[24]。定型発達幼児の調査は，関東域の幼稚園と保育園で行った。この段階で，発達障害，あるいはDCDの診断名を持つ児は含まれていない。しかし，この調査から感覚と運動発達の間に一定の関係性が読み取れる。独自に開発した「N式幼児協調性評価尺度」と「N式幼児運動イメージテスト」の関係では，「砂場で遊ぶことを嫌がる」といった触覚過敏を疑う項目が「はい」の児では，「協調性」「運動イメージ」ともに獲得点数が優位に低かった[25]。「N式幼児協調性評価尺度」「N式幼児運動イメージテスト」の詳細は，第4章で説明する。

　DCDに限定した感覚異常に関する調査は，まだあまり行われていない。ただ，ASD，ADHDにDCDが合併することが多いことを前提に，ASD，ADHDに関する先行研究をみると，重要な特徴として，感覚異常が取り上げられる。感覚は，表在感覚，深部感覚，前庭感覚，視覚，聴覚など様々であるが，感覚のモダリティに限定されず，異常が見出される。

　感覚は，人が自己の身体と運動，および環境と自己の関係を理解するうえで重要な，あるいは唯一の手掛かりとなっている。感覚が未熟な場合，正常な運動発達は保証されない。定型発達幼児を対象とした前述の調査においても，感覚と運動の関係が示されている。DCDについても，ASD，ADHDについても，その傾向が明らかになり診断名が確定するのは3，4歳過ぎで，社会参加が始まる頃である。感覚の特徴は，日常生活を観察することで，より早期に見出されることが多い。このことから，感覚の成熟は，早期に発達障害のリスクをスクリーニングするための指標となりうる。

3.2 注　意

3.2.1 選択的注意

　感覚に関して，人が持つ重要な機能に「注意」がある。人は常に様々な刺激の中に置かれている。視覚，聴覚などの特殊感覚，表在感覚，深部感覚などの体性感覚の区別なく，受容器は常に外界からの刺激を受け取っている。こうした刺激を分析することで，人は自己と環境の関係を認識することが可能となる。ところで，我々が感じている自らを取り巻く環境は，感覚情報が整理され，理解可能な状態となっており，現実そのまま，環境そのままとはいえない。仮に，すべての感覚受容器からの情報が並列に中枢へ伝えられ，これをそのまま感じ取ると仮定すると，目前の話相手の顔と，遥か数十メートル彼方を歩く通行人の表情が，同じ鮮明度で感じられることになる。我々は，話相手の表情を詳細に分析しながら会話を進め，言葉にならない感情を読み取っている。ところが，雑踏で会話することを考えた場合，視界に入る数十名の表情を並列に分析しようとすると，脳は機能崩壊を起こしてしまう。つまり，人は同時にもたらされる刺激の中から，重要な情報を選択することで，効率的で理解しやすい形に環境を認知している。

　このように，注意は一部の刺激を取り入れ，その他を排除する過程といえる。言い換えると，有用な刺激を強化し，それ以外を抑制することで，必要な情報を効率的に収取している。何を選択の基準とするかは，大きく，空間，特徴，物体に分類することができる。例として，道路の左側に注意を向けて移動するような場合は，空間的注意である。赤いものを探す，動くものを探すなどは，特徴に基づく注意選択といえる。空間にかかわらず，共通の物体上に含まれるものがすべて同時に選択される場合は，物体に基づく注意選択とされる[26]。

　注意を向けるメカニズムについても多様性がある。意図的・能動的に注意を向ける場合と，フラッシュなどに対して自動的・受動的に注意が向けられる場合では，異なる注意の成分が働く[26]。たとえば，黄色のボールが多数置かれた中に，1つだけ緑色のボールが混ざっていることに気づくのは，自動的にボトムアップに注意が向けられると解釈できる。これに対して，多くのボールの中から大きさの異なるボールを探し出そうとする時は，能動的にトップダウンで注意がボールの大きさに向けられる。このボトムアップと，トップダウンの注意は，互いに干渉し合う。トップダウンの注意が優先されれば，ボトムアップの注意は抑制される。つまり，大きさの異なるボールに注意している時には，ボールの色の違いによる刺激は回避される。これは，能動的注意が確立している例である。この逆もありうる。大きさの違いに注意しているところへ，明らかに色の違うボールが1つだけ混入すると，自動的にそちらに注意が向いてしまうことがある。これは，トップダウンの注意に，ボトムアップの注意が干渉している例である。この時，色の違いは妨害刺激となる。

　選択的注意とは，様々な刺激の中から，目標とする刺激に焦点を当てようとする注意過程である。近年の選択的注意の研究では，自動的に注意を向ける過程よりも，妨害刺激を抑制する過程が注目されている[27]。抑制過程の働きは，容量に限界がある作業記憶に無関係な情報が侵入することを防いでいる。この機能により，効率的な認知を可能としている。加齢により中枢神経系の抑制が低下することが指摘されている。このことから，抑制の低下が，認知低下に影響していることが示唆

される[27]。

　発達障害児においても，注意機能の問題が指摘されている。ASDの特徴とされる対人相互的反応や，こだわり行動が，こうした注意機能の障害に起因する可能性が指摘されている。認知や学習といった，高次脳機能の根幹となる機能が未熟である，あるいは適切に機能していない場合，認知機能，社会性，コミュニケーションの発達に大きく影響する[28]。

　人は様々な刺激の中で暮らしている。仮にすべての刺激が並列に取り込まれると，脳はこれらの刺激を処理しきれず，パニックに陥ってしまう。これは，発達障害児が置かれている状況を表わしている。発達障害児では，容易に刺激に反応してしまう傾向がある。玩具が散乱する部屋で，次々と玩具に手を出し，1つの遊びに集中できないといった反応も，1つの刺激を選択し，他の刺激を抑制することができていないということで説明可能である。また，外出時などに突然走り出すような状況も，通常抑制され，気を留めないような視界の隅にとらえられた「物」，たとえば「電車の玩具」などに対して反応し，駆け寄ろうとしていることと解釈できる。

3.2.2　分割的注意

　同時に複数の課題を行う時に，これらの課題に優先順位がつけられる。そのうえで，優先順位の高い課題から着実に遂行されるよう，情報処理がなされる。これは，人が行うことが可能な情報処理の能力には限界があるためである。優先順位に沿って，情報処理の資源を適切に配分することを，分割的注意と呼ぶ[29]。

　注意を適切に配分する能力は，加齢とともに低下する。高齢者では，動作中の転倒リスクが高まることが知られている。こうした転倒リスク増大の原因の1つとして，注意分配機能の低下が挙げられる。例として，歩行中に話しかけられた時に立ち止まってしまう高齢者では，転倒率が高いことが報告されている。このように，主課題としての歩行に，副課題としての会話を課すことを，二重課題という。二重課題に基づく様々な評価方法は，転倒リスクを予測するスクリーニング方法として活用されている[30]。

　二重課題遂行において，前頭葉が重要な役割を果たしている。臨床的には，前頭前野を含む前頭葉に障害を受けると，二重課題成績が落ちる[31]。

　二重課題の制御機能は，以下のようなモデルが仮定される。主課題を記憶に基づき実行する機能単位を，主課題モジュールとする。これに対し，割り込み課題を実行する機能単位を，割り込みモジュールとする。この2つのモジュールは，互いに干渉し合い，同時に上位調節機能からのトップダウン信号を受けながら遂行される。この調節機能を，監督的注意システム（supervisory attentional system：SAS）と呼ぶ。二重課題遂行にSASがどのように関与するかは，以下のように説明される（図3-7）[31]。SASは，行動の文脈により，複数のモジュールに対してトップダウンで制御信号（biasing signal）を出し，モジュール間の調整を行う上位調節機関である。割り込みがある前，主課題を行っている時は，主課題モジュールがトリガー信号に応じ，動作を出力する。この時，割り込みモジュールは無効状態にある（A．割り込み前の主課題）。主課題に対し割り込みが起こると，制御信号は割り込み課題モジュールを起動する。同時に，主課題モジュールを一時的

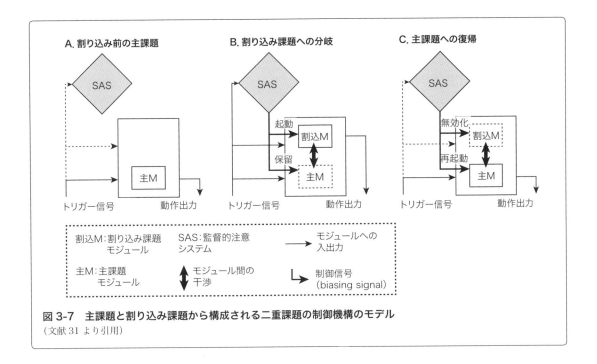

図3-7 主課題と割り込み課題から構成される二重課題の制御機構のモデル
（文献31より引用）

に保留とする（B. 割り込み課題への分岐）。割り込み課題を行っている間、主課題モジュールは完全に不活性化されるわけではなく、バックグラウンドで保持される。割り込み課題が終了すると、割り込み課題モジュールは無効とされ、主課題モジュールが再起動される。これにより、主課題の動作が想起・再現される（C. 主課題への復帰）。制御が不完全である場合、モジュール間には干渉が起こる可能性がある。干渉は、element replacement error, phase shift error のようなエラーの要因となる。element replacement error は、主課題動作を構成する動作が、異なる構成動作に入れ替わることにより起こる。phase shift error は、主課題動作の構成動作を、誤ったタイミングで行ってしまうことにより起こる[31]。

動作は動作手順として形成されており、干渉がなければ正確に遂行される。しかし干渉があると、手順にエラーが起きてしまう。SASは、不適切な手順の干渉を抑制している。この考え方に基づくと、情報の抑制が、動作遂行あるいは注意維持において重要な役割を果たすといえる[32]。

情報の抑制と動作への干渉について、複数のタイプに分けて整理する考え方がある。第1の分類方法は、location-based の抑制機能と、identity-based の抑制機能に分ける方法である。抑制しなくてはならないのは、刺激の位置情報なのか、刺激の特性情報なのかで分類する方法である。第2の分類方法は、一度活性化した反応の抑制（deletion function）か、刺激から誘発された反応の抑制（restoration function）かに分ける方法である。

これらの分類を組み合わせて、4つの条件が想定される。location-based の抑制機能であって、一度活性化した反応の抑制は、一度注意を向けた場所へ再度注意を向けてしまい、効率的な探索が困難になってしまうものである。たとえば、一度注意を向けた方向に繰り返し注意を向けてしまう。

一方、location-based の抑制機能であって、刺激から誘発される反応の抑制は、手近にある刺激を抑制することが困難になる場合である。たとえば、銀行のATMの操作で、本来操作すべきで

表 3-1 抑制機能の分類

抑制機能の種類		日常場面で想定される機能低下の影響	代表的な実験課題
identity-based の抑制機能	一度活性化した反応の抑制	同一の刺激に対して，異なる反応が困難になる 例：同一のスイッチでも，モードによって，異なる機能（意味）が想定されるような場合。モードに合わせて使い分けることが困難になる	Wisconsin card-sorting test
	刺激から誘発される反応の抑制	目立つ刺激への反応を抑えることが困難になる 例：切符購入時に金銭を投入した段階で（本来は，そこで経路のボタンを押さなければならないにもかかわらず），ランプが点灯したボタンを押してしまう	ストループ課題 go/no-go 課題 identity negative priming 課題
location-based の抑制機能	一度活性化した反応の抑制	一度注意を向けた場所へ再度注意を向けてしまい，効率的な探索が困難になる 例：一度注意を向けた方向に繰り返し注意を向けてしまう	復帰抑制課題
	刺激から誘発される反応の抑制	手近にある刺激への反応を抑えることが困難になる 例：銀行の ATM の操作時などに，本来操作すべきではないボタンを，手近にあるので押してしまう	Simon 課題 stimulus-response compatibility 課題 location negative priming 課題

（文献 32 より引用）

ないのに手近にあるボタンを押してしまう。

identity-based の抑制機能であって，一度活性化した反応の抑制は，同一の刺激に対して異なる反応が困難になるものである。たとえば，同一のスイッチでも，モードが異なる機能が想定されるような場合，モードによる使い分けが困難となる。

identity-based の抑制機能であって，刺激から誘発される反応の抑制は，目立つ刺激への反応を抑えることが困難になる場合である。たとえば，切符購入時に金銭を投入した段階で，本来は経路ボタンを押さなくてはならないのに，ランプが点灯したボタンを押してしまう。

加齢との関係では，identity-based の抑制機能は加齢の影響が強くみられるのに対して，location-based の抑制機能に関しては加齢による影響が少ない（表 3-1）[32]。

3.2.3 二重課題成績と身体特性

最近の高齢者を対象とした報告では，複数の課題に注意を向けるといった注意分配機能の低下は，転倒のリスクを増大させる[30]。

二重課題におけるパフォーマンス低下は，人が一度に処理できる注意資源量に限界があることを示している。複数の作業に処理を振り分けた場合，総量としての注意資源量が拡大するため，注意が追いつかない状態といえる。注意資源量には限界があり，作業に優先順位をつけ，分散して注意が行われる。加齢に伴い，認知機能とともに注意力が低下するとされている。二重課題の場合，課題の難易度によっても成績が変化する。たとえば，「閉眼で立位保持する」「不安定な床面上で立位保持する」の課題を第 1 課題，「音の情報が示されたら素早くボタンを押す」という課題を第 2 課

題とし，若齢者と高齢者の成績の比較を行った。この結果，立位時の重心動揺に，若齢者と高齢者で差はなかった。ところが，第1課題と同時に行われた第2課題の成績において，高齢者では，視覚情報を遮断した閉眼立位において，若齢者よりも成績が低かった。これは，視覚情報遮断における立位保持では，より多くの注意資源を必要とするために，高齢者では第2課題に振り分ける注意が不足したものと考えられる[29]。

この報告は，注意資源量には総量に限界があり，二重課題においてこれを振り分けた場合，課題の難易度と個人の持つ注意資源総量により成績が変化することを示している。

前述の実験では，視覚遮断，体性感覚遮断の2課題において，必要とする注意量が異なることが示唆されている。このように，課題により必要とされる注意資源量が異なることが知られている。一般的に，認知遂行課題では多くの注意資源が必要であるのに対して，運動課題に要する資源は少ないと考えられている。若齢者を対象とした実験では，運動課題に認知課題を加えても，パフォーマンス低下は起きなかったと報告している。これは若齢者では，比較的注意資源量に余裕があるために，二重課題となってもパフォーマンスに低下がなかったと解釈できる。ただし，運動課題に関しても，課題の難易度により結果が変化する。若齢者では，比較的難易度の高い運動課題の場合，単一課題での成績に対して，認知課題を付加した二重課題において，成績が向上したという報告がある[33]。

この実験における運動課題は，左右の足の踵とつま先が前後に触れた状態で立位保持する，継足位立位としている。この運動課題に，干渉課題として認知課題を加えている。認知課題は，本研究のために作成したストループ課題である。具体的には，ひらがなで「あか」「あお」「みどり」「きいろ」の4つの単語を，その単語が意味する色とは異なるインクの色で表記し，単語ではなくインクの色を答える課題である。継足課題では，重心動揺計により計測した重心動揺が小さいほど，良好な成績とした。認知課題では，正答が多いほど良好な成績とした。それぞれの課題は，単一課題と二重課題で計測した。この結果，認知課題では，単一課題に比較し二重課題で成績が低下した。これに対して，運動課題では，二重課題で成績が向上した。二重課題干渉効果による認知課題成績低下は，注意資源容量の低下を示している。認知課題において必要とされる注意資源が，二重課題では十分に確保できなくなると考えられる。これに対して運動課題では，二重課題干渉効果により，運動課題に向ける注意資源量が，運動課題が必要とする注意資源量に近づいたと考えられる[33]。前述した，単独で立位保持する課題では，認知課題を加えても成績の変化はなかったと報告されている[29]。これに対して，継足立位とストループ課題により課題の難易度を上げた場合，運動課題において成績が向上した。これは，課題により適切な注意資源量が異なることを示している。継足課題を単一課題とした場合は，運動課題へ向ける注意資源量が過剰であったことを示すものと考えられる。つまり，課題の成績は，課題が要求する注意資源量と，振り分けられる注意資源量により決定すると考えられる。

3.2.4 発達障害における二重課題成績

発達障害児における注意課題に焦点を当てた報告は，これまで多くみられる。ADHD児では，

分割的注意において，定型発達児と異なる特徴が報告されている[34]。ここで，ADHD 児では，相互に無関係な余剰刺激を同時に提示すると，余剰刺激がない条件と比較してパフォーマンスが上昇するとされている。また，ADHD 児と広汎性発達障害（PDD，2013 年の診断基準変更によりASD に統合されている）児，および定型発達児を比較検討した報告もある[35]。この報告によれば，ADHD 児では，定型発達児と比較して，選択的注意，持続的注意，反応抑制の機能が弱いことが指摘されている。一方 PDD 児では，いずれの機能も定型発達児と差異がなかった。二重課題成績に関し，刺激モダリティに焦点を当てた報告もある。課題は視覚刺激と聴覚刺激としている。視覚刺激は，地図の中にあるレストラン記号（標的）を見つけ出し，ペンで丸をつける。全標的は 80個で，制限時間は 60 秒とした（地図探し課題）。聴覚刺激は，断続的に提示される射撃音を数える。全 10 試行，各試行の長さは 20～40 秒，1 試行中に提示される射撃音は 9～15 とした（音数え課題）。これら 2 種類の課題を，単独と二重課題で計測している。分析対象は，ADHD 児，PDD児，定型発達児であった。結果として，音数え課題では，ADHD 児で，単独課題に比較して二重課題で成績が向上した。PDD 児では成績の変化がなかった。地図探し課題では，ADHD 児，PDD児ともに，単独よりも二重課題において成績の向上がみられた。定型発達児では，単独に比較して，二重課題で成績が低下した[36]。定型発達児では，単一の刺激に集中できる条件でパフォーマンスを発揮できるのに対して，ADHD 児と PDD 児では，最適な刺激条件が定型発達児と異なることが示唆された。また，ADHD 児と PDD 児では，刺激モダリティによって反応が異なることも示唆された。ADHD 児は，視覚刺激，聴覚刺激ともに二重課題において成績が向上したのに対して，PDD 児では視覚刺激のみで明らかな成績上昇をみせている。このことは，PDD 児では二重課題において，視覚刺激を優先して処理している可能性を示すものといえる。

　ADHD 児と定型発達児における二重課題成績の差異は，実際は定型発達児が単独課題に比較して二重課題で成績が低下するのに対して，ADHD 児は単独課題では定型発達児の成績に比較して低いが，二重課題では定型発達児の成績との差異がはっきりしなくなる。つまり，定型発達児において，二重課題は 2 つの課題への注意分配の問題として解釈できる。これに対して，ADHD 児では，単独課題への注意集中の問題と解釈できる[34]。これらの結果から，定型発達児の成績向上には課題に集中できる環境の整備が必要であるのに対して，PDD 児，ADHD 児ではこれとは異なる環境配慮が必要であることが示唆される。PDD は，現在の診断基準では ASD に含まれ，自閉的な傾向を特徴とする障害とされている。自閉的傾向は，極端に狭い範囲の物事に興味を集中し，これ以外に対する反応が希薄である。一方，ADHD は，環境からの刺激に敏感であり，1 つの物事に集中することが難しい。この 2 つの疾患は，一見環境に対して真逆の反応を示しているように解釈される。しかし，コミュニケーションが苦手であり，社会性スキルが劣る点で共通している。これらの疾患は，何らかの非常に近い機能要素を持っており，ここから発生する 2 つの障害側面を示す疾患であると考えることも可能である。

　DCD についても，注意課題について ADHD，PDD 同様の特徴を持つことは，容易に想像される。前述の実験において，ADHD 児が単独課題では定型発達児よりも運動成績が劣るのに対して，二重課題では定型発達児との差がなくなっている。この結果は，注意資源量が適切な状態に近づいた可能性が，理由として指摘されている。定型発達児では，注意資源を課題に応じて分配する機能が

発達している．これに対し，ADHD 児では分配機能が十分機能しておらず，単独課題において十分に注意を集中することができない．逆に，課題が複数の場合，分散した注意が一定程度抑制され，与えられた課題に集中可能であることが考えられる．あるいは，ADHD 児では，常に集中が分散した状態であり，複数の課題を並列処理することにおいて，定型発達児との差が縮まることも考えられる．

DCD においても，同様の仮定があてはまるとするならば，運動の稚拙さの一要因として，運動課題に対し割り振られる注意資源量の問題として解釈することが可能である．DCD も，注意の分配機能に問題があり，個々の運動課題において集中して解決することができていない可能性がある．同時に，前述の実験結果をみると，複数の課題を同時に提示することで，DCD 児の機能が引き出される可能性もある．

3.3 認　知

3.3.1 認知の発達

認知（cognition）は，心理学において知識を獲得する経路である精神過程を意味している．知覚，注意，記憶，問題解決および思考は，認知の側面を示している．認知発達は，経験によりこれらの能力に起こる変化を指している[37]．

認知の発達を理解するうえで，Piaget（1896-1980）の理論を知る必要がある．Piaget は人の発達を，①感覚運動期，②前操作期，③具体的操作期，④形式的操作期の 4 つの段階に分けて整理している．また，認知の課程を「シェム（schème）」という言葉を利用し説明している．「シェム」はとらえにくいが，Piaget 理論において「行為のシェム」は，心理学的分析の基本単位となる．例として，「ものをつかむシェム」は，実際には対象の「重量」「大きさ」「硬さ」「形状」により四肢の運動が異なる．しかしこれらの行為は，心理的等価性を特徴づける共通の構造を有している．この共通性をもとに，「把握のシェム」としてとらえられる．「行為のシェム」は，思考の水準における「概念」に相当する．人は，概念を利用して正解を理解するように，シェムを利用して行為し，環境に適応する[38]．また人は，シェムを単位として環境を認識する．シェムの種類は増大し，シェム同士を組み合わせ新たなシェムを作り出す．これにより環境の理解は進む[39]．

ところで Piaget は，シェムに似た「シェマ（schèma）」という用語も用いている．シェムは操作性における活動（operation）を示すのに対して，シェマは「図式」と訳され，思考の形象性の側面を示している．つまり心象，知覚，記憶を示す．シェマは単純化したイメージ，たとえば町の地図などを示している．つまり，シェムが行為において繰り返され一般化されうるものであるのに対して，シェマはイメージの図式性を示すものである．ただ，英語，日本語に翻訳される段階で，この 2 つの用語はともに「schema：スキーマ（図式）」と訳され，区別が曖昧となっている[38]．

以下に，Piaget による認知の発達過程を示す．

1）感覚運動期（0歳～1歳6ヵ月）

　言語発達が十分でなく，感覚入力に対して，運動で反応する。感覚に対する反応が，認識のための重要な道具となっている。

　乳児は，偶然獲得した行為を反復することがある。Piagetはこれを「循環反応」と呼んだ。乳児は，こうした外界への働きかけにより，環境に関する知識を獲得する[37]。第一次循環反応は，刺激と反応が結びついた反射の関係が進化し，刺激から独立した「行為シェム」へと変化する。

　この時期の当初，児は自身と世界が未分化であり，世界の様々な物体が身体の一部であるようにふるまっている。この状態から，自身が世界から分化し，自身も世界の一部であり，自身と異なる他者の存在を意識するようになる。誕生から2歳頃までの月齢に相当する。

2）前操作期（1歳6ヵ月～6, 7歳）

　象徴機能の発達により，「表象」に基づいて認識がなされる。「表象」に関して，Piagetは広義と狭義の2つの意味で定義している。広義には，思考一般と同義語であり，概念システムとして組織化された知能を指す。狭義には，知覚的に確認できない事物や事象を喚起することができる，イメージを用いた思考活動である[38]。

　この時期は，認識の対象が，時間と空間から十分に自由になっていない。この時期における認識の特徴を以下に示す。

（1）自己とは異なる他者の視点があることに気づかない（自己中心性）。
（2）物事の認識が，知覚水準に基づいて処理される。このため，与えられた事態が全体の場として認知される。それ以前の事態からの経過で，事態を把握できない。このために，事態間の矛盾に気づきにくい。
（3）認識の基本操作である，ものをある基準に従って並べる「系列化操作」，ものを分類する「分類操作」が十分行えない[39]。

　この時期は，行為が表象の水準で十分に行われない。表象のシステムを作り上げるのに重点がおかれ，行為の水準を表象の水準へ移行させる。この時期の初めは，自己が現実について抱く表象と現実そのものが未分化である。あたかも，自己の表象が現実と一致している。この状態から，自己の表象が現実から分化し，現実とも他者の表象とも異なることが意識されるようになる。

3）具体的操作期（6, 7歳～11, 12歳）

　実際の行為に対して，内面化した行為，つまり操作が用いられるようになる。操作はPiagetの根本理論の1つであり，4つの基本的特徴を有している[38]。

（1）内化：感覚運動期の知的行為のような外的に遂行される行為ではなく，思考において心的に遂行しうる行為である。4個のおはじきに3個のおはじきを足すといくつになるか，といった問いに対して，実際に数えなくても，足し合わされたおはじきの数を答えられる。
（2）可逆性：行為の結果や，効果を打ち消す行為（逆操作）が存在していることが必要である。「加法操作がある」というためには，加法に対して，それを取り消す減法が必ず存在していることが必要である。

(3) 不変量：操作により，対象に何らかの変換を行う。しかし，操作による変換があったとしても，変換の前後において，何らかの不変，何らかの保存を前提にしている。たとえば，7個のおはじきを，6+1, 5+2, 4+3 というように，分割しても総和の7は不変である。

(4) 全体構造：操作は孤立して存在するのではなく，他の諸操作と協応し合い，1つの全体構造として存在する。認知論的には，認知システムが，論理学的法則とか数学的公式といった形に形式化できる構造をとる。たとえば，自然数の加法操作では，任意の2数を加えても自然数が得られ，自然数以外に変換されることはない。

行為が内面化し，行為的表象の水準から，記号的表象の水準が優位になる。記号とは，個人的なものではなく社会的なものである。交通信号，道路標識は記号であり，言語も記号である[38]。

前操作期の特徴は克服される。これにより，知覚的な判断が論理的な判断へ変化する。自己中心的な特徴から脱却し，同時に2つ以上の操作が可能となる。さらに，数，量，長さ，面積，体積，時間，空間などの，科学的基礎概念が獲得される[39]。

4) 形式的操作期（11, 12歳以降）

現実に起こっていないことに関しても，論理適応が可能となる。推論の論理形式とその内容を分離させ，どのような内容にも同じ推論形式（論理）を当てはめて判断できるようになる。この時期の特徴として，仮説演繹的思考や，組み合わせ的思考が可能となる[39]。

3.3.2 発達障害における認知の特徴

ASD，ADHDに代表される発達障害における認知の特徴をまとめる。広く発達障害の特徴を知ることは，DCDにおいても予想される同様の特徴を理解するための糸口となりうる。

ASD，PDDでは，「他人の視点を理解できない」「本音と建前を理解できない」「一方的なコミュニケーション」などの特徴が指摘されている。これは，対人場面における認知障害と解釈される。また，注意機能や記憶，実行機能の障害を示唆するものである。視空間認知障害ととらえる見方もある[40]。ただし，一部の発達障害では，過剰な記憶や感覚過敏を特徴とする場合もあり，単純に「認知障害」と呼べない独自の情報処理や，課題遂行方略が存在する可能性も指摘されている[40]。

3.3.2.1 対人場面における認知障害

上記で指摘された，対人場面における認知障害，注意機能，記憶，実行機能，視空間認知機能のうち，注意機能に関してはすでに解説した。

発達障害において，対人場面における認知障害は，広く知られている。対人場面の認知障害は，社会的な記憶に関する問題とされる。たとえば，「顔と名前が一致しない」といった訴えが多いことなどである。表情認知の低下という報告もある。PDDの顔認知に関する多くの論文において，顔認知の減弱が報告されている。前頭葉・頭頂葉ネットワークの異常についての指摘もある[40]。

また，社会的行動と密接な関係にある自己意識の観点から，PDDの問題を指摘する報告もある。

人物形容語の記憶に先立ち，異なる質問方法を行い，その影響を分析した研究がある。質問方法において，被験者自身にまつわる質問，たとえば提示した語が自身に当てはまるか否かなどを行った。この時，人物形容語の記憶が促進されるという現象がある。これを自己準拠効果（self-reference effect）という。分析の結果，ASDの成人では，自己準拠効果が小さかった。このことから，自己意識が十分に発達していないことが示唆された[41]。

対人場面の認知は，社会行動のための基礎機能となる。一般に発達障害は，コミュニケーションの障害，あるいは社会的スキルの障害としてとらえられることが多い。これらは，ASD，ADHDに共通した特徴といえる。コミュニケーション，社会的行動は，まず他者を意識することから始まる。言い換えると，自己と他者を分離してとらえられること，つまり自己意識の発達による裏付けが必要である。発達障害児の認知機能は，自己の確立が遅れている可能性が高い。

脳波をパラメータとした研究がある[42]。定型発達児では，脳波の振幅が，既知顔 ≧ 自己顔 > 未知顔となり，定型発達の成人では，自己顔 > 既知顔 > 未知顔となる。これに対してASDでは，自己顔 ＝ 既知顔 ＝ 未知顔であったと報告している。この結果からも，ASDでは，自己と他者を分けて認識する機能が未熟であることがわかる。

3.3.2.2 記　憶

記憶に関して，ASDでは優秀さを示す報告が多くみられる。定型発達に比較して，有意に優れている場合が多い。ただし，その記憶の内容を詳細に調査した研究では，その特徴を示している。記憶錯誤（false memory）を用いて，記憶の特徴を研究した報告がある[43]。

課題の例として，「縫う」「ピン」「とがっている」「注射」などの課題を提示する。これらの単語は「針」という言葉に関連しているが，提示した単語リストに「針」は含まれていない。課題の提示後，時間をおいて提示した単語リストの再認を行う。再認において，リストに「針」を含めたか否かについて分析すると，ASDでは定型発達に比較して誤答が少ない結果となった。通常，単語の意味において，連結して記憶することがある。つまり，提示された単語が，意味において「針」に連結するために，再認で「針」を誤答しやすい。ASDでは，意味の連結が起きないために，記憶が正確であったと考えられる。ASDが記憶について高機能であることの要因に，こうした意味の連結を用いない機械的な記憶方略が考えられる。

ASDと定型発達について，記憶を他の方法で研究した報告もある。記憶の試験において，定型発達では，「リンゴ」のかわりに「イチゴ」と答えるといった意味的エラーが多かった。これに対してASDでは，「とくべつ」のかわりに「くべつ」といった音韻的エラーが多かった。また，「リスト中の単語を並べると1つの文章が構成できる」といった課題では，ASDの成績は定型発達を下回った。これらの結果から，定型発達では，記憶において意味処理を行うことの処理水準効果が確認された。しかし，ASDでは意味処理がされにくいと考えられた[41]。

3.3.2.3 実行機能

実行機能は，目的を成し遂げるために計画し，一連の活動を効率よく成し遂げるための複合過程である。これらの過程の一部でも機能しなくなれば，生活が成り立たなくなる。これによく似た定

義に遂行機能があるが，実行機能はより幅広い概念である[44]。

実行機能とは，複雑な課題の遂行に際して，課題ルールの記銘・維持・想起・操作やスイッチング・情報の更新など，一連の心的操作を指し，思考および行動を意識的に制御する認知システムの総称である[40]。非慣習的な状況における行動の最適化など，状況に対して柔軟に適応的な行動をするうえで，基盤となる脳機能と考えられている[40]。

成人 ASD に関する研究では，実行機能に大きな役割を果たす前頭−頭頂領域の機能結合が低下していること，および脳梁体積と機能結合の強さとの間に，有意な相関が報告されている。また，前頭葉・頭頂葉・後頭葉領域の機能結合が低下しているという報告もある。

認知コントロール課題遂行時の脳活動を計測し，機能結合分析を行った報告がある。認知コントロールとは，複数の課題に対して柔軟に注意を切り替え，目標志向行動を実現するための機能であり，実行機能は認知コントロール機能に含まれる。分析の結果，健常者では，前頭葉・頭頂葉・後頭葉領域の機能結合が高いほど，認知コントロール課題における誤答が少ないことが示された。PDD では，機能結合が低い結果が示された[40]。

3.3.2.4 視空間認知機能

人は，視覚により非常に多くの情報を得ている。認知の発達を，人が環境に適合していくための段階と考えるならば，視覚はこのために大きな役割を果たす。人の外界からの情報獲得において，視覚刺激への依存が大きいことは知られている。ところで視覚は，感覚器からみると，網膜でとらえた光の変化である。しかし，刺激そのものからは，外界の状況を理解することはできない。視覚は，網膜で得た光情報を高度に処理し，外界の空間として再現することで，環境を把握している。環境を知るうえで重要となるのは，空間認知である。つまり，どのようにして三次元空間を認知するかである。空間認知には，陰影，運動，遠近法のような技術が存在する。また時として，これらの情報は矛盾することもありうる。たとえばだまし絵のような状況であるが，これらをどのように解決するかはさらに困難な課題である。

空間視の発達についてみると，かなり早い時期に一定の空間認知が可能となっている。空間把握の手掛かりとしては，①拡大と縮小による物の動き，②両眼視，③運動視差，④絵画的奥行き手がかり，⑤遮蔽からの奥行，⑥陰影からの奥行，などがある。新生児の視覚は，成人に比較して完成されていない。しかし，かなり早い時期からこれらの手掛かりに反応することが知られている。これらの手掛かりを知覚することが可能かといった点からみると，①拡大と縮小による物の動き：生後 3 ヵ月，②両眼視：生後 3 ヵ月，③運動視差：生後 3 ヵ月，④絵画的奥行き手がかり：生後 7 ヵ月，⑤遮蔽からの奥行：生後 5 ヵ月，⑥陰影からの奥行：生後 6 ヵ月頃には，それぞれ脳に反応がみられる[45]。

視覚の成熟には視覚経験が不可欠であり，新生児の視覚は未完成である。しかし，視覚の成熟に先立ち，空間視についてはかなり早い時期に反応している。空間視は，生命維持のために不可欠であることから，何らかの生得的機能がある可能性も考えられる。ただし，環境空間を正確に把握するためには，こうした手がかりを統合し認知することが不可欠である。情報の処理，統合には，一定の経験と機能が必要である。空間の把握には移動能力がかかわっており，移動能力獲得が早いほ

ど，段差に対する明確な恐れが育ちやすいとされている[46]。また，環境に対して上肢リーチなどの動きを繰り返すことで，空間としての環境把握が進む。このように，環境空間を正確に把握するためには，経験からの学習が必要であるとともに，運動の要素が不可欠である。運動が制限された脳性麻痺児では，立体把握が遅れることがある。これは，目前の立体物の側面，あるいは背面に移動する経験がないために，立体把握の情報が限定されてしまうからである。移動機能が保たれていたとしても，立体に接する経験が整理され蓄積されていなければ，環境空間の把握は成熟しない。

3.3.3 発達障害における認知発達

DCD は，いわゆる「発達障害」における運動機能の問題を前面にとらえた障害としてとらえることができる。ところで，「発達障害」は一般的に，コミュニケーション機能，さらには社会性の問題として説明されることが多い。DCD についても，ASD，ADHD と合併することが多いことは知られている。また，DCD 単独の診断名となるものでも，コミュニケーション機能，社会性に問題を示すことが多い。こうした傾向を認知発達の側面から考えると，他者の認知という点を避けては通れない。

また記憶において，発達障害児では意味処理がされにくく，意味の連結が起きない。この状態は，意味の解釈といった段階を経ず，機械的な記憶方略によっていると考えられる。Piaget の発達段階で解釈すると，象徴機能の発達が遅れている状態とも考えられる。言葉が概念化されず，ただ文字の羅列として機械的に記憶している。この点からとらえるなら，7 歳未満の発達段階に相当する。

特に DCD に関して，「行為シェム」成熟過程に問題があることも考えられる。「行為のシェム」は，思考の水準における「概念」に相当する。人は概念を利用して環境に適応する。2 歳未満の段階で，刺激から独立した「行為シェム」へと変化する。その後，言葉における概念同様の発達段階をたどる。DCD の不器用さは，個々の運動，動作が十分理解されていない，また環境に適応されない状態としてとらえることも可能である。

3.4 姿勢制御

3.4.1 運動発達における姿勢制御

人は，誕生後約 12 ヵ月で立位保持が可能で，歩行が可能な状態にまで段階的に変化する。この 12 ヵ月の変化は，一般的にその道筋が知られている。

1) 新生児期
- 背臥位：肩関節外転，股関節屈曲位。外転，外旋は腹臥位に比較し小さい。頭部の立ち直りはなく，引き起こすと頭部は後方に残る（図 3-8）。覚醒時，四肢にはランダムな屈伸運動が観察される。
- 腹臥位：全身屈曲位をとる。頭部は片側に回旋し，股関節は屈曲・外転・外旋，膝関節は屈曲，足関節は背屈する。股関節が屈曲するため骨盤は床から持ち上がる。

2) 1ヵ月
- 背臥位：姿勢は伸展位に近づくが非対称性が残り，頭部を正中に保つことができない（図3-9）。
- 腹臥位：腹臥位における全身屈曲位姿勢は弱まる．2ヵ月後半では，腹臥位では頭部を45°程度まで挙上することが可能となる．腰椎の伸展が増加する[4]。

3) 3ヵ月
- 背臥位：左右対称の姿勢をとることが多くなる．頭部，両肩を床から挙上することが可能となる．また，同時に下肢の挙上も可能となる．両上肢を胸の前に合わせ，握り合うなどして遊ぶ．4ヵ月頃には，脊柱を屈曲させることで殿部を床から挙上し，股関節，膝関節を屈曲することで引き上げた下肢を上肢で触れて遊ぶことが可能となる．
- 腹臥位：頭部を安定して挙上することが可能となる．4ヵ月頃にはさらに脊柱を伸展し，前腕で上体を支持することが可能となる（図3-10）。
- 寝返り：5ヵ月頃，背臥位で下肢を挙上した姿勢から，側臥位，腹臥位へと寝返りが可能となり始める．
- 座位：座位姿勢にし上体を支えると，頭部を垂直に保持する．3ヵ月を過ぎると，体幹を垂直に保った時に，左右の眼球が床に対して平行な状態に頭部を保つことが可能となる．4ヵ月までに頭部の立ち直りはさらに確実なものとなり，空間で体幹側屈，腹臥位にしても，頭部は立ち直ることが可能となる．
- 立位：3ヵ月では，立位をとらせると，短時間下肢で体重を支える．

4) 6ヵ月
- 背臥位：肩関節，股関節を屈曲し，四肢を活発に挙上して遊ぶ（図3-11）．さらに足を床についてブリッジ位をとる，体幹を回旋するなど，活発に運動する．
- 腹臥位：四肢を床から挙上し，自由に操作することが可能となる．両肘関節を伸展し，

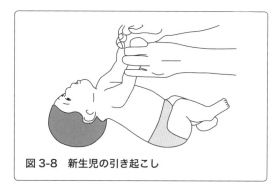

図3-8 新生児の引き起こし

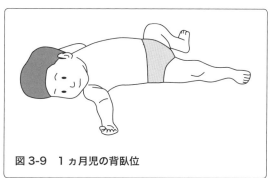

図3-9 1ヵ月児の背臥位

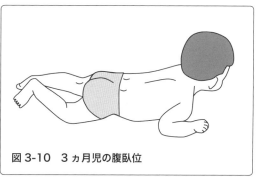

図3-10 3ヵ月児の腹臥位

発達性協調運動障害の評価と運動指導―障害構造の理解に基づくアプローチ―

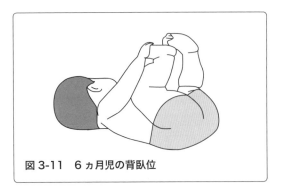

図3-11　6ヵ月児の背臥位

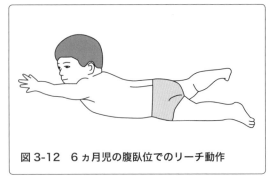

図3-12　6ヵ月児の腹臥位でのリーチ動作

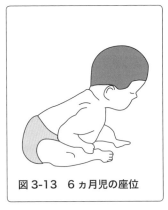

図3-13　6ヵ月児の座位

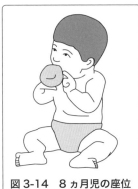

図3-14　8ヵ月児の座位

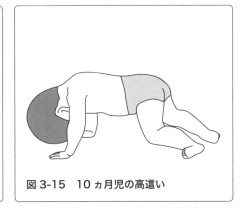

図3-15　10ヵ月児の高這い

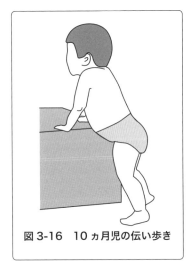

図3-16　10ヵ月児の伝い歩き

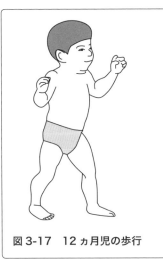

図3-17　12ヵ月児の歩行

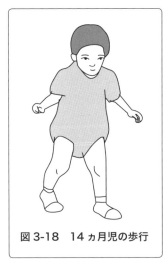

図3-18　14ヵ月児の歩行

上体を安定して反らすことが可能となる。前方のおもちゃに上肢をリーチする（図3-12）。さらに四肢を操作し移動しようとする。6ヵ月ではまだうまく前進できないが，7ヵ月頃までに前進可能となる。

- 寝返り：背臥位から片側の下肢を伸展し，床を蹴り安定して寝返ることが可能となる。背臥位，側臥位，腹臥位といった姿勢を自由に変化させることが可能となる。
- 座位：座位をとらせると，両手を体の前について数秒座ることが可能となる。床から上肢を挙

上することはできない。片側のみ短時間挙上することがあるが，バランスを崩してしまう。脊柱は伸展せず円背となる。頭部は立ち直り前方を向くことも可能となる。バランスを崩すと容易に転倒してしまう（図 3-13）。
- 立位：体幹を支えて立位をとらせると，下肢で体重を支えることが可能となる。さらに，膝の屈伸をするなど活発に運動する。

5) 8ヵ月
- 腹臥位：腹臥位で遊ぶことが多く，腹這いから安定した四つ這いへと変化する。さらに，四つ這いから後方の骨盤を落として座位となる。
- 座位：座位で脊柱を伸展することが可能となる。座位は安定し，両上肢を自由に操作することが可能となる。両手におもちゃを持って遊ぶことが可能になる。バランスを崩すことも少なくなるが，まれに後方に転倒することがある（図 3-14）。
- 四つ這い：8ヵ月で四つ這いを行うが，安定していない。10ヵ月頃までに四つ這いが安定して行えるよう変化する。
- 立位：何かにつかまり起立しようとする。下肢は不安定で，台などに腹部を寄りかからせて短時間立位をとることが可能となり始める。

6) 10ヵ月
- 座位：転倒することはなくなる。体幹を回旋して後方のおもちゃにリーチすることも可能になる。骨盤は前後傾中間位となり，脊柱のＳ字カーブが明確となる。様々な形での起座が可能となり，体幹を回旋し片側上肢を伸展して起き上がることも安定して行える。
- 四つ這い：活発に四つ這い移動することが可能となる。座位と四つ這い位の姿勢変換を，体幹の回旋を交えスムーズに行える。さらに，膝をついた四つ這いから足底をついた高這いへと変化する（図 3-15）。階段を四つ這いで昇ることができ始める。
- 起立：台などにつかまって起立することが可能となる。しゃがみ込むことも可能になり，座位，四つ這い，起立の姿勢変換を活発に行う。
- 歩行：台などにつかまり，伝い歩きが可能となる（図 3-16）。

7) 12ヵ月
- 起立：台などにつかまることなく，座位から四つ這い位を経て，重心を下肢へ移動し起立することが可能になる。
- 歩行：台などにつかまることなく，独歩が可能となる。この時，両上肢を頭部の横に挙上したハイガードの姿勢をとる。歩隔は肩幅よりやや広く，ワイドベースとなる。歩行時に体幹の回旋はみられず，コンパス様の側方動揺の大きい不安定な歩行となる。バランスを崩しやすく，尻もちをついたり，転倒することも多い（図 3-17）。

8) 14ヵ月
- 歩行：屋外でも活発に歩行する。歩行に伴う体幹の回旋がみられるようになり，歩容は安定するが，まだ時おりバランスを崩し転倒することもある。両上肢を腰の横に広げるミッドガードの姿勢をとることが多い（図3-18）。

9) 18ヵ月
- 歩行：歩行はさらに安定し，バランスを崩しても転倒することはなくなる。手すりなどにつかまれば，1人で階段昇降が可能となる。

10) 24ヵ月
- 走行可能，両足ジャンプ可能となる。

11) 36ヵ月
- 片足立ちが可能となる。

3.4.2　発達障害における運動発達

　DCDは協調運動の障害とされ，運動がぎこちない，不器用などといった印象でとらえられる。ところで，DCDであることに気がつく，あるいは疑いを抱くようになるのは，保育園や幼稚園への入園といった段階に入り，他児の運動発達を比較対象とするようになることがきっかけとなることが多い。こうした社会参加が行われる以前は，児はほとんどの時間を家庭内で過ごし，保護者もあまり定型的な運動発達を意識することはない。DCDの成育歴について調べると，定型的な月齢に比較し，運動発達の遅れが目立つ。定型発達では，生後12，13ヵ月で独歩を獲得する。DCDでは，18ヵ月～2歳近くになることもある。この成長過程において検診もあるが，遅れているといっても，運動発達指標（マイルストーン）について段階的に進んでいる。つまり，寝返り，腹這い，起立といった段階を経ている。そして，最終的に2歳頃までには独歩を獲得するので，特に問題とされないことが多い。しかし，こうした2歳までの運動発達において，わずかな遅れが観察される児では，その後DCDであることが確認されるケースが少なくない。DCDに隣接する障害であり，DCDを合併することが多いASDの発達に関する調査では，生後1年以内に発達の遅延が生じると報告している[47]。ASD児では，粗大運動，視覚受容，微細運動，受容言語，表出言語の5領域すべてで遅れがあった。この遅れは，2歳までさらに拡大していた。DCDにおいても，運動機能については同様の遅れが観察される。特にDCDでは，運動発達の過程において，定型発達と異なる特徴を有することがある。定型発達では，①寝返り，②腹這い，③四つ這い，④つかまり立ち，といった順序がみられる。これに対してDCDでは，①寝返り，②シャッフリング（shuffling），③つかまり立ち，といった過程をたどり，腹這い，四つ這いをほとんど経験せず，そのかわりシャッフリングを獲得するものがある。シャッフリングに関しては，第1章において，DCDの特徴の1つとして解説した。

3.4.3 中枢性姿勢制御

　姿勢制御は，静的姿勢制御と動的姿勢制御に分けて理解することができる．静的姿勢制御は，座位，立位などの姿勢を，全身運動を行うことなく維持するための姿勢制御である．座位保持しながら上肢作業をするような場合も，静的姿勢制御の基礎の上に上肢の運動が加わっていると解釈される．動的姿勢制御は，歩行，走行，跳躍など，姿勢変化に伴って起こるバランス変化に対応するものである．走行しながら素早く動くボールを蹴るなどの動作は，動的姿勢制御なしには遂行できない．

　姿勢制御には，2つの制御システムが存在する．クローズドループとオープンループである．人は，姿勢制御のために複数の感覚を持っている．前庭感覚，視覚，そして体性感覚である．姿勢制御は，これらの感覚器からの情報をいったん中枢に伝達し，解釈，整理した後に，末梢の運動器（筋）を協調して活動させる連携から成り立っている．このシステムでは，感覚器，中枢，運動器が一連のループとなっている．この連続した関係を，クローズドループと呼ぶ．末梢の感覚器から，姿勢に関する情報を中枢神経へ伝達する部分が，姿勢制御におけるフィードバック機構となる．クローズドループ制御は，フィードバック制御とも呼ばれる．

　クローズドループ制御は，静的な姿勢の保持，速度の遅い動きに応じた姿勢の制御方法と考えられている．フィードバックが姿勢保持に重要な役割を果たすことは明らかである．しかし，フィードバック制御に最低限わずかな処理時間を必要とするため，外乱から肢位変化へ，わずかな遅延が起きる．このために，速い動きに伴う姿勢保持には対応できない．乳児が初めて立ち上がる時，あるいは子どもが初めて歩行を獲得しようとする場合などは，フィードバック制御が全面的にかかわっている．その後，動作に習熟するにしたがい，末梢からのフィードバックなしに運動器が反応するようになる．この反応は，動作にしたがい，次の瞬間姿勢に何が起きるのかを予測し，運動器が活動していると考えられる．この制御システムを，閉じられたループが形成されていないという意味から，オープンループ制御と呼ぶ．姿勢の変化を予測して制御するという意味合いで，フィードフォワード制御と呼ぶこともできる．

　オープンループ制御は，運動経験やトレーニングによって形成される運動プログラムの蓄積により可能となる．運動プログラムの蓄積には，小脳が関与している．運動は，感覚のフィードバックなしに行われる．ここで行われる一連の運動プログラムは意識されることはない．

　例として，幼児が初めてサッカーボールを蹴る動作を行う時，姿勢は変化させず，足先だけを使い，ボールを前へ押し出す．動作は不安定で，動作の途中でたびたび運動の微調整を必要とする．この状態はクローズドループ制御による．動きに合わせて全身の筋が協調して活動する必要がある．感覚フィードバックにより，体幹および四肢の筋活動が調節される．このように，クローズドループ制御では，一定以上の速さで運動することができない．同じ動作を繰り返し経験すると，一連の姿勢変化に伴う筋活動が，運動プログラムとして小脳に蓄積される．運動プログラムが形成されると，感覚フィードバックを遮断した状態でも，動作が遂行可能となる．フィードバックを必要としなくなると，運動はよりスムーズで敏速に遂行可能となる．これがオープンループ制御である（図3-19）[48]．

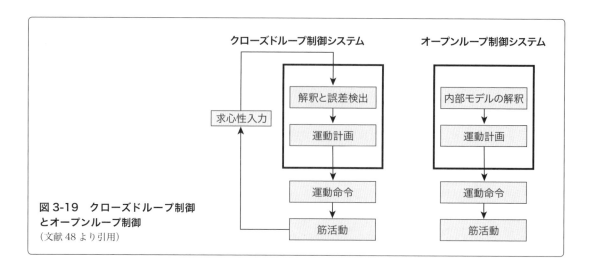

図 3-19 クローズドループ制御とオープンループ制御
（文献 48 より引用）

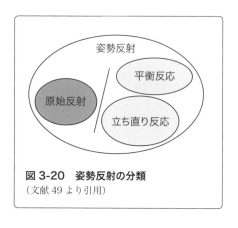

図 3-20 姿勢反射の分類
（文献 49 より引用）

3.4.3.1 クローズドループ制御による運動：姿勢反射の発達

　生後約1年間は，中枢神経系の成熟過程に伴い，様々な反射が出現し統合される。統合されるとは，下位の反射がより高度な反射により抑制される状態といえる。姿勢反射は，無意識に姿勢を制御するための運動プログラムと解釈できる。下位の比較的単純な反射プログラムが存在するとともに，これらの上により高度で複雑なプログラムが存在する。新生児は生後約12ヵ月の間に，脳神経の成熟に伴い，下位の反射プログラムによって四肢・体幹が制御されている状態から，高度な反射による制御へと変化する。これらの反射プログラムは，姿勢反射と呼ばれる。姿勢反射は，様々な反射・反応を含む広い概念であり，いくつかのグループに分けて解釈できる。下位の反射プログラムは原始反射（primitive reflex）と呼ばれる。これは，出生後早期に出現し，やがて表面的には観察されなくなる反射である。一定の時期が来ると，より高いレベルの反射によって統合され，抑制され，観察され難くなる。

　高度な反射プログラムには，立ち直り反応（righting reaction）と，平衡反応（equilibrium reactions）があり，生後中枢神経の成熟に伴い完成され，生涯人の姿勢制御の基本システムとなる（図3-20）[49]。

1）原始反射

　出生後早期に出現し，やがて表面的には観察されなくなる反射である。以下に代表的な原始反射を示す。

(1) **陽性支持反応（positive supporting reaction）**：足底あるいは足趾に対する圧刺激により支持反応が生じると，屈筋群，伸筋群の両方に同時収縮が起こることにより，関節が強く固定される。

(2) **緊張性迷路反射**（tonic labyrinthine reflex）：臥位で検査する。刺激は腹臥位，背臥位の姿勢そのものである。反応としては，腹臥位では四肢および頸部，体幹の屈筋の緊張が高まり，背臥位では逆に伸筋の緊張が高まるとされている。

(3) **非対称性緊張性頸反射**（asymmetrical tonic neck reflex）：背臥位で検査し，頭部を体幹に対して回旋させた時の上下肢の状態を観察する。顔面側上下肢が伸展し，後頭部側上下肢が屈曲する。

(4) **対称性緊張性頸反射**（symmetrical tonic neck reflex）：人の場合は，頸部を前屈すると四肢の屈筋が促通され，頸部を後屈すると四肢の伸筋が促通される。

(5) **足底把握反射**（foot grasp reflex, plantar grasp reflex）：対象児の足裏を検者の母指で圧迫すると，足趾があたかも目的物を把握するように屈曲する。

2）立ち直り反応

空間において頭部を正常な位置に保つように反応する。人の場合，頭部の正しい位置とは垂直となり口裂が水平となる状態であり，重力下において平衡は前庭感覚，視覚，体性感覚からの情報により確認される。特に重要な情報は，前庭感覚と視覚による。前庭感覚のセンサーである迷路，および視覚のセンサーである眼球は，頭部に存在する。これらのセンサーが平衡に関する情報を確実に得るために，頭部がまず三次元空間において安定することが必要となる。立ち直り反応は，三次元空間における頭部の位置を安定化させるために働く。この反応が欠如すると，空間で頭部を垂直に保つことができない（図 3-21）[49]。

3）平衡反応

座位，立位などにおいてバランスが崩れた時に，姿勢保持のために反応する。たとえば，立位において後方から外力が加わると，下腿三頭筋に収縮が起こり，爪先立ちになって重心線を前足部に移し，転倒を防ごうとする。また，前方からの外力では，足趾背屈，足関節背屈が起こり，重心線を後方に移す。側方からの外力では，外力が加わった側と反対側の下肢への体重移動が起こる。この時，体重が移動した側の足関節は内反し，足の外側部で体重を受け転倒を防ごうとする。外力が大きく，さらにバランスが崩れた時は，四肢を踏み出して転倒を防ぐ。反応は臥位，座位でも観察される。バランスが崩れた時に肢位を変化させることで，基底面外に重心線が外れることを妨げ，これにより転倒を防ぐ反応と定義される。なお，平衡反応は座位・立位など姿勢ごとに定義される。

平衡反応における感覚は，立ち直り反応同様，前庭感覚，視覚，体性感覚である。前庭感覚と視覚が姿勢保持に重要であることに違いはないが，体性感覚も姿勢保持に大きな役割を果たし

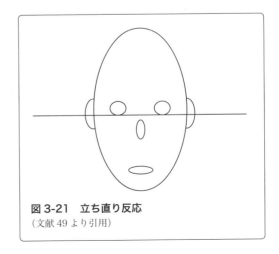

図 3-21 立ち直り反応
（文献 49 より引用）

ている。特に足底の圧覚と足関節底屈筋・背屈筋固有受容器は，体重心が基底面のどの位置に落ちているかのセンサーとなっている。冷却などで足部の感覚の感度を低下させると，立位バランスが低下する。逆に，突起のついた床面などで足部への刺激量を増加させると，立位バランス，歩行の安定性が向上する。

3.4.3.2 オープンループ制御による運動

歩行獲得後，幼児は様々な運動経験を通して，重力・加速度を含む環境要因と，自身の姿勢の関係に関するデータを蓄積する。データには，前庭感覚，視覚，体性感覚からの情報が含まれており，こうした感覚情報は，全身の筋活動情報と結びついた形で整理されている。これらのデータ蓄積が進むと，感覚情報を必要とせずに，環境要因の時系列変化を予測し，筋活動制御が可能となる。この状態が，オープンループ制御である。感覚情報の分析を必要としないので，動作はより素早く制御され，動的姿勢制御に優れている。サッカーで動いて来るボールを走りながら蹴り返す，走りながら障害物を跳び越えるなどの動作で，バランスを崩すことなく遂行可能となるために，こうした動的姿勢制御の成熟が必要である。

ボールを蹴るような動作は，歩行獲得後初期にも観察される。ただしこれは，静止したボールを足先で押す動作に過ぎない。10歳頃になると，走りながら動くボールを蹴り返す動作も，安定して可能となる。この動作様式の変化は，オープンループ制御成熟を示すものである。

成熟の課程を確認する方法としては，動作パターンを観察的に分析する方法と，動作の達成度を

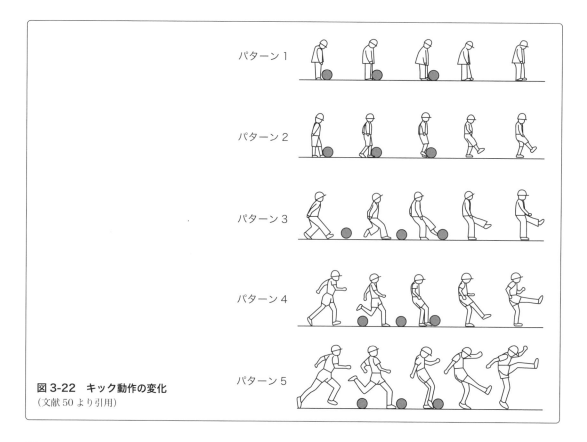

図 3-22 キック動作の変化
（文献 50 より引用）

ボールの速さ，正確さ，飛距離など，量的指標で分析する方法がある。

三宅らは，静止ボールのキック動作について以下のように分析し，ボールキック動作を以下の5パターンに分類している（図3-22）[50]。

- パターン1：蹴り脚は膝伸展したまま，足先をボールにあてる。支持脚，体幹はほとんど動かない。
- パターン2：蹴り脚は，膝関節が伸展したままだが，バックスウィング，フォロースウィングが小さく観察される。支持脚膝関節は，軽度屈曲する。上肢は少し前に振り出す。体幹はキック時にわずかに後傾する。
- パターン3：蹴り脚膝関節は，バックスウィング時に屈曲し，膝関節伸展により蹴る。支持脚に踏み込み動作が観察される。キック動作中，支持脚膝関節は屈曲する。上肢は前方から後方へ振られる。体幹はキック後前傾する。
- パターン4：蹴り脚は，膝関節屈曲に伴い股関節が屈曲し，バックスウィングする。その後，股関節伸展運動が先行し，その後に膝関節伸展し，ボールインパクトする。その後，大きくフォロースルーする。支持脚は，ボールインパクトまで膝関節屈曲し，インパクト後に伸展する。上肢はキック動作に対応し始める。体幹は，バックスウィング時に後傾し，キック後に前傾する。

表3-2 年齢に伴うボールスピードの変化

年齢（歳）	性別	静止しているボール		動いているボール	
		対象数	平均（標準偏差）(m/sec)	対象数	平均（標準偏差）(m/sec)
1～3	男児	4	1.42 (0.778)		
	女児	3	4.15 (0.306)		
3～4	男児	8	4.50 (1.848)	5	3.17 (1.035)
	女児	14	3.00 (1.011)	6	2.95 (0.776)
4～5	男児	35	5.18 (1.682)	31	4.73 (1.640)
	女児	29	4.02 (1.251)	23	2.97 (1.432)
5～6	男児	29	7.26 (1.953)	24	6.00 (2.085)
	女児	27	5.19 (1.993)	22	5.21 (1.746)
6～7	男児	38	9.50 (2.984)	16	7.39 (2.903)
	女児	35	7.64 (2.980)	19	6.20 (2.371)
7～8	男児	16	12.43 (3.085)	13	10.41 (3.005)
	女児	14	9.75 (3.144)	14	5.94 (2.282)
8～9	男児	21	11.25 (2.345)	21	11.47 (2.383)
	女児	10	11.37 (3.946)	11	8.45 (2.421)
9～10	男児	14	15.83 (2.943)	16	11.96 (2.673)
	女児	12	13.33 (3.155)	12	9.28 (2.635)
10～11	男児	14	13.33 (3.156)	12	12.22 (2.711)
	女児	12	11.88 (3.167)	12	10.81 (5.118)
11～12	男児	14	16.78 (2.296)	15	14.63 (3.465)
	女児	16	14.98 (3.831)	16	13.04 (3.656)

（文献50より引用）

- パターン5：支持脚の大きな踏み込みから蹴り脚のフォロースルーまで，大きな動作で行われる．上肢体幹はキック動作に対応する．

キック動作パターンは年齢とともに変化する．パターン1は1～3歳，パターン2は3～4歳，パターン3は4～5歳，パターン4は6～7歳，パターン5は9歳以降で主に観察される[54]．

動作パターンの変化に伴い，ボールスピードなど量的な指標の変化がみられる．年齢とボールスピードでは，3～4歳の男児で平均4.50 m/sec，女児で3.00 m/sec だが，11～12歳の男児で平均16.78 m/sec，女児で平均14.98 m/sec に変化する（表3-2）[50]．

3.4.3.3 発達障害における姿勢制御の特徴

我々は，発達障害児を対象として，バランス能力について調査を行った．具体的には，発達障害児の立位バランス能力を重心動揺計にて定量的に評価した．対象は発達障害児群17名（平均5.4歳），定型発達児群17名（平均5.4歳）の児童であった．

両群を比較した結果，開眼時・閉眼時とも，単位面積軌跡長，矩形面積，外周面積，実効値，実効値面積，X方向動揺速度の平均値に有意差を認めた．発達障害児群において定型発達児群よりも，

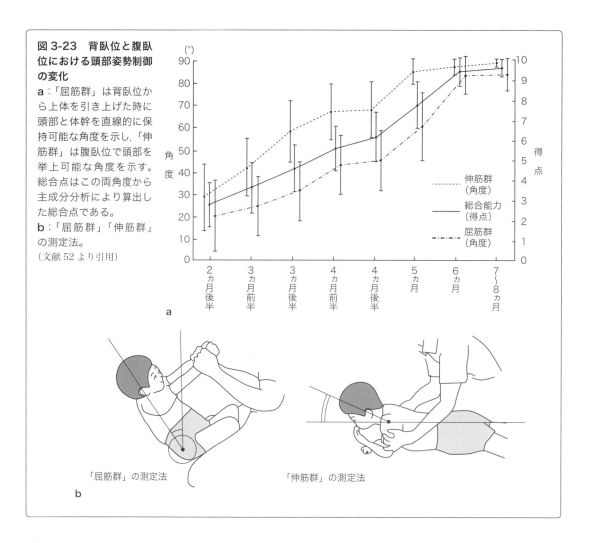

図 3-23 背臥位と腹臥位における頭部姿勢制御の変化
a：「屈筋群」は背臥位から上体を引き上げた時に頭部と体幹を直線的に保持可能な角度を示し，「伸筋群」は腹臥位で頭部を挙上可能な角度を示す．総合点はこの両角度から主成分分析により算出した総合点である．
b：「屈筋群」「伸筋群」の測定法．
（文献52より引用）

開眼時ではX軸上での重心動揺変化・動揺速度が大きく，閉眼ではY軸上での重心動揺変化・動揺速度が大きかった。このように幼児の静止立位の重心動揺の評価を行ったが，定型発達児群と比較して発達障害児群で動揺が大きく，姿勢制御の未熟さが示唆された[51]。

ところで，姿勢制御は運動発達の過程において突然完成するものではなく，一定の期間を通し徐々に完成していく。例として，定頸の成熟過程を記録した報告がある。定頸とは，どのような姿勢であっても頸部を安定して床に対して垂直に支えられることを意味する。定頸は，生後8ヵ月をかけて徐々に完成する。背臥位と腹臥位における頭部姿勢制御の状態を計測すると，月齢と安定化の変化を確認することができる。図3-23a, bは，月齢と頭部姿勢制御の変化を示している。図内の「屈筋群」は背臥位から上体を引き上げた時に頭部と体幹を直線的に保持可能な角度を示し，「伸筋群」は腹臥位で頭部を挙上可能な角度を示す。総合点はこの両角度から主成分分析により算出した総合点である[52]。

このように，姿勢制御には未完成な時期が存在する。この時期は，姿勢制御可能ではあるが，強固に安定した制御となっていない。姿勢制御には姿勢反射がかかわっているので，立ち直り反応，平衡反応が未成熟な場合，姿勢制御は不可能ではないが不安定なものとなる。

3.4.4 体幹の安定性

3.4.4.1 体幹を支える筋

体幹の安定性は姿勢制御の基礎となっている。安定性を実現するために，複数の筋が協調して働くことが必要である。中枢における制御については述べたが，体幹の安定性を物理的に担っているのは，こうした体幹の筋である。姿勢制御とは，体幹の筋が効率よく，適切に，素早く活動している状態であるということもできる。体幹筋の活動が適切でない場合，脊柱は不安定となり，姿勢が崩れる。幼児の姿勢の悪さが指摘されることがある。座位で円背になる，あるいは机にもたれてしまうなどである。こうした姿勢の悪さは，体幹筋が適切に活動していないことが原因であると解釈できる。

体幹安定化のために働く筋は，主に2つのグループに分けて整理することができる。解剖学的な配置で分類すると，「ローカル筋」と「グローバル筋」に分けることができる。ローカル筋は隣接した数個の分節内に起始と停止があるのに対して，グローバル筋は起始と停止が離れている[8]（図3-24）[48]。

体幹の安定性のためには，ローカル筋とグローバル筋が協調して働く必要がある。どちらか一方の働きが重要ということはできない。2つの筋グループはそれぞれ異なる特性を有している。ローカル筋は，脊柱に接しているか，接していなくても脊柱に近い位置に存在する。このために，脊柱に対して発揮されるモーメントは小さい。一方グローバル筋は，脊柱からの距離が離れており，脊柱に対して発揮されるモーメントが大きい。2グループの具体的な役割も異なる。ローカル筋は脊柱の硬直化に作用するので，姿勢制御において常に活動し，基本的な姿勢の安定化に貢献している。これに対してグローバル筋は，大きな力を素早く発揮することができるので，運動時の姿勢変化に対して活動し，動的に姿勢を安定化させている。

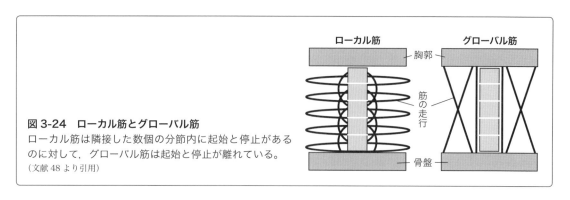

図 3-24 ローカル筋とグローバル筋
ローカル筋は隣接した数個の分節内に起始と停止があるのに対して，グローバル筋は起始と停止が離れている。
（文献 48 より引用）

表 3-3 体幹を支える筋の分類

	グローバル筋（表在筋）	ローカル筋（深部筋）
背部筋	広背筋，腸肋筋，最長筋	多裂筋
腹部筋	腹直筋，外腹斜筋，内腹斜筋	腹横筋

　これらの分類は，背部筋でみるとわかりやすい。広背筋，腸肋筋，最長筋はグローバル筋であり，多裂筋はローカル筋である。腹部筋では腹直筋，内外腹斜筋はグローバル筋である。なお，腹部筋に関しては，脊柱に隣接するというローカル筋の定義から外れるが，体幹深部で脊柱の静的安定性に関与する筋として，腹横筋がある。腹横筋は，腹腔の圧力を高めることで，間接的に脊柱を安定させる。グローバル筋を表在筋として分類することもできる。つまり，体幹表層に存在する，比較的大型の筋である。これに対して，ローカル筋は深部筋に分類される。より深部に存在する小型の筋である。腹横筋は，深部筋に分類される。表 3-3 に主な筋を示す。

3.4.4.2　筋の生理学的特性

　骨格筋の筋線維には，収縮特性や代謝特性の異なる筋線維タイプが存在する。組織学的，組織化学的，あるいは生理学的な差異により，赤筋と白筋，遅筋と速筋，あるいはタイプⅠ線維とタイプⅡ線維に分類されている。タイプⅠ線維は，直径が細く，収縮時間が長いことから遅筋，あるいはその色から赤筋と呼ばれる。タイプⅡ線維は，直径が太く，収縮時間が短いことから速筋，色では白筋と呼ばれる。タイプⅠ線維は，ミトコンドリアが大きく発達し数も多く，酸化酵素活性が高い。ミオグロビン含有量が多く，赤味（ミオグロビンの色）を帯びてみえる。毛細血管の分布が多く酸素の獲得に有利であり，有酸素性エネルギー供給過程に有利である。このため，静的姿勢保持筋など持続的な収縮が必要な筋に多い。なお，有酸素性エネルギー供給過程は，筋細胞のミトコンドリアの中で行われ，筋に十分酸素を供給することができるような状態では，グリコーゲンは乳酸にならずに，クエン酸回路（Krebs 回路，TCA 回路）に入り，二酸化炭素と水とに完全に分解される。

　これに対して，タイプⅡ線維は，筋小胞体が大きく発達していることから，速やかに大きな力発揮がなされ，収縮速度も速い。解糖系酵素活性が高く，細胞内のグリコーゲン貯留も多い。このため，無酸素性エネルギー供給過程による作動に適している。

　発生学的には，胎生 20 週頃タイプⅠ線維が出現し，30 週頃からタイプⅡ線維が現れ始める。

筋線維の大きさは新生児から成人の間に約3倍となるが，筋線維数は出生時までに増殖を完了させ，その後は基本的に増殖することはない[53]。

静的姿勢保持に関しては，持続的に安定して活動する必要がある。このために，タイプⅠ線維が主体となる。これに対して，瞬間的な動的姿勢保持には，タイプⅡ線維の活動が必要である。体幹筋についてみると，グローバル筋ではタイプⅡ線維が主体となり，ローカル筋ではタイプⅠ線維が主体となる。ただし人では，各筋で2つの筋線維タイプが混在しており，含まれる筋線維タイプの割合の問題である。また，個々人において筋線維タイプの割合が異なり，これが各人のスポーツ特性に反映される。

3.4.4.3 筋制御機構

動作時には，それに応じて複数の筋が協調して活動しなければ，脊柱は安定しない。この時，中枢性姿勢制御が重要な役割を果たす。前述したが，中枢性姿勢制御機構には，クローズドループ制御とオープンループ制御が存在する。クローズドループ制御は，運動感覚のフィードバックを必要とし，ゆっくりとした動作に対応して働く。素早い動作では，クローズドループ制御では変化に対応することができず，オープンループ制御が必要となる。オープンループ制御は，動作を予想し体幹筋を活動させて重心の変化に備えるため，素早い動作に適応可能である。図3-25[48]は上肢動作に伴う下肢の筋活動を示したものである。大腿二頭筋が動作に先立って活動している。オープンループ制御には，あらかじめ姿勢制御プログラムが用意されている必要がある。制御プログラムは，運動経験により蓄積された運動感覚からのフィードバックと，これに対する反応としての筋活動パターンに基づいて構築される。このため，オープンループ制御が素早い動作に対して的確に働き，脊柱の安定性を保ち続けるためには，感覚器官が正常に機能し，適正なフィードバックがなされていることを前提とした，多くの運動経験が必要である。

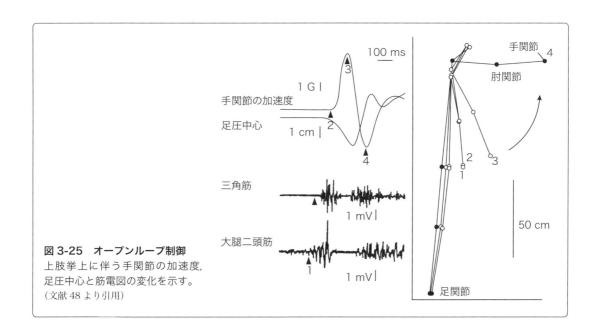

図 3-25　オープンループ制御
上肢挙上に伴う手関節の加速度，足圧中心と筋電図の変化を示す。
（文献48より引用）

3.4.4.4 関節弛緩性，身体柔軟性，扁平足

　関節弛緩性とは，関節が標準的な値に比較して不安定な状態，一般的には「緩い」状態を指し示す。身体運動では，関節が円滑に可動する必要がある。可動を保証するために，滑膜，関節液などの構造がある。しかし，運動中にこの円滑さを保証するためには，関節の安定性が不可欠である。運動を確実に安全に遂行するためには，関節の構成要素である骨の位置関係が保たれ，関節の可動範囲が一定に制限されなくてはならない。ところが，関節が不安定であるために，運動に障害となることがある。程度は様々であり，日常生活では気づかれないこともある。運動負荷が大きいスポーツの分野では，関節の不安定さが外傷・障害の要因となることが知られている。

　関節は，骨・関節軟骨，一定の間隙の関節腔と，これらを包む関節包，および内面の滑膜により構成されている。また，関節を補強するために靱帯がある。関節運動を安定させるために，関節唇，関節円盤，関節半月が存在する場合もある。また，関節周囲には骨格筋・腱が存在する。

　関節弛緩性という用語は1960年代から盛んに使用されるようになり，Carterらが開発した評価方法がある。具体的な方法は，第4章で説明する。この評価方法は，標準的な関節可動域からの逸脱を確認するものである。一方で，関節弛緩性とは，関節過可動性に，筋腱の柔軟性を組み合わせたものであるという定義もある[54]。関節弛緩性とよく似た言葉で，身体柔軟性という言葉があるが，上記のように関節弛緩性に筋腱柔軟性を加えた定義は，身体柔軟性に接近した定義といえる。

　ところで，関節弛緩性と身体柔軟性の関連性を分析した調査もみられるが，この結果，明らかな関連性は見出されなかった[55]。これは，関節弛緩性の程度が固有の関節構成要素により確定するのに対して，身体柔軟性は複数の関節と筋腱の柔軟性が大きく影響するためと考えられる。

　身体柔軟性を示す徴候の1つとして，可撓性扁平足（flexibile flatfoot：FFF）がある。これは，荷重により外反扁平足を示すが，非荷重時は変形が消失する状態を示す。なお，非荷重時でも変形が消失しないものは，強剛性扁平足とされる。

　足部はアーチ状の立体的構造となっている。足部骨格全体の配置は，上方に隆起した軽い弯曲を示しており，これを「土踏まず」と呼ぶ。土踏まずは，立位時の合理的な荷重支持に役立っている。また，衝撃吸収の役割も果たすため，何らかの理由でアーチが消失した場合，歩行は不安定となる（図1-2参照）。

　足部アーチは，骨，関節，靱帯および筋によって形成される。内側縦アーチ，外側縦アーチ，横アーチの3種類がある。このうち，内側縦アーチが土踏まずとなっている。扁平足は小児にみられる代表的な足部変形であり，新生児期や乳児期には豊富な脂肪組織や靱帯弛緩性のため外見上扁平足を呈している。その後は，足底脂肪組織や靱帯弛緩性が減少するため，内側縦アーチがみられるようになる[7]。

　成長に伴い，土踏まずが形成されると考えてよい。つまり幼児期は，扁平足も発達の一過程である。土踏まずがどのような過程をたどり完成するかは，不明な点も多い。しかし，歩き初めから5，6歳にかけては，足部が特に急速に成熟する時期である。可撓性扁平足の条件としては，①自然改善傾向が乏しいこと，②将来有痛性となる可能性が高いこと，が挙げられる[56]。可撓性扁平足は，全身関節弛緩性の傾向を伴い観察されることが多い。特別な診断がない児であっても，可撓性扁平足である場合，運動発達の遅延をきたし，始歩が1歳半～2歳前後まで遅れることがある。少数

ながら一定割合で，floppy infant（筋緊張低下児，無力児）あるいは，筋発達の不良，ふくらはぎなど下肢筋硬度低下が著明なものが含まれる[56]。

可撓性扁平足は，後脛骨筋の低筋緊張のために荷重時に距骨を中間位に保てないことが，一次的な病態である。幼児期に関節弛緩性傾向を伴うと，距骨下関節の動揺性が強く現れる。この状態は，重度の可撓性扁平足となる。荷重位では，縦アーチが低下するだけでなく，足部内側縁が凸状に変形し，中足部が突出し，床面に接する。前足部外転，踵骨外反が著明となる[56]。

3.4.4.5 発達障害における不安定性

静的および動的な姿勢の安定性には，前述した中枢性姿勢制御に加え，筋が中枢制御の効果器として十分に機能を発揮できることが必要である。筋の機能とは，関節運動を担う十分な力と，収縮の反応速度である。筋力は，筋線維の収縮力で決定される。収縮の反応速度は中枢機能に依存するが，安静時の筋緊張の程度は，素早い筋収縮反応を保守するうえで重要な要素となっている。骨格筋には，筋緊張を一定に保つ機構がある。筋は，活動していない時，随意的な筋収縮がない状態においても，完全に弛緩することはない。随意的な刺激とは別に，小脳より定常的刺激が筋に与えられており，これにより筋は常態としての緊張を維持している。また，前述した筋紡錘は，筋緊張を感知する受容器となっているが，この感度によっても筋の定常的緊張程度が変化する。低筋緊張によって観察される具体的症状としては，関節弛緩性，身体柔軟性がある。ダウン症などの疾患では，関節の弛緩性が特徴となっているが，DCD児においても，関節の弛緩性との関連性が報告されている[57,58]。

扁平足も，低筋緊張を原因とする症状の1つである。DCDにおいて，扁平足が多いことが知られている。定型発達児を対象に，足部アーチの状態と運動機能の関係を分析した結果を以下に示す。方法としては，カーボンタイプの足型測定器を用いた。対象児が測定器の上に開眼立位保持して足型を採取し，足底面積と土踏まず面積を計測した。足底面積と土踏まず面積から，従来から使用されている算出方法を利用し，土踏まず比を算出した[59]。

$$土踏まず比（\%）=［土踏まず面積／（接地足底面積＋土踏まず面積）］\times 100$$

この結果，土踏まずの成熟とバランスの間に有意な関連性が示された[60]。

つまり，扁平足傾向を示す児では，バランス機能が低い。前述した，重心動揺をパラメータとした発達障害と重心動揺の大きさの関係は，中枢性姿勢制御の影響とともに，これら低筋緊張の影響も排除できない。バランスに影響する低筋緊張は，扁平足だけでなく，体幹筋に対しても同様の影響が考えられる。前述したように，体幹筋は姿勢の安定に大きな役割を果たすが，これらの筋の緊張が低い場合，十分に機能を果たせない。

3.5 協調運動

3.5.1 協調運動のメカニズム

　協調運動とは，複数の要素が協同し効率的に課題を遂行する状態である．運動においては，運動にかかわる筋が，適切な組み合わせで，適切な時間，適切な強さで活動し，円滑で効率的な運動が実行される時，協調性があると表現される[61]．運動の協調性を広義にとらえると，運動神経系，感覚神経系，筋・骨関節系など，運動発現要素すべてが効率的に働くことを意味する．一方，狭義のとらえ方もあり，小脳を中心とした運動調節系の働きを意味する．

　協調運動障害も，広義では，運動にかかわる様々な要素の機能不全により協調性が低下した状態を意味する一方，狭義では，小脳およびその入出力系の機能不全を意味し，運動失調と同義である．

　運動の発現は，運動の欲求・動機形成があり，これが運動の方略・プログラム形成を促し，運動が実行される．運動の欲求・動機形成は大脳辺縁系で行われ，運動方略の形成は大脳連合野，運動プログラム形成は運動野・大脳基底核・小脳，運動の実行は脊髄神経・末梢神経・筋がかかわっている．さらに，実行された運動の結果が感覚系を通してフィードバックされ，照合され，運動が修正される（図 3-26）[61]．この循環システムのどこかに不具合が生じると，広義の協調運動障害となる（表 3-4）[61]．協調性の部位によって分類すると，①動筋と拮抗筋の協調性，②肢節内の協調性，③肢節間の協調性，④頭部・体幹を基盤とした四肢の協調性，⑤目と手の協調性，の 5 つに分けることができる（表 3-5）[61]．

　また，協調運動障害を粗大運動と微細運動に分けてとらえるとすると，粗大運動は姿勢制御に大きく依存しており，姿勢制御の不安定さが協調運動障害の要因となっていることが考えられる．つまり，不随意性の要素が大きく影響しており，無意識の協調性が反映している．これに対して微細

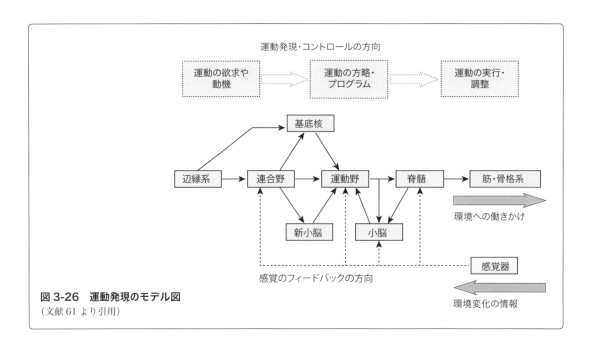

図 3-26　運動発現のモデル図
（文献 61 より引用）

表 3-4　運動発現からみた協調運動障害の原因分類

障害部位	説　明
中枢性運動麻痺によるもの	上位運動ニューロン障害による筋出力の低下，選択的運動（分離運動）の困難，筋緊張の亢進などが生じ，目的とする運動が拙劣になる状態
末梢性運動麻痺・筋力低下によるもの	末梢神経や筋の機能不全により筋力が低下した状態で，協調性に関しては個々の筋の筋力低下と，動筋と拮抗筋間の筋力のインバランスが問題となりやすい
小脳系の機能低下によるもの	運動コントロールの要を担う小脳自体およびその直後の入出力系の機能不全によるもので，協調運動障害の根幹をなす
大脳基底核系の機能低下によるもの	筋緊張の異常，不随意運動の出現，運動の開始や遂行の異常が生じ，運動の協調性が低下する状態
感覚系の機能低下によるもの	外界の状況や運動の結果の情報が中枢神経にフィードバックされないために，適切な運動の修正ができない状態
骨関節系の機能低下によるもの	関節の緩み，関節の痛みなど，筋の収縮による張力が適切に骨格系に伝達できず運動の協調性が低下する状態

（文献 61 より引用）

表 3-5　協調運動の部位別分類

名称（注目する関連部位）	説　明
動筋と拮抗筋の協調性	関節運動を行う時の基本要素は動筋と拮抗筋の協調性である．最も基本となる協調関係で，動筋と拮抗筋の活動レベルを調節することで，運動の速さ，運動時の関節の硬さ，関節の固定位置などを調節することができる
肢節内の協調性	安定した姿勢での片手動作や片脚の運動など，片側の上肢または下肢の協調性を意味する．四肢遠位部の正確な運動には近位関節の固定性が必要になり，近位部と遠位部の役割分担に基づいた関連性が問題となる
肢節間の協調性	左右の上肢，左右の下肢，上肢と下肢の間の協調性を表わす．両手を使用する作業，歩行時の左右脚の交互運動とそれに合わせた上肢の腕振り，運転中の上肢によるハンドル操作と下肢のアクセルとブレーキの操作など，日常生活の中では多くの動作が四肢の協調性のある運動によって成り立っている
頭部・体幹を基盤とした四肢の協調性	座位や立位での作業，起居・移動動作など，四肢体幹全体の関連性が重要になる運動．特に体幹は体重の約半分を占め，骨盤帯を介して下肢と，肩甲帯を介して上肢と機能的に連結しているため，重要である
目と手の協調性	視覚で確認しつつ上肢の作業を行う場合など，目と手の関係が重要な運動．上肢のかかわる肢節内，肢節間の多くの動作において，目と手の協調性が不可欠である

（文献 61 より引用）

　運動は，もちろん姿勢制御の上に成り立っているが，静的姿勢制御が一定程度安定して完成していれば可能である．むしろ，随意的な手先の制御が重要な要素であり，動筋と拮抗筋の協調性，あるいは肢節内の協調性を反映している．

　協調運動を広義にとらえるとしても，狭義にとらえるとしても，その中心には小脳がある．小脳は運動の調節制御のセンターとしての役割を持っており，小脳の不調は直接的に，協調運動障害の原因となる．また，小脳へのフィードバック機構，あるいは小脳からの遠心性機能に問題があれば，小脳の調整制御が十分な役割を果たせない．このため，現象として，協調運動障害を呈することと

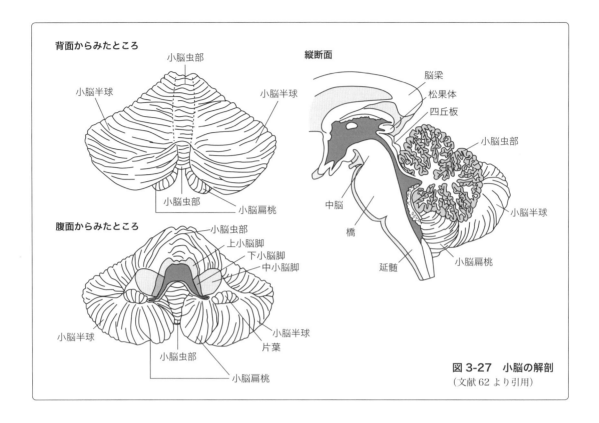

図 3-27 小脳の解剖
（文献 62 より引用）

なる。

　小脳は中央に虫部，左右に小脳半球が位置している。小脳内では，神経細胞は，小脳皮質，歯状核，室頂核，栓状核，球状核，中位核などに含まれる。小脳と他の脳部位との連絡は，上小脳脚・中小脳脚・下小脳脚によって行われる。上小脳脚は中脳と，中小脳脚は橋と，下小脳脚は延髄と連絡する（図 3-27）[62]。

　小脳は機能的には3つに分けることができる。虫部とそれの隣接する前葉と後葉の半球中間部を，脊髄小脳という。主に筋紡錘など体性感覚情報を，脊髄を経由して受け取り，室頂核と中位核に出力し，姿勢と運動の制御に関与している。脊髄小脳は旧小脳に分類される。前葉と後葉の半球外側部は大脳小脳（橋小脳）という。反対側の運動野・感覚野・連合野などからの大脳皮質情報について，橋核を経由して受け取る。そして歯状核へ出力し，ここから視床 VL 核と中脳赤核に投射し，運動のプランニング，四肢の随意運動調整や認知，情動，言語などに関与する。大脳小脳は新小脳に分類される。片葉小節葉を前庭小脳という。前庭情報について，前庭神経を通して受け取る。さらにここからの出力により，頸部筋や眼筋を制御する運動核を制御し，平衡の維持，姿勢調整や眼球運動調整に関与する。前庭小脳は古小脳に分類される[63]。

3.5.2　小脳障害によって引き起こされる症状

3.5.2.1　運動失調（ataxia）

　運動時に複数の筋を適正に協調させて活動することができなくなる，いわゆる運動協調不全（incoordination）を運動失調という。失調の内容は以下のようである。

1）測定過大（hypermetria）と測定異常（dysmetria）

上肢伸展位から示指を鼻尖部につけるように指示すると，行き過ぎてしまい，顔にあたってしまう。スムーズな動きができない。

2）反復拮抗運動不能（adiadochokinesis）

主動作筋・拮抗筋を交互に活動させる運動，たとえば前腕回内・回外を素早く行えない。再現性が低く，試行ごとに変動が大きい[64]。

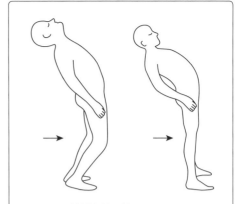

図 3-28 協働収縮不能
体を後ろへ反らす場合，正常（左）では膝関節が屈曲するが，小脳疾患（右）では膝関節屈曲がみられない。
（文献 64 より引用）

3）運動分解（decomposition）

複数の関節を協調的に運動させることができず，単関節運動に分解して行う。たとえば，頭上の指を鼻へ動かす場合，最初に肩関節を内転・内旋し，次に肘関節を屈曲する。

4）速い断続運動

四肢の直線的な動きをスムーズに行えず，突然の停止と開始を繰り返す，ガタガタした動きになる。

5）固定すべき関節の固定不良と随伴運動（adventitious movement）

運動時に固定機能が働かず，固定されるべき関節が動くべき関節とともに動いてしまう。たとえば，前腕回内・回外運動時に，固定されるべき肘関節が屈曲・伸展してしまう。

6）協働収縮不能（asynergia）

特に離れた関節間の協調不全を指す。たとえば，体を後ろへ反らす場合，正常では膝関節が屈曲するが，小脳疾患では膝関節屈曲がみられない（図 3-28）[64]。

3.5.2.2 筋緊張低下（hypotonia）

受動的な動きに対して四肢の抵抗が小さい場合，筋緊張低下が疑われる。この症状は，小脳において Ia 終末と α 運動ニューロン間の単シナプス，多シナプス経路の抑制が強まっている可能性が示唆される。また正常では，小脳核細胞は 10 Hz の自発発火があり，視床を介して脊髄の運動ニューロンを促通しているが，小脳障害ではこの促通が消失することが筋緊張低下に影響していることも考えられる[64]。

ところで，発達障害では小脳障害に関する報告が多い。第1章でも述べたが，自閉症では小脳 Purkinje 細胞の減少を指摘する報告が多く，Purkinje 細胞のサイズが健常者に比較し 24％小さいとの報告もある[65]。ADHD では，脳の後下虫部・小葉，小脳虫部，脳梁膨大部，総大脳容積，小脳，尾状核において有意に低容積との報告がある[66]。

3.5.3 協調運動と発達障害

DCD は，まず運動発達の遅れとして認識される。その後，歩行を獲得し，定型発達に追いついたかにみえるが，持っている物を落としやすい，不器用，字を書くのが下手，動作がぎこちない，動作がゆっくり，バランスが悪いなどの問題が明らかとなる[67]。「協調」は，視覚，触覚，固有感覚などの感覚入力から，出力である運動制御までの一連のプロセスである。プロセスにおける統合は脳によって行われる。近年の研究から，「協調」に前頭前野，基底核，小脳など複数の脳部位がかかわっていることが報告されている[68]。

DCD にみられる運動の特徴が，小脳障害に起因する運動の特徴と一致する点が多いこと，また発達障害に関する研究で，小脳に微細な異変が多く報告されている点を合わせて考えると，DCD の背景に小脳障害が強く関連していることが推察される。DCD にみられる運動特性を，前述の広義の協調運動障害ととらえるべきか，狭義の協調運動障害ととらえるべきか，断言することはできない。DCD は，広義と狭義の協調運動障害が混在した状態と考えることが自然である。症状発現において，小脳障害の影響が大きいが，これとともに体性感覚よりの入力異常も関連する。発達障害児において，様々な感覚異常が観察されることは前述した。様々なモダリティの感覚器により，身体の状況，つまり姿勢，肢位，動きを伴う場合は，方向，速度，強度などの情報が中枢へ送られる。また，身体が置かれた外部環境についての情報も，中枢へ送られる。これらの情報は小脳に集められ，分析され，運動の調整が行われる。小脳の機能低下は，こうした情報の分析と，分析結果に基づく運動の調整の不具合の要因となる。これとともに感覚異常がある場合，小脳へフィードバックされる情報の信頼性が，大きく低下することとなる。感覚の異常は，運動調整の根底を揺るがす問題であり，小脳成熟において，負の要因ともなりうる。

3.6 運動イメージ

運動イメージは，能動的な運動のイメージであるが，運動を伴わず，視覚の助けを得ない視覚イメージを利用することで成立する。ここで扱う視覚イメージは，体性感覚を基盤として構築されている。運動イメージは，体性感覚を利用し，身体の状態を確認しつつ，身体の視覚イメージを変化させる過程といえる。つまり，日常生活で蓄積された記憶を手掛かりとして，視覚イメージ上で運動をシミュレートする過程といえる。

DCD 児の運動の稚拙さは，運動イメージの問題として説明することも可能である。運動イメージとは，過去の運動経験を短期記憶（working memory）に移し，その記憶を内像（mental representation）に投影する心理的行動とされている。運動イメージを想起すると，その運動制御に関

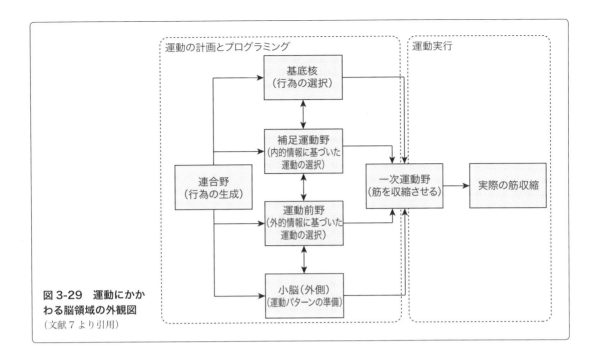

図 3-29 運動にかかわる脳領域の外観図
（文献 7 より引用）

連する運動領野が，実際の運動と同じように賦活することが知られている[69]。このため運動イメージは，実際の身体運動を伴わない動作のリハーサルと考えられている。運動イメージが，新しい運動の習得や，運動の精度向上に有用であることは広く知られている。運動イメージは，実際に運動を実行した時と同様の可塑的な脳皮質変化をもたらすとされており，学習やリハビリテーションに導入されている。

運動が関連する脳活動の連携は，以下の流れとなる。脳において運動を意図すると，前頭連合野から運動の指令が出て，補足運動野と運動前野におけるプログラム作成，小脳や基底核における調整，協調を経て，一次運動野に投射される。これを受け，一次運動野が賦活し，筋収縮の最終出力が行われる（図 3-29）[7]。運動イメージ中の脳活動を分析した研究は，補足運動野，運動前野，一次運動野などに賦活が観察されたと報告している[70]。運動イメージは，実際の運動を伴うことはない認知活動といえる。認知活動である運動イメージ想起により，これら運動にかかわる脳部位が賦活したことは，認知としての運動イメージが実際の運動と結びついていることを示している。

ところで，脳には運動が正確に行われたかを確認するシステムが存在する。遠心性コピー（エフェレンス写：efference copy）である。一次運動野から筋に対して遠心性出力が行われることで，筋が収縮し，これにより関節運動が起こる。この時，筋へ出力されるのと同じ情報が，脳内の照合システムへ送られる。これが遠心性コピーである。照合システムでは，体性感覚からフィードバックされた情報と，遠心性コピーの比較が行われる。つまり，一次運動野からの出力により，筋収縮が起こり肢位変化するが，この時に意図通りに肢位が変化しているか，体性感覚からのフィードバック情報と比較が行われる。結果として誤差があれば，一次運動野に情報を送り，出力の修正が行われる。一次運動野からの出力は，個々の筋，あるいは筋線維に対して行われるが，総体として関節運動，肢位変化，姿勢変化としてとらえることが可能である。この総体としての出力プログラムが，

遠心性コピーである。

　ここで行われる脳内の情報交換を整理すると，実際の運動では，①運動想起，②出力プログラム作成，③出力と同時に遠心性コピー作成，③身体運動発現，④体性感覚フィードバック，⑤遠心性コピーと体性感覚フィードバックとの照合，となる。運動イメージでは，①運動イメージの想起，②出力プログラム作成，③遠心性コピー作成である。上肢を動かすような単純な運動であっても，多数の筋活動の協調が必要であり，出力プログラムは詳細な身体情報に整理されている必要がある。

　DCD児では，運動イメージの想起が苦手な場合が多い。このことから，運動イメージの操作能力と実運動プログラムの作成能力に，強い関連性が示唆される。

3.6.1　人称の異なる運動イメージ

　運動イメージは2つに分けられる。1つは，自らの運動をイメージするもので，一人称的運動イメージという。一人称的運動イメージは，筋感覚的運動イメージ（kinesthetic motor imagery）とも呼ばれる。もう1つは，他者の運動を見ているようなイメージで，三人称的運動イメージという。三人称的運動イメージは，視覚的運動イメージ（visual motor imagery）とも呼ばれる。一人称的運動イメージが筋感覚的運動イメージと呼ばれる理由は，身体運動を筋収縮状態からとらえようとしているものである。しかし，一人称的イメージであっても，視覚的イメージを否定するものではない。人は通常，身体の状態を視覚イメージの助けなしに想起することは困難である。一人称的イメージは，自らの身体を自ら視覚的に確認する映像としてイメージされる。三人称的イメージは，他者の運動を観察するイメージなので，当然映像としてイメージされる[71]。

　一人称的イメージは自らの運動と強く関連づけられており，前述のように一次運動野の賦活を促す効果が大きいとされている。三人称的イメージは，客観的に他者の運動を観察しているだけの状態か，他者の運動を自己が理解し，自己の運動として認識することができるかにより，脳の反応が異なる。これは，動作模倣にも関連する。発達障害児は，動作模倣が苦手である場合が多いが，運動イメージについても，三人称的イメージにおいて，想起に困難感が伴う可能性がある。

　どちらの人称で認知されるかは，イメージする運動の種目にも依存することが考えられる。たとえば，「目前のカップに手を伸ばす」といった課題であれば，自然に一人称的イメージとして想起される。これに対して，体操競技未経験者がバク転や後方宙返りをイメージするとしたら，三人称的イメージでしか想起することができない。体操選手であれば，後方宙返りを一人称的イメージで想起することができるかもしれない。つまり運動イメージは，過去の経験を頼りに動作映像を構築するので，運動経験がある動作は一人称となりうるが，運動経験がない動作は三人称となり，一人称にはなりえない[71]。

　運動イメージが脳からの出力プログラムや遠心性コピーと重なることを述べたが，出力プログラムや遠心性コピーもまた過去の運動経験をもとに構築されるので，運動経験のない動作種目に関する運動イメージで運動野の賦活を促すことは考えにくい。逆に，日常的に経験されるような動作種目であれば，三人称的イメージであっても，イメージを分析し，自らの運動に置き換えて再構築することで，運動野の賦活を促すことが可能であると考えられる。

ところで，三人称的イメージ構築には，前提として，他者と自己が明確に区別されている必要がある。自己の身体から分離した存在として，他者が存在することが認識できなければ，三人称のイメージを持つことができない。

DCD に隣接する疾患である ASD 児では，他者が明確に認知されていない。DCD 児においても，同様の障害が想定される。三人称的イメージ構築に関する次の課題は，他者のどの部位がどの方向に動いているのかを理解する必要がある。ASD 児では，鏡像に対しては反応するが，非鏡像では反応できない。これは，メンタルローテーション課題となっており，他者の動作を脳内で回転し，自己と同じ方向に置き換え理解することの問題としてとらえられる。

三人称的イメージ構築の最終段階は，他者の運動を自己の運動に置き換えることである。この段階では，自己の運動経験を手掛かりにする必要がある。経験のある運動であれば比較的容易であるが，経験のない運動では，パーツとしての運動を組み上げ，総体としてのイメージを構築する必要がある。

逆に，自己の運動イメージとしては，一人称的イメージから三人称的イメージへ，客観性が段階的に向上する。たとえば，歩行というような日常的動作であれば，我々は通常一人称的イメージと三人称的イメージのどちらでも想起することが可能である。一人称的イメージでは，自己を視覚的に確認する映像イメージとして，歩行をイメージする。三人称的イメージでは，自己の歩行動作を，第三者的視点から全体像としてとらえた映像イメージとなる。自己の運動を詳細に確認する方法として，運動を第三者的視点で確認する方法がある。野球選手が，自らのバッティングフォームやピッチングフォームをビデオ撮影し，確認することがある。音楽家が自らの演奏を録音，あるいは撮影し，確認することがある。これは，運動イメージの客観化である。運動の一人称的イメージは，過去の運動経験から構築されるイメージであり，厳密には客観的な評価とずれていることが多い。我々は，プロのアスリートや音楽家ほどの精度はないにしても，自己の運動について一人称的イメージと三人称的イメージの双方を持っている。この 2 つのイメージ間の差が大きいほど，実際の運動は客観的には稚拙となる。他者の運動から得られた三人称的イメージを，自己の運動である一人称的イメージへ変換することについて前述したが，この逆もありうる。つまり，自己の運動に関する一人称的イメージの三人称化である。我々は，運動経験の中で一人称的イメージと三人称的イメージを育て，この 2 つのイメージをやり取りすることで，運動の精度を高めている。

DCD 児では，三人称的イメージの想起が苦手であることと，運動の稚拙さを合わせて考えると，自己の運動の三人称化が未開発である可能性が示唆される。自己の身体認知を進め，運動機能を向上させる方法として，運動イメージの三人称化を進めることの有用性が考えられる。

3.6.2 模倣の発達

Piaget は，乳児の動作模倣に関して報告している。生後 10 ヵ月の乳児の顔前で，検者が目を開閉させて見せたところ，対象児はまず手の開閉動作を行い，続いて口の開閉動作を行い，最後に目の開閉動作を行った。Piaget は，この動作模倣の過程が，運動イメージ発達の過程を物語っていると述べている。まず，視覚による情報として検者の眼の開閉動作が意識され，「開閉」として

表3-6 Piagetによる模倣発達の6段階

発達段階	時　期	模倣の内容	例
第1段階	生後数日	反射を使用することによって，後の模倣を準備はするが，まだ模倣はない	他の乳児が泣き出すと，同様に泣き出す
第2段階	生後1〜4ヵ月	反射シェマは消失して，散発的模倣の段階になる。この時，模倣される見本は乳児がすでにできる運動である	大人が乳児の発した声と同じ音を発すると，それを模倣する
第3段階	生後4〜8ヵ月	すでに自分の発声となった音声や，すでに行ったあるいは見たことのある運動を組織的に模倣する	大人が手の開閉を繰り返すと模倣する。大人がやめると一緒にやめる
第4段階	生後8〜12ヵ月	すでに自らが行っている運動だが，自分では見ることのできない運動を模倣する（顔模倣）	大人が両目を開閉するのを見て，ゆっくり組織的に両手を開閉する。その後自分の口を開閉する
第5段階	生後12〜18ヵ月	新モデルを組織的に模倣する	大人が鎖の端を持って時計を吊るすのを注意深く見て，大人がそれを下に置くと模倣する
第6段階	生後18〜24ヵ月	表象的模倣が始まり，模倣がさらに発達する（人間と同様，事物の活動も模倣する）	口を開閉してマッチ箱の開閉を模倣する

（文献73より引用）

理解される。ところが，自らの目の開閉を自ら視覚的に確認することはできないので，視覚的に確認可能な自らの手で，「開閉」を動作として再現した。その後，眼同様に視覚的に自らの動きを観察できないが，哺乳動作なので開閉を意識することができていた口で，「開閉」を再現した。そして最後に，自らの目で「開閉」を再現する段階に至る[72]。模倣動作は，視覚イメージを自らの身体で再現する行動として理解できる。この意味において，上記の模倣の発達過程が，運動イメージの発達を示すものとされる。Piagetの実験は，視覚による「開閉」という抽象イメージが，「目の開閉」という身体部位を伴った具体的なイメージへ結びついていく過程を示している。Piagetは0〜2歳の時期が模倣発達には重要であるとして，模倣発達を6段階に整理している（表3-6）[73]。Piagetによれば，新生児において観察される模倣のような動きは反射的なものであり，生後6ヵ月頃までは自他未分化な状態にある。これは真の模倣ではない。6ヵ月頃から，手足など自分で視覚的に確認できる範囲で，他者の動きを観察しながら模倣する「即時模倣」が観察されるようになる。8ヵ月頃になり，自ら視覚的に確認することができない部分である口や目の動きを模倣可能となる。さらに1歳を過ぎてから，見本を見てから，時間をおいて，見本が目の前にない状態で模倣する「遅延模倣」が可能になる。

こうしたPiagetの説に対して，1977年Meltzoffらは，生後12〜21日の新生児に，口唇突出，開口，舌挺出などの顔の模倣が観察されると発表した[74]（図3-30）。このことは，新生児が，視覚的に受容した情報を身体で再現する能力を持っていることを意味している。その後，開口と舌挺出に関しては生後数日で観察され，胎齢36週時でも観察されると報告している[73]。この新生児模倣は，視覚的な情報である他者の運動を，即時に自己の運動に結びつける何らかの機能が，発達の

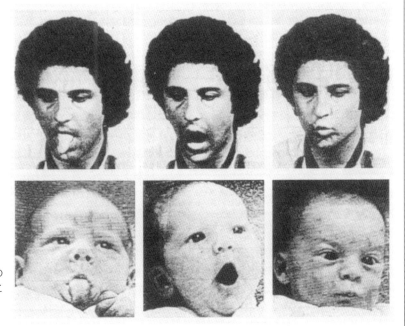

図 3-30　新生児模倣
新生児は他者のいくつかの表情を区別し，模倣することができる。
（文献 74 より引用）

非常に早期から存在していることを示唆している。この機能について，視覚−触運動覚の共感覚が関連しているという報告もある[75]。

　人には，こうした観察と運動を直接結びつけるシステムが存在し，これにより新生児の模倣動作が起こると考えられる。こうした新生児期の模倣は，生後 2 ヵ月ほどでいったん消失し，その後 8 〜 12 ヵ月頃，再び模倣が観察されるようになる。この時期から現れる模倣は，Piaget の報告と一致している。月齢に伴うこれらの変化は，運動発達においても観察される U 字型現象であり，模倣という動作が，時間経過の中で消滅期間を経て 2 回登場する。一見類似した模倣動作であるが，その現象には異なるシステムが作用していると考えられる。新生児期の模倣は，観察した他者の運動によって自動的に引き起こされ，この段階で自己と他者の区別はされていない。8 〜 12 ヵ月で出現する模倣は，自動的に行われるものではなく，他者の動作を認識したうえで，自らこれを再現しようとする行為と考えられる。この時期，こうした高度な模倣を行うためには，運動イメージが構築されていることが必要である。模倣の過程で，他者を観察することで得られる動作を分析し，同様の視覚的イメージを自らの動作に置き換える。そのうえで，自らの姿勢・肢位を視覚イメージと一致するものへ変化させる。自らの姿勢・肢位と視覚イメージの一致こそが運動イメージであり，正確に動作模倣するためには高い精度の運動イメージ構築が不可欠である。新生児期の原始的な模倣動作は，他者と自己を区別していない。このため，他者の肢位に関する視覚イメージを，自己の肢位に関する視覚イメージへ置き換える段階が含まれていない[71]。

3.6.3 運動イメージと発達障害

運動イメージは幼児期に構築される。しかし，幼児を対象として，運動イメージの成熟度を評価することは容易ではない。これまでいくつかの方法が提案されている。我々が開発した「N式幼児運動イメージテスト」もその1つである。この評価方法については，第4章で詳細に説明する。これ以外の方法として，心的時間測定法（mental chronometry：MC）がある。Decetyらは，健常者を対象に心的時間を測定し，実際の運動遂行時間と運動イメージ想起時間に関連性を認め，1秒前後の誤差であるとしている[76]。

定型発達幼児を対象とし，心的時間測定法を応用することで，運動イメージ成熟の状況を分析した。心的な歩行時間の測定は，以下の手順で行った。スタート地点から8m先のゴールまでを見せ，動くことなく，この間を歩くとしたらどのくらいの時間が必要かイメージさせた。開始合図は測定者が行い，イメージ中で動作が完了した時点で合図するよう被験児に指示し，被験児が回答した時間を計測した。その後，実際の歩行時間も測定し，誤差を算出した。小児がイメージをするために目を閉じること，あるいは足踏みをその場で行うことに関しては，許容した。データ分析として，年齢ごとの心的歩行時間と実際の歩行時間のそれぞれの平均値を算出し，各平均値の誤差の比較検討を行った[77]。

各年齢における心的歩行時間と実際の歩行時間の絶対誤差は，5歳：3.57±0.78秒，6歳：2.05±0.60秒，7歳：1.62±0.25秒，8歳：1.80±0.26秒，9歳：1.±0.35秒，10歳：1.04±0.24秒，11歳：1.45±0.28秒，12歳：0.75±0.26秒という結果となった。年齢と，心的時間計測と実際の歩行時間の誤差について，有意な相関が認められた。この結果は，幼児期に運動イメージが成熟する過程を示すものである。調査は定型発達児を対象としたが，DCD児では運動イメージ成熟が何らかの原因で遅れている可能性がある。運動イメージ構築の遅れは，運動の稚拙さと結びつく。また，運動イメージ成熟は，動作模倣遂行のために不可欠な要素となっている。

DCD，ASD，ADHDでは，模倣の未熟さが知られているが，これは運動イメージ成熟のつまずきを示すものといえる。

3.7　発達性協調運動障害の構造

発達性協調運動における運動機能障害を，感覚入力，注意，認知，姿勢制御（運動発達），協調運動，運動イメージとの関連で説明した。まず感覚は，環境との接点として，すべての認知機能，運動機能の基礎となっている。感覚入力に不具合がある場合，自らが置かれた環境を正確に把握することができない。

環境の把握なしに，姿勢制御も協調性も成り立たない。感覚障害は，入力とその解釈にかかわる脳機能における機能障害ととらえられる。感覚入力に基づく姿勢制御は，無意識の筋収縮制御によって成り立っている。姿勢制御はクローズドループ制御，オープンループ制御の段階を経て，素早い動的制御へと発展する。しかし人は，この両制御において，自らの姿勢制御を意識することはほとんどない。基本的に無意識な制御であり，特に意識を向ける努力をしなければ，筋収縮状態を認知

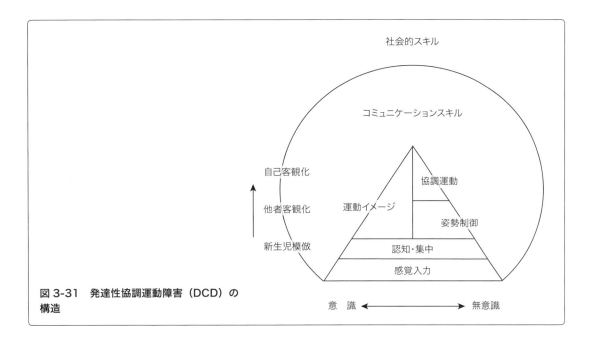

図 3-31 発達性協調運動障害（DCD）の構造

することはない。

　さらに協調運動は，姿勢制御の上に成り立つ機能といえる。協調運動は，随意運動に伴う全身筋収縮制御といえる。つまり，上肢を伸展し目的物をつかむ，ボールを投げる，捕球するなど，目的動作を随意的に行おうとする時，人は動作を意識している。ただ，この時に意識するのは，上肢伸展など直接目的に関連する四肢運動であり，これに伴う全身の筋収縮制御は意識せず，無意識の反応となっている。これが協調性であり，姿勢制御機構に大きく依存している。

　姿勢制御と協調運動は互いに強く関連しているが，これらは基本的に意識されることがない点で共通している。ところが，運動機能を支える機能として，意識することを前提とするものがある。これが運動イメージである。運動イメージとは，過去の運動経験を短期記憶に移し，その記憶を内像投影する心理的行動とされていることは前述した。

　定型発達児では，発達に伴い，自らの身体運動を意識することが可能となる。身体運動を意識することで，運動の精度は向上する。この意識された身体運動が運動イメージである。運動イメージは，遂行されている運動に注意をはらうことで，運動遂行が当初の目的に沿って行われているかを確認する作業となる。この過程を経ることで，検証することなく繰り返されていた誤動作は修正され，正しい動きへと調整される。運動イメージにおいて，この運動の検証は認識される形で行われる。

　発達障害の特徴となっている運動の稚拙さについて，複数の要因が関連し合い障害が構成されている。この障害構造を図式化したものが図 3-31 である。中央の三角形が運動機能障害の構造を示している。運動プログラムに関して，無意識の制御と，意識による制御が，互いに支えあう形で運動を成り立たせている。無意識の制御は感覚入力を基礎とし，姿勢制御，協調運動がこの上に構築されている。意識による制御は運動イメージから成り立っている。さらに運動イメージは，新生児模倣，他者客観化，自己客観化のレベルで進化する。

　ところで，これら運動機能の障害は，単に運動機能の障害に留まることはない。感覚入力が，姿

勢制御，運動イメージの成熟，運動の遂行に生かされるためには，感覚情報を分析・理解する認知機能が保証される必要がある．また，認知が安定して実行されるためには，注意の問題が解決される必要がある．

　人は環境の中に置かれ，環境から必要な情報を選択する．さらに，自身の身体状況に関する情報を分析する．このことで，初めて自らを安全に環境に適合させることができる．環境への安全な適合を身体運動として解釈した場合，協調した運動として実行される．

　DCDは，このように様々な要因が関連し合って起こる現象といえる．

引用文献

1) 中井昭夫：発達障害は身体障害？－協調運動から発達障害へのアプローチ－．小児の精と神，54（2）：143-145，2014．
2) ニキリンコ 他：自閉っ子，こういう風にできてます！，花風社，東京，2010．
3) Gerland G 著，（ニキリンコ訳）：ずっと「普通」になりたかった，花風社，東京，2008．
4) 宮原資英：発達性協調運動障害が子どもの発達に及ぼす身体的および心理社会的影響と支援の方向性．小児の精と神，54（2）：105-117，2014．
5) 岩村吉晃：体性感覚について．Sportsmedicine，1111：6-11，2009．
6) 安栄良悟 他：感覚障害と関係する神経．Brain Nurs，29（4），54-58，2013．
7) 中村隆一 他：基礎運動学，第6版，医歯薬出版，東京，2012．
8) 真島英信：生理学，文光堂，東京，1983．
9) 肥塚　泉：平衡感覚維持と加齢の関係．Medicament News，2206：4-5，2015．
10) 髙橋克昌：前庭刺激と視覚刺激の頭頂連合野における感覚統合．北関東医，59：115-116，2009．
11) Marjorie H 他編，（矢部京之助 監訳）：姿勢と歩行の発達，大修館書店，71-88，1993．
12) 川崎夏子 他：平衡障害1．めまいの基礎．臨床脳波，52（3）：165-171，2010．
13) 中村　正：平衡機能検査における眼球運動の基礎．Medical Technology，33（8）：798-801，2005．
14) 日比野浩：難聴治療への取り組み．新潟医学会誌，127（9）：461-465，2013．
15) 和田　仁：内・外有毛細胞のメカニズム．Audiol Jpn，59：161-169，2016．
16) 高橋秀俊 他：自閉症スペクトラム児の聴覚性驚愕反応に関する神経生理学的検討．日生物精医会誌，24（4）：229-234，2013．
17) 明和政子：新生児の発達－運動・感覚，J Clin Rehabil，22（6）：547-553，2013．
18) 平山　諭 他：脳科学からみた機能の発達，ミネルヴァ書房，京都，2013．
19) 平澤恭子：発達神経学からみた developmental care．周産期新生児誌，4：1025-1028，2007．
20) 川久保友紀：発達障害の脳科学．J Clin Rehabil，22：74-77，2013．
21) 谷池雅子：科学的視点をもって発達障害を支援する．小児保健研究，72（2）：173-176，2013．
22) 板谷　厚：感覚と姿勢制御フィードバックシステム．バイオメカニズム会誌，39（4）：197-203，2015．
23) 新田　收：軽度発達障害児と定型発達児の発達における感覚経験の差異．第45回日本臨床神経生理学会，大阪，2015．
24) 新田　收 他：幼児における運動発達と感覚異常の関係．第71回日本体力医学会，岩手，2016．
25) Nitta O et a：The relationship between motor coordination and sensory disturbance in children．11th World Congress of the International Society of Physical and Rehabilitation Medicine, Buenos Aires, 2017.
26) 河西哲子 他：選択的注意．生理心理学と精神心理学，33：1-3，2015．

27) 権藤恭之 他：選択的注意課題における抑制過程の加齢変化．老年社会科学，20（2）：120-131，1998.
28) 糟谷由香：自閉症スペクトラム障害児の注意機能の改善を目的とした音楽的訓練に関する文献的検討．音楽心理学音楽療法研究年報，41：29-37，2013.
29) 樋口貴広：知覚・認知と運動支援−リハビリテーションへの応用を目指して−．理学療法湖都，33：7-13，2013.
30) 牧迫飛雄馬：高齢者の認知・精神機能と転倒リスク．日転倒予会誌，3（3）：5-10，2017.
31) 中島　敏 他：順序動作課題と割り込み課題から成る二重課題を制御する神経機構．日神回路会誌，18（3）：129-134，2011.
32) 土田宣明：抑制機能の分類に関する研究．立命館文學，599：100-109，2007.
33) 城野靖朋 他：運動課題と認知課題の二重課題干渉効果．ヘルスプロモーション理療研，3（2）：47-51，2013.
34) 大沼泰枝 他：注意欠陥/多動性障害児における注意機能のプロフィールの検討−分割的注意に焦点をあてて−．小児の精と神，48（4）：645-647，2008.
35) 今田里佳 他：集団式注意機能検査におけるADHDおよびPDDの障害特徴の検討．特殊教育学研究，47：334-345，2009.
36) 大沼泰枝 他：注意欠陥/多動性障害児と広汎性発達障害児における注意機能の差異の検討−分割的注意に焦点をあてて−．小児の精と神，52：45-52，2012.
37) 村田孝次：発達心理学史，培風館，東京，1992.
38) Piaget J 著，（中垣　啓 訳）：Piagetに学ぶ認知発達の科学，北大路書房，京都，2007.
39) 矢野喜夫 他：発達心理学への招待−人間発達の全体像をさぐる−，サイエンス社，東京，1993.
40) 岩波　明 他：広汎性発達障害の認知障害．臨床精神医学，42（12）：1489-1496，2013.
41) 十一元三：広汎性発達障害の認知機能，分子精神医学，11（4）：269-274，2011.
42) 加我牧子 他：発達障害における認知機能障害と神経生理学的所見．医学のあゆみ，239（6）：609-613，2011.
43) Beversdorf DQ et al：Increased discrimination of "false memories" in autism spectrum disorder.. Proc Natl Acad Sci USA，97：8734-8737，2000.
44) 仲秋秀太郎 他：実行機能：その概念と評価法．老年精医誌，26（3），248-256，2015.
45) 山口真美：空間視の発達．光学，36（6）：311-316，2007.
46) Foreman N 他編，（竹内 謙彰 訳）：空間認知研究ハンドブック，二瓶社，大阪，2007.
47) 土屋賢治：自閉症スペクトラム児の発達の軌跡：浜松母と子の出生コホート研修（HBC Study），日本社会精神医学会雑誌，23（4）：272-378，2014.
48) 新田　收 他：腰痛予防のためのエクササイズとセルフケア，ナップ，東京，2009.
49) 新田　收 他：小児・発達期の包括的アプローチ，文光堂，東京，2013.
50) 三宅一郎：運動発達の科学，大阪教育図書，大阪，2009.
51) 松田雅弘 他：軽度発達障害児と健常児の立位平衡機能の比較について．理学療法科学，24（2）：129-133，2012.
52) 新田　收 他：乳幼児の定頸に及ぼす原始・姿勢反射の影響−非対称性緊張性頸反射，空間での立ち直り反応，Landau反応との関係．姿勢研究，10（2）：127-134，1990.
53) 大山良徳 他：発達生理学，光生館，東京，2005.
54) Griffin LY et al：Noncontact anterior cruciate ligament injuries：risk factors and prevention strategies．J Am Acad Orthop Surg，8（3）：141-150，2000.
55) 古後晴基 他：身体柔軟性と関節弛緩性における性差および関連性．ヘルスプロモーション理学療法研究，4（4）：189-193，2015.

56) 落合達宏：こどもの扁平足：柔らかい扁平足．MB Orthop, 26（6）：15-23, 2013.
57) Jelsma LD et al：The relationship between joint mobility and motor performance in children with and without the diagnosis of developmental coordination disorder. BMC Pediatr, 15：13-35, 2013.
58) Kirby A et al：Developmental coordination disorder and joint hypermobility syndrome--overlapping disorders? implications for research and clinical practice. Child Care Health Dev, 33（5）：513-519, 2007.
59) 根本芳男：幼児の接地足蹠発育変化に関する研究．体育学研究，11（2）：110-115, 1966.
60) 市川智美 他：定型発達児における土踏まず比と運動機能の関係．第55回日本リハビリテーション医学会，福岡，2018.
61) 望月 久：協調運動障害に対する理学療法．理療京都，39：17-22, 2010.
62) 杉浦和朗：イラストによる中枢神経系の理解，医歯薬出版，東京，1985.
63) 渡邊裕文：協調運動障害に対する理学療法．関西理学，6：15-19, 2006.
64) 桜井正樹：小脳症候とその理解．Brain Medical, 19：63-71, 2007.
65) 新井信隆：脳の微小形成不全と発達障害．医学のあゆみ，239（6）：621-626, 2011.
66) 岡田 俊：ADHDと脳．Brain Med, 24（4），317-321, 2013.
67) 宮本信也：発達障害．小児科診療，71：1517-1526, 2008.
68) 辻井正次 他：発達障害者支援とアセスメントのガイドライン，金子書房，東京，2014.
69) 谷川慎治 他：運動イメージは運動のタイミングをシミュレートしているか．J Rehabil Health Sci, 5：7-12, 2007.
70) 樋口貴広：運動支援の心理学−知覚・認知を生かす−，三輪書店，東京，160-164, 2013.
71) 新田 收：発達障害の運動療法−ASD・ADHD・LDの障害構造とアプローチ−，三輪書店，東京，2015．
72) 石川 丹：模倣の心理発達．小児科臨床，61（5）：1071-1077, 2008.
73) 永井知代子：模倣の発達．Brain Med, 18（3）：14-20, 2006.
74) Meltzoff AN et al：Imitation of facial and manual gestures by human neonates. Science, 198：74-78, 1977.
75) 平山 諭 他：脳科学からみた機能の発達，ミネルヴァ書房，京都，2013.
76) Decety J et al：The timing of mentally represented actions. Behav Brain Res, 34：35-42, 1989.
77) 伊藤美咲 他：定型発達児における年齢と運動イメージの関係．日本リハビリテーション医学会第55回学術集会，福岡，2018.

第 4 章
発達性協調運動障害の評価

4.1 評価の考え方

　米国精神医学会による精神障害の診断と統計マニュアル（Diagnostic and Statistical Manual of Mental Disorders）の最新版 DSM-5（2013）では，発達性協調運動障害（DCD）を以下のように定義している。

　協調運動技能の獲得や遂行が，その人の生活年齢や技能の学習および使用の機会に応じて期待されるものより明らかに劣っている。その困難さは，不器用さ（例：物を落とす，または壁にぶつかる），運動技能（例：物を掴む，はさみや刃物を使う，書字，自転車に乗る，スポーツに参加する）の遂行における遅さと不正確さによって明らかになる。

　この定義では，運動技能（運動技術）が年齢に見合う水準からみて劣ることが挙げられている。運動技術は，成長とともに変化し，成人として想定される一定のレベルに達する。DCDでは，発達段階において同年齢の児が持つ技術と比較し，明らかに劣っていることが特徴である。具体的には，DCD児は，運動技術に関して成熟の速度が遅いことが示されている。このことに加え，成人，あるいは通常およそ成人同様の完成度に達する学齢期後半であっても，運動技術が通常の状況に比較して低いことが示されている。

　評価には，2つの側面がある。1つは予測であり，発達の途上にある児に対し，将来DCDとなる可能性について予測しようとするものである。DCDは，発達の早期にいくつかの特徴を見出せる。それは，運動発達の遅れや，筋緊張の低さなどである。DCDにおける不器用さや動作の不正確さは，同年齢の児との比較において初めて認識される特徴である。つまり，児が最初の社会参加である保育園，幼稚園などに通園するような段階になり，保護者も初めて気がつくことが多い。保護者は児の発達について，自宅で運動を観察するだけでは，特に問題に気がつかない。4歳未満では，運動発達過程にあるので，定型発達児との差が小さく，気づかれることが少ない。しかし，この時期であっても，児の運動を詳細に観察することで，DCDに関連する特徴を見出すことがある。こうし

た特徴は，DCDの予測に有意義なものである。DCDのリスクをこうした特徴からスクリーニングすることが可能となれば，発達の段階においてセラピストが介入することで，児の運動発達を引き上げられる可能性がある。

評価におけるもう1つの側面は，DCD児それぞれの特徴を把握することである。DCDは診断名ではあるが，動作の不器用さといった漠然とした状態で特徴づけられる症候群といえる。その原因についても，明らかでない部分が多い。DCDの要因は複雑であり，症状は一様ではなく，個々に異なっている。DCD児それぞれにおいて，症状を形成する要因が厳密には異なることも考えられる。これらを踏まえ，評価においては，DCDの要因と考えられる項目について，詳細に評価することが必要である。このために，DCDの障害構造を理解することが必要である。

発達障害の障害構造を図式化したものが，第3章の図3-31である。中央の三角形が運動機能障害の構造を示している。

まず，すべての機能の根底に，感覚入力がある。これには2つの要素が含まれる。第一の要素は，置かれている環境の把握である。視覚，聴覚，嗅覚はもちろん，触覚，圧覚，前庭感覚など，すべて身体の外側の状態を把握するために重要な役割を果たしている。このことは，人の運動と密接に結びついている。人は常に，環境との関係で行動している。運動の視点でみるならば，変化する環境に適応することで，円滑な運動が行われている。感覚器による環境把握が不十分であれば，運動も不安定となる。つまり，感覚器による環境把握の問題が，DCDの要因ともなりうる。

感覚に関するもう1つの要素は，自身の身体の状態を知るための感覚である。ここで重要な役割を果たすのは，深部感覚である。深部感覚は，筋の状態と関節の状態をセンサーしている。これにより，人は自らの四肢の状態を認識している。つまり，自らの体幹がどのような姿勢をとっているか，四肢の関節がどのような角度になっているか，あるいはどの方向へ動いているかを，主に深部感覚をもとに認知している。こうした機能は，運動の正確さ，円滑さの基本となる事項であり，DCDの症状に直接影響する。なお，体幹・四肢の状態の把握には，深部感覚に加え，表在感覚，前庭感覚なども関連している。

感覚が，環境把握あるいは身体把握に重要であることは疑いない。ところで「感覚」の問題には，感覚受容器における不具合から，受容器からもたらされる情報の解釈，つまり認知機能の問題までが含まれる。

姿勢制御は，重力，加速度とこれに対する身体の調整と考えられる。姿勢制御は，意識されることなく，姿勢反射によって行われる。姿勢反射は，乳児期の運動発達における主な変化の基礎となっている。姿勢反射は，感覚器からのフィードバックを，身体が置かれた環境を知るための情報とし，これに対して身体を操作し適応させる過程である。身体の操作は，中枢で行われる。このことからわかるように，姿勢制御が適切に行われるためには，感覚の正確さと，中枢の成熟が必要である。さらに，姿勢調整の効果器として，筋が適切に反応し，十分に力を発揮する必要がある。加えて，各関節の安定した可動性が保証されなくてはならない。

協調運動は，姿勢制御の上に成り立つ機能といえる。協調運動は，随意運動に伴う全身筋収縮制御である。上肢を伸展し目的物をつかむ，ボールを投げる，捕球するなど，目的動作を随意的に行おうとする時，意識するのは上肢伸展など，直接目的に関連する四肢運動である。これに伴う全身

の筋収縮制御は意識せず，無意識の反応となっている．これが協調性であり，姿勢制御機構に大きく依存している．協調運動は，上肢の屈伸，下肢の振り出しなど，身体の一部の操作や四肢の操作が円滑に行えることである，この運動を，基本的協調運動とする．これに対して，全身を使い，動きながらボールを蹴る，ボールを投げる，捕球することなどは，応用的協調運動である．DCDでは，このどちらの機能も未熟な場合が多い．

姿勢制御と協調運動は，意識することなく調整される機能である．これに対して運動イメージは，意識することを前提としている．運動イメージとは，過去の運動経験を短期記憶（working memory）に移し，その記憶を内像（mental representation）に投影する心理的行動とされている．運動経験は，主に深部感覚を通し，時間経過により変化する身体の状態として認識される．感覚情報は，ここでも機能の基礎となる．定型発達児では，発達に伴い自らの身体運動を意識することが可能となる．身体運動を意識することは，運動の精度の向上につながる．この意識された身体運動が運動イメージである．運動イメージは，遂行されている運動に注意をはらうことで，運動遂行が目的に沿って行われているかを確認する過程である．これにより，動作は修正され，正しい動きへと調整される．

このようにDCDは，複数の要因が関連し合い，その症状を形成している．一方，DCDの発症原因を特定することはできない．このため，個々のDCD児の評価においては，感覚，認知，姿勢制御，協調運動，運動イメージなどについて詳細に記録する．このことで，DCD児のキャラクターを把握し，指導プログラム立案の基礎資料とする．DCDは，症状の重症度といった一元的な尺度で測ることはできない．多面的な評価結果をもとに，それぞれ異なるDCD児の状態を把握することが重要である．

4.2 予測因子

将来の可能性について予測しようとする場合，いくつかの要因が考えられる．現時点では，DCDとの因果関係が明らかとなっていない部分もあるが，いくつかの関連要因が知られている．これらの要因は，出生時の状況や，発達早期にみられる特徴であり，その後DCDが明らかになる可能性があるリスクとして着目する必要がある項目である．

4.2.1 出生時の状況

周産期医療の発展とともに，新生児死亡率が低下する一方，リスクを持つ新生児は増加傾向にある．その1つが，低出生体重児と，発達障害児の関係である．自閉症を含む精神疾患が1.68倍有意に増加したという報告がある[1]．自閉症スペクトラム障害（ASD）児の出生体重と在胎週数に関する報告では，出生体重が1,999 g以下，あるいは4,000 g以上では有意に発症率が高い．また，在胎週数では36週以下で発症率が高い[1]（表4-1）．

妊娠中の異常との関係も見逃せない．自閉的特徴を中心とした32項目により構成された，母親記入式小児行動質問票改訂版（child behavior questionnaire revised：CBQ-R）と成育歴との関

表 4-1 自閉症スペクトラム障害（ASD）児の出生体重と在胎週数

出生体重	人　数（%）	男子数（%）	女子数（%）		在胎週数	人　数（%）
～999 g	5 (1.3) a**	4 (1.3) a**	1 (1.0) a		～27 週	8 (2.2) b**
1,000～1,499 g	8 (2.0) a**	8 (2.7) a**	0 (0.0)		28～31 週	6 (1.7) b**
1,500～1,999 g	16 (4.0) a**	12 (4.0) a**	4 (4.2) a*		32～36 週	36 (10.0) b**
2,000～2,499 g	32 (8.1)	20 (6.7)	12 (12.5) a		37～41 週	302 (84.1) **
2,500～2,999 g	133 (33.6)	92 (30.7)	41 (42.7)		42 週～	7 (1.9) b**
3,000～3,499 g	149 (37.6)	117 (39.0)	32 (33.3)		総　数	359 (100.0)
3,500～3,999 g	46 (11.6)	40 (13.3)	6 (6.3)			
4,000 g～	7 (1.8) a	7 (2.3) a	0 (0.0)			
総　数	396 (100.0)	300 (100.0)	96 (100.0)			

a：母子保健統計（平成22年度）の大阪府の割合と比較して多い．b：人口動態統計（平成22年度）の日本全体の割合と比較して多い．*$p < 0.05$，**$p < 0.01$
（文献1より引用）

係を分析した結果を表4-2に示す[1]。妊娠中の異常と関連があった項目は，「人を押したり，叩いたり，つねったりなどする」「物を投げたり，叩いたりする破壊行為がある」など，攻撃的行動に関するものであった。周産期異常と関連があった項目は，「勝手に飛び出してどこかへ行ってしまう」であった。新生児期異常では「特定の物に強い愛着を示す」「奇妙な目つきをする」「自分の身体を叩いたりする自傷行為がある」「人を押したり，叩いたり，つねったりなどする」「睡眠の障害や不規則さが目立つ」「勝手に飛び出してどこかへ行ってしまう」などが関連していた。このことは，異常の時期と特異的に影響を受ける脳機能に何らかの関連性があることを示唆するものであった[1]（表4-2）。

上記のような状況で生まれた児は，NICU入院を経験することが多い。NICUを退院した児における発達障害発生率が，一般集団より多いという報告がある[2]。

こうした要因が直接DCDにつながることはない。また多くの報告も，ASD，あるいは注意欠陥・多動性障害（ADHD）との関係を調査しており，DCDとの関連性には言及していない。しかし，ASD，ADHDがDCDの隣接疾患であること，あるいは合併することが多いことなどから，DCDのリスク要因として考えられる。出生時に，上記のような状況に合致する児は，退院後も注意深くフォローすることが望ましい。

4.2.2　運動発達の遅れ

DCD児では，運動発達に遅れがみられることが多い。定型発達児であっても，出生時には首のすわりもなく，姿勢保持もできない。この状態から，およそ12ヵ月で独歩を獲得する。粗大運動の発達は4歳以降も続くが，生後12ヵ月の変化は大きく，中枢神経疾患ではこの時期の変化に遅れがないかが重要な評価項目となる。脳機能障害が明らかな脳性麻痺では，運動発達の遅れも明白であり，最終的な運動発達において独歩を獲得しない場合も少なくない。DCD児では，独歩は獲得する。このために，早期にDCD児における運動機能障害の認識がされることは少ない。しかし，

表 4-2　周産期異常の有無による小児行動質問票改訂版（CBQ-R）の各項目のオッズ比と 95％ 信頼区間

質問項目	周産期異常			妊娠中の異常			新生児期異常		
	オッズ比	p 値	95% CI	オッズ比	p 値	95% CI	オッズ比	p 値	95% CI
1. 言葉の発達が遅れている	1.01	0.98	0.53〜1.91	0.71	0.22	0.41〜1.22	1.31	0.29	0.79〜2.16
2. オウム返しがある	1.28	0.43	0.70〜2.37	1.31	0.29	0.79〜2.18	1.11	0.66	0.69〜1.78
3. 言葉の反転（相手の立場での表現）がある	1.51	0.21	0.79〜2.87	0.91	0.74	0.54〜1.54	1.35	0.23	0.83〜2.20
4. 言葉はあるが会話にならない	1.30	0.41	0.70〜2.42	0.93	0.78	0.55〜1.56	1.17	0.54	0.72〜1.89
5. 会話がパターン化していたり，奇妙だったりする	1.71	0.09	0.92〜3.17	1.23	0.43	0.74〜2.06	1.59	0.06	0.98〜2.57
6. ひとり言が多い	1.81	0.06	0.98〜3.33	1.32	0.28	0.80〜2.20	1.11	0.67	0.69〜1.79
7. 奇声がある	1.13	0.69	0.62〜2.07	1.33	0.27	0.80〜2.20	0.88	0.60	0.55〜1.41
8. 孤立し，距離をおいている	1.27	0.47	0.67〜2.40	0.92	0.75	0.55〜1.54	1.10	0.70	0.68〜1.79
9. 人，とりわけ同年齢の子どもに対して興味がない	1.42	0.29	0.74〜2.72	1.29	0.34	0.77〜2.17	1.32	0.26	0.81〜2.13
10. 持続的で安定した人間関係を保つことが難しい	1.26	0.47	0.68〜2.34	1.09	0.76	0.64〜1.83	1.37	0.22	0.83〜2.24
11. 視線が合わない	0.70	0.25	0.38〜1.28	0.64	0.09	0.39〜1.07	1.03	0.92	0.64〜1.66
12. 感情の表出や表情が乏しい	0.77	0.45	0.40〜1.51	0.59	0.06	0.34〜1.03	1.27	0.39	0.74〜2.19
13. 気持ちが通わない	1.33	0.36	0.72〜2.48	1.47	0.14	0.88〜2.45	1.22	0.42	0.76〜1.95
14. 奇妙なものに執着する（棒，ひも，水，トイレなど）	1.36	0.34	0.73〜2.53	1.11	0.70	0.67〜1.84	1.33	0.24	0.83〜2.14
15. 物の置き方や順序にこだわる	1.56	0.16	0.84〜2.89	1.25	0.39	0.76〜2.06	1.00	0.99	0.63〜1.60
16. 動く物，回る物，光の点滅などに関心があり没頭する	1.14	0.68	0.62〜2.08	1.06	0.80	0.64〜1.75	1.21	0.43	0.76〜1.93
17. 特定の物に強い愛着を示す（図鑑，辞書，カセットなど）	1.39	0.28	0.76〜2.53	1.31	0.30	0.79〜2.15	1.65	0.04*	1.03〜2.64
18. 事柄に対する儀式的，強迫的な決まりごとがある	1.83	0.11	0.87〜3.87	1.29	0.37	0.73〜2.28	1.23	0.44	0.73〜2.07
19. 手や身体の決まった動きや反復行動がある	1.09	0.81	0.56〜2.10	1.31	0.35	0.75〜2.28	1.05	0.86	0.63〜1.75
20. 手をかざしたり，指を動かしてそれをじっとながめる	1.13	0.78	0.49〜2.58	1.03	0.94	0.52〜2.01	1.11	0.75	0.59〜2.09
21. 奇妙な目つきをする	1.62	0.22	0.75〜3.52	1.24	0.49	0.68〜2.26	1.74	0.05*	0.99〜3.04
22. 耳が聞こえないようにふるまう	0.90	0.75	0.47〜1.72	0.82	0.47	0.48〜1.40	1.46	0.14	0.88〜2.42
23. 耳を覆ったり，音に不快を示す	1.44	0.25	0.77〜2.70	1.00	0.99	0.60〜1.65	1.48	0.11	0.92〜2.38
24. 痛みに鈍感である	1.10	0.78	0.55〜2.20	1.18	0.57	0.67〜2.11	1.63	0.07	0.95〜2.79
25. 自分の身体を叩いたりする自傷行為がある	1.21	0.60	0.59〜2.45	1.05	0.87	0.59〜1.86	2.22	0.01**	1.28〜3.85
26. 人を押したり，叩いたり，つねったりなどする	1.71	0.08	0.93〜3.16	1.92	0.01**	1.16〜3.19	1.62	0.04**	1.01〜2.60
27. 物を投げたり，叩いたりする破壊行為がある	1.61	0.13	0.86〜3.02	1.74	0.04*	1.04〜2.92	1.53	0.08	0.95〜2.45
28. わけもなく笑ったり，泣いたり，カンシャクを起こす	1.47	0.26	0.75〜2.89	1.31	0.33	0.76〜2.25	1.51	0.10	0.92〜2.48
29. 睡眠の障害や不規則さが目立つ	1.39	0.36	0.69〜2.81	0.91	0.73	0.52〜1.57	2.10	0.01**	1.23〜3.58
30. 勝手に飛び出してどこかへ行ってしまう	2.89	0.01**	1.34〜6.23	1.27	0.39	0.74〜2.16	1.90	0.01**	1.15〜3.15
31. 勝手に人の家に入るなど社会的ルールがわからない	1.51	0.26	0.73〜3.12	1.10	0.74	0.62〜1.94	1.12	0.67	0.66〜1.89
32. 無気力，自主性がない	1.46	0.28	0.74〜2.90	1.25	0.42	0.72〜2.16	1.17	0.54	0.71〜1.94

*$p < 0.05$, **$p < 0.01$
（文献 1 より引用）

DCD児の成育歴を詳細に振り返ると，運動発達に遅れがあることが多い。定型発達では，独歩獲得は12ヵ月前後となるが，DCDでは18〜24ヵ月に達する場合もある。独歩獲得が24ヵ月まで遅れたとしても，ただちに何らかの障害を意味するものではない。その後順調に運動発達し，学齢期までに定型発達の程度に追いつく例も多い。ただし，このように軽度運動発達の遅れを示す児の中に，DCDが含まれる可能性の多さも見逃せない。DCD児では，遅れはあっても粗大運動のマイルストーンは獲得する。このため，詳細な運動発達の経過よりも，発達の重要な指標で，遅れがないか確認する。参考となる指標として，定頸：3ヵ月，寝返り：6ヵ月，座位保持，つかまり立ち，四つ這い：10ヵ月，独歩：12ヵ月などが挙げられる。

また，DCD児における特徴的な運動発達過程も存在する。その1つは，シャッフリング（shuffling）である。シャッフリングは，座位（えんこ座）のまま，上体を揺らして前進する動作である。定型発達児の中にも，わずかではあるが一定数，運動発達の過程でシャッフリングを行う児が存在する。DCD児ではシャッフリングとなることが多いため，リスクを示す指標となりうる。

シャッフリングは，運動発達において，腹這い・四つ這い移動に置き換わる形で獲得される。たとえば，寝返り獲得後，腹這いで移動することはほとんどなく，シャッフリングを獲得し，その後つかまり立ち，独歩を獲得する。なぜシャッフリングを選択するのかは，不明な点も多い。しかし，DCD児は腹這い位を好まないことが多い。これには，複数の要因が考えられる。1つは，触覚異常の問題である。幼児は，当初背臥位で寝かされている。その後，寝返りの獲得は，頭部が立ち直ることで引き起こされる反射的な現象である。寝返り獲得から，腹這い移動は自然な経過である。ところが，触覚過敏がある場合，腹這い位で体幹前面が床に接する感覚に違和感があり，このために腹這い位を避けようとする。また，別の解釈もできる。腹這い位では，胸郭に体重がかかり，背臥位に比較し呼吸に負荷がかかる。筋力が弱い場合，腹這い位を避けようとする。シャッフリングは，座位保持さえ安定していれば，四つ這い移動に比較して，肩関節，股関節の筋力が弱くても可能である。

DCD児は，感覚異常と低筋緊張を特徴としているため，シャッフリング動作を獲得するこのような経過も想像される。

4.2.3 利き手，利き足

DCDでは，利き手，利き足の確立が遅れることがある。利き手の発達は，生後16〜20週で左使用傾向がみられ，1歳まで両手使用に変化する。その後，2歳で明確な右利きが観察されるようになる。さらに2歳半〜3歳半で両手利きに移行し，4歳〜6歳で右手使用となり，8歳までに右利きになる[3, 4]（表1-1参照）。

これはGesellらの報告であるが，他の研究においても，特に1歳までの時期は使用する手が変動し続けると報告している。こうした使用する手の変化は，運動発達と関連している。独歩開始の頃は両手でリーチすることが多いが，姿勢の安定が進むとどちらか一方の手をリーチするように変化する。Gesellは，利き手が確立するのは8歳頃としているが，3歳頃とするものもある。どちらにしても，4〜6歳の頃には，およそ利き手が明らかになっていると考えてよい。

利き手の評価方法としては，エジンバラ利き手テストが知られている[5, 6]（表4-3）。この表に示した10項目について，どちらの手を使用するか記録する。常に使う：2，ほとんど使う：1，両方使うでは左右へ1を記録する。つまり，常に右であれば右手に2，ほとんど右であれば右手に1，両手を使うであれば左右に1ずつ記録する。利き手指数は以下の式で計算する（R: 右手，L：左手）。

$$(R - L) / (R + L) \times 100$$

表4-3 エジンバラ利き手テスト

		左手	右手
1	字を書く		
2	絵を描く		
3	ボールを投げる		
4	はさみ		
5	歯ブラシ		
6	ナイフ（フォークなしで）		
7	スプーン		
8	ほうきを持つ時の上の手		
9	マッチをする		
10	引き出しを開ける		
合計（プラスの数を算出してください）			

（文献5より引用）

足に関しては，ボールを蹴る時の軸足と蹴り足のように，左右で役割の違いがある。どちらを利き足とするかに明確な定義はない。しかし，蹴る側の足を利き足とすることが多い。ジャンプする際に踏み切る側の足を利き足とする考え方もある。調査によれば，ボールを蹴る側が右と答えた者が87％，踏み切る足が右と回答した者は47％であった[7]。他の調査によれば，日本人の60～70％は右足が利き足であるとしている[6]。

左右差という観点からは，蹴り足の方が差が明らかである点から，蹴り足を利き足としてとらえるのが妥当と考える。この基準で，利き足は8～11歳の時期に明らかになるとしている[8]。

DCD児では，利き手確立の遅れが報告されている。利き手，利き足は，脳機能のラテラリティの問題としてとらえられる。脳の成熟に伴い，ラテラリティは明らかになっていく。利き手の決定の遅れは，脳の成熟が遅延していることの結果といえる。4～6歳頃，おおよその利き手は判断可能となる。このことから，この時期に左右差が判断できない場合は，DCDの1つの予測指標となりうる。

4.2.4 構音

DCDを疑われる児は，構音に未熟な部分を残すことが多い。定型発達児も，言語獲得の初期に様々な構音の誤りを経験する。こうした構音の誤りは，通常いわゆる「赤ちゃん言葉」として観察されるが，多くは学齢期までに修正される。この時期を越えて誤りが残る場合，あるいはより早い時期であっても誤りが多い場合は，注意を要する。

主な構音の誤りは，構音の置き換え，省略，歪みなどである。以下に主な例を挙げる[9]。

■主な構音の誤り
カ行→タ行への置き換え（例：おかあさん→おたあさん）
ガ行→ダ行への置き換え（例：ガム→ダム）
サ行→タ行，シャ行，チャ行への置き換え（例：おとうさん→おとうしゃん）

ツ→チュへの置き換え（例：おつかい→おちゅかい）

ザ行→ダ行，ジャ行への置き換え（例：ぞうきん→じょうきん）

シャ行→タ行，チャ行への置き換え（例：シャツ→チャツ）

チャ行→タ行への置き換え（例：チャーハン→ターハン）

ジャ行→ダ行への置き換え（例：じゃんけん→だんけん）

ラ行→語頭でタ行への置き換え，語中で省略あるいはヤ行に近い歪み（例：テレビ→テエビ）

ハ行→省略（例：ごはん→ごあん）

　DCD児では，協調運動が阻害されるために，サ行がタ行に置き換えられることが多い。サ行もタ行も，発音時の顔の動きはほとんど変わらない。口腔内の舌の位置が，わずかに異なるのみである。DCD児では，唇，舌，顔面の筋の協調性の問題から，構音成熟につまずくことは容易に想像できる。同時に，DCD児は様々な感覚障害を持つ場合が多く，音の聞き分けについても正確に行えていない可能性もある。

4.3　特徴の把握

　評価には，DCDの可能性を早期に予測するといった側面とは別に，本来対象児の状態を詳細に記録するという目的がある。DCDが示す特徴は，様々な要因が複雑に関連し合って成り立っている。障害構造については前述したが，主な要因として根底に感覚，認知，注意があり，その上に姿勢制御，協調運動，運動イメージが乗る形となっている。DCDの運動の特徴は，運動のぎこちなさ，不器用さなどととらえられる。しかし，こうした特徴は，すべてのDCD児で同様に障害されているということはない。定型発達児においても個々に運動機能が異なるように，DCD児であっても，運動機能は個人それぞれで異なるキャラクターを有している。

　評価においては，多面的な評価結果をもとに，個人のキャラクターを詳細な形で記録する。こうしたキャラクターの把握は，指導プログラム立案の重要な指標となる。

4.3.1　感覚入力の評価

　感覚入力についての評価は，基本的に問診あるいは行動観察によって行う。以下に問診項目と行動観察項目を示す。また，表4-4に感覚入力評価表を示す。

4.3.1.1　表在感覚の評価

A）表在感覚に関する問診項目
- 腹這いの状態を嫌がることがあった。
- 抱かれることを嫌がることがあった。
- 手をつないで歩くことを嫌がることがあった。
- 手づかみで食べることを嫌がることがあった。

表 4-4 感覚入力評価表

A. 表在感覚に関する問診項目	はい	いいえ	B. 表在感覚に関する行動観察項目	はい	いいえ
1. 腹這いの状態を嫌がることがあった			1. 椅子座位で足底を床につけて座ろうとしない		
2. 抱かれることを嫌がることがあった			2. 歩行時につま先歩きになることがある		
3. 手をつないで歩くことを嫌がることがあった					
4. 手づかみで食べることを嫌がることがあった					
5. 砂場で遊ぶことを嫌がることがあった					
6. 着衣にこだわりがあるか,衣服の素材にこだわりがあった					
7. 転ぶなどした時に疼痛を訴えないことがあった					
A. 深部感覚に関する問診項目	**はい**	**いいえ**	**B. 深部感覚に関する行動観察項目**	**はい**	**いいえ**
1. 転ぶことがたびたびある			1. 四肢操作が円滑に行われない		
2. テーブルの上の食器を倒す,コップを落とすといったことがよくある			2. 歩く時に,べた足でバタバタと音を立てて歩くことがある*		
3. テレビの幼児番組をみても,体操を模倣しない			3. スキップが苦手である		
			4. 関節角度の再現ができない		
A. 前庭感覚に関する問診項目	**はい**	**いいえ**	**B. 前庭感覚に関する観察項目**	**はい**	**いいえ**
1. 転びやすい			1. 閉眼立位保持時のふらつきが大きい		
2. その場で回り続ける遊びを好む			2. 歩行時,走行時に側方動揺が大きい		
3. 揺れを極端に怖がる			3. ジャンプで容易にバランスを崩す		
A. 味覚,嗅覚に関する問診項目	**はい**	**いいえ**	**B. 味覚,嗅覚に関する観察項目**	**はい**	**いいえ**
1. 強い偏食がある			1. 味覚,嗅覚へのこだわりがある		
2. 特定の匂いにこだわりがある					
3. 匂いが引き金でパニックに陥ることがある					
4. 極端に強い味つけに対して無反応である					
A. 聴覚,視覚に関する問診項目	**はい**	**いいえ**	**B. 聴覚,視覚に関する観察項目**	**はい**	**いいえ**
1. サイレンの音など,特定の音によってパニックなることがある			1. 聴覚,視覚刺激に極端に反応する		
2. 特定の音にこだわりがあり,聞き続けることがある					
3. 光など,特定の視覚刺激によってパニックになることがある					
4. 屋外で目に入ったものに反応し,突然駆け出していくことがある					
小 計			小 計		
合 計					

*歩行中,ヒールコンタクトがなく,足底全面接地となる。

- 砂場で遊ぶことを嫌がることがあった。
- 着衣にこだわりがあるか，衣服の素材にこだわりがあった。
- 転ぶなどした時に疼痛を訴えないことがあった。

　触覚過敏がある場合，発達過程において，腹臥位を嫌がることがある。運動発達では，生後5，6ヵ月で寝返りを獲得し，その後腹這い移動を獲得する。ところが，腹臥位をとろうとしない児が観察される。一見運動発達に遅れがないように思われるが，意図的に腹臥位にすると，泣くなどして姿勢保持しようとしない。これには複数の要因が考えられる。筋力が低い，あるいは緊張性迷路反射（第3章参照）の影響が残るために，腹臥位で身体を伸展位に支えることができず，このために胸郭が圧迫され，呼吸に困難さを感じることが要因となることもありうる。同時に，腹臥位になることで体幹前面が床に接することを避けようとしている可能性もある。出生後，背臥位で過ごすことが多く，この姿勢に慣れていることから，体幹前面の皮膚を強く刺激する腹臥位を避けようとすることが考えられる。腹這い移動をほとんど行わず，シャッフリングを行う児も数パーセント存在するが，これらのケースでも最終的に歩行を獲得することが多い。しかし，この時期に腹臥位を極端に嫌がる場合は，経過を観察する必要がある。

　触覚過敏がある場合は，抱かれることをあまり喜ばない，着衣にこだわりが強く，いつも同じ服を着たがる，同じ素材の衣服でないと着ようとしない，あるいは真夏でも長袖のシャツしか着ないことなどが観察されることがある。

　手掌と足底は，特に感覚受容器の密度が高い。このために，感覚過敏も強く観察される可能性がある。食事の時に手づかみで食べようとしない，あるいは手が汚れることを嫌がり，食物が手掌につくと神経質に拭き取ろうとすることなどが観察される。手をつなごうとしないことなども，触覚に問題がある可能性がある。砂場遊びも同様であり，手掌に砂がつくことを嫌がり，砂場で遊ぼうとしない。靴の中に砂が入ることも非常に嫌がり，裸足で遊ぶようなことを拒否することなどが観察されることがある。

　こうした感覚過敏が疑われる反応とは逆に，強い刺激に対して反応が極端に小さい場合がある。転んでも泣かない，痛そうにもしない，などは感覚異常を示す徴候と考えられる。育児の面からは，おとなしく，泣くことも少なく，授乳期に育てやすかったといった感想を保護者がもつ場合もある。

B）表在感覚に関する行動観察項目
- 椅子座位で足底を床につけて座ろうとしない。
- 歩行時につま先歩きになることがある。

　行動観察は，問診で聞き取ることが困難な，保護者が見過ごしてしまうような姿勢と運動の特性に関して記録する。

　前述したように，足底は手掌同様に感覚受容器の密度が高い。このため，新生児では刺激に対する反応が強く現れる。足底刺激に対する逃避反射，足底把握反射，陽性支持反応なども，こうした足底刺激に対する反応として観察される。これらの反応は，定型発達児においても，出生後一定期

間観察されるので，新生児では異常を意味する徴候とはいえない。ただし，こうした明らかな反応は次第に観察されなくなり，足底把握反射は月齢10ヵ月で現れなくなる。つまり，新生児では，定型発達であっても，足底の感覚入力に対する反応が強く現れる。この反応が月齢とともに安定化し，運動発達はより高度なレベルへ進むと考えられる。発達障害では，こうした反応の安定化が遅れるために，感覚過敏の残存として観察されると考えられる。

　対象児を観察する中で，足底感覚過敏を示す特徴として，足底を床につけることを嫌がる傾向が観察されることがある。椅子座位で座位は安定しているが，足部を挙上する。座面にあぐら座位となるなどして，足底をつけようとしない。こうした特徴は，独歩獲得後も観察される場合があり，独歩獲得が足底感覚の安定を示すとは言い切れない。独歩獲得後の歩容を観察すると，足関節を底屈し，足底を接地しないまま，つま先で歩く特徴を示すことがある。もちろん脳性麻痺にみられるような，関節可動域制限や伸張反射の極端な亢進はみられない。ゆっくり歩かせる，足底接地を意識させるなどすると，歩容が改善することもある。しかし，急いで歩行しようとすると，足関節底屈傾向が出現する。これらの現象は，足底感覚過敏の可能性を示す特徴と考えられる。

4.3.1.2　深部感覚の評価

A）深部感覚に関する問診項目
- 転ぶことがたびたびある。
- テーブルの上の食器を倒す，コップを落とすといったことがよくある。
- テレビの幼児番組をみても，体操の模倣をしない。

　深部感覚は運動感覚に強く関連している。このため，深部感覚に不具合があり，過敏あるいは鈍麻があると，随意，不随意にかかわりなく運動制御の正確性が失われる。このため，歩行獲得後もほとんど障害物がない平坦な床面で転倒する，あるいは上肢操作を誤り食器を取り落とすといった動作が観察される。また，運動イメージが未熟となるために，動作模倣が容易にできない。動作模倣に関する詳細は，運動イメージの項で述べる。

B）深部感覚に関する行動観察項目
- 四肢操作が円滑に行われない。
- 歩く時に，べた足でバタバタと音を立てて歩くことがある。
- スキップが苦手である。
- 関節角度の再現ができない。

　四肢動作の円滑さ，歩容を観察する。運動感覚が低下していると，四肢操作は未熟となり，円滑さを欠くことになる。また，独歩獲得後も転倒することが多い。歩容としては，足底全面接地となることが多く，ばたばたと歩く。スキップなど，動作の難易度が少し高まると，対応できない。閉眼させ，他動的に上肢を外転90°位などにした後，基本肢位に戻す。開眼させ，動作の再現を行わせると，正確性に欠ける。

これらの運動制御の問題は，運動感覚の問題が根底に存在するが，姿勢制御，協調運動，運動イメージの問題に発展する．詳細については後述する．

4.3.1.3　前庭感覚の評価
A）前庭感覚に関する問診項目
- 転びやすい．
- その場で回り続ける遊びを好む．
- 揺れを極端に怖がる．

　前庭感覚は平衡機能と強く関連しており，姿勢制御の重要なセンサーとなっている．このため，前庭感覚の状態は姿勢制御に反映するといえる．姿勢制御に関する詳細は後述する．問診としては，転びやすさから，バランス機能を予測する．また発達障害児では，前庭感覚に関する特徴として，その場で回り続ける遊びをとめどなく行う場合がある．これは，自ら前庭感覚を刺激し，何らかの快感覚を得ている可能性が高い．あるいは，回転運動による刺激に集中することで，他の環境刺激を遮断している可能性もある．定型発達児では，回転運動を続けると不快となり，平衡保持が不可能となる．

　逆に，わずかな揺れを強く拒否したり，パニックに陥ることがある．これは，前庭感覚が過剰に反応している結果とも考えられる．

B）前庭感覚に関する観察項目
- 閉眼立位保持時のふらつきが大きい．
- 歩行時，走行時に側方動揺が大きい．
- ジャンプで容易にバランスを崩す．

　前庭感覚の状態を知るためには，基本的なバランス評価が必要である．静的バランス評価として，立位姿勢保持を開眼および閉眼にて行い，そのふらつきを評価する．動的バランスとしては，歩行，走行，ジャンプ，ボールキックなどの動作に伴う安定性を評価する．これらは姿勢制御項目となるので，方法の詳細は姿勢制御の項にて後述する．

4.3.1.4　味覚，嗅覚の評価
A）味覚，嗅覚に関する問診項目
- 強い偏食がある．
- 特定の匂いにこだわりがある．
- 匂いが引き金でパニックに陥ることがある．
- 極端に強い味つけに対して無反応である．

　味覚，嗅覚に関する特異性はあまり目立たず，気づかれないこともある．しかし，日常生活の様

子を問診すると，様々な問題点が明らかとなることが多い。特に，摂食面で問題行動が多い。多くは極端な偏食であり，同じおかずしか口にしない，白米しか口にしないといった場合もある。全く外食できず，常に弁当を持参するといった例もある。逆に，味覚に全く興味を示さず，非常に強い辛さなどに無反応な場合もある。また，特定の匂いにこだわりがあり，長時間1つの匂いを嗅ぎ続けるといった例もある。逆に，通常では気にならない程度の匂い対して強く反応し，パニックを起こす例もある。

B）味覚，嗅覚に関する観察項目
- 味覚，嗅覚へのこだわりがある。

摂食にかかわる問題点は，時間をかけた生活指導の対象となる。ただ，極端なこだわりが嗅覚にある場合，評価あるいは指導を行う環境に順応することに時間を要する場合がある。対象児の行動を観察し，部屋の匂いなどが障害になっていないか評価する。

4.3.1.5　聴覚，視覚の評価

A）聴覚，視覚に関する問診項目
- サイレンの音など，特定の音によってパニックなることがある。
- 特定の音にこだわりがあり，聞き続けることがある。
- 光など，特定の視覚刺激によってパニックになることがある。
- 屋外で目に入ったものに反応し，突然駆け出していくことがある。

発達障害では，聴覚，視覚刺激に対しても特徴的な反応を示す。前述したように，これらの刺激から選択的に情報を得ることができず，常に環境から様々な刺激を並列で受け取っている状態と考えられる。このために，日常生活で様々な問題を起こしていることが考えられる。この点について問診し，どのような刺激に反応するか分析する。

B）聴覚，視覚に関する観察項目
- 聴覚，視覚刺激に極端に反応する。

評価場面において，会話しているセラピストに対する注意と，窓の外を横切る自動車が，同等の刺激として受け入れられてしまう。このため，会話が突然途切れ，部屋の外へ飛び出してしまうような行動が起きる。聴覚についても同様である。このため，聴覚，視覚の刺激となる事柄が，対象児が置かれた環境内にどれだけ存在するか確認し，特に何に反応するか具体的に観察する。

4.3.1.6　調査結果

2016年に，4～6歳の定型発達児165名を対象とし，感覚調査を行った。調査は，保護者に対するアンケート調査とした。本調査は，対象とする児の成育歴について調査するものであり，保護

者は児の成育歴を振り返る形で回答した。対象児にDCDの診断を持つ児は含まれていない。調査結果は，定型発達児において，発育の段階で観察される感覚の違和感と解釈できる。調査結果を表4-5に示す。

調査項目に対して「はい」の回答が多かった項目は以下である。「スキップが苦手である」（36.49％），「砂場で遊ぶことを嫌がることがあった」（34.52％），「手をつないで歩くことを嫌がることがあった」（30.95％），「手づかみで食べることを嫌がることがあった。あるいは手が汚れることを嫌がった」（26.51％），「歩く時に，べた足でバタバタと音を立てて歩くことがある」（21.25％），「着衣にこだわりがあった。衣服の素材にこだわりがあった」（20.73％），「転ぶなどした時に疼痛を訴えないことがあった」（19.75％）。

表4-5 感覚調査のまとめ

質問項目（「はい」の回答率が高い問題順）	(%)
スキップが苦手である	36.49
砂場で遊ぶことを嫌がることがあった	34.52
手をつないで歩くことを嫌がることがあった	30.95
手づかみで食べることを嫌がることがあった。あるいは手が汚れることを嫌がった	26.51
歩く時に，べた足でバタバタと音を立てて歩くことがある	21.25
着衣にこだわりがあった，衣服の素材にこだわりがあった	20.73
転ぶなどした時に疼痛を訴えないことがあった	19.75
その場で回り続ける遊びを好む	13.10
強い偏食がある	12.20
屋外で目に入ったものに反応し，突然駆け出していくことがある	11.90
食器を倒す，コップを落とすといったことがよくある	10.71
特に段差がないのに転ぶことがよくある	10.71
腹這いをさせようとすると泣くなどしてこの姿勢を嫌がった。あるいは歩けるようになるまで，ほとんど腹ばいで移動することがなかった	9.88
抱かれることを嫌がる様子があった	8.43
ふだんつま先歩きをすることがある	7.32
お遊戯，体操など先生や幼児番組の真似をして体を動かすことが苦手である	7.32
椅子に座る時，足が床に届くのに，わざと足を持ち上げるなどして床に足裏をつけないようにすることがある	7.23
特定のにおいにこだわりがある	7.14
サイレンの音などにこだわりがあり，聞き続けることがある	7.14
匂いが引き金でパニックに陥る，あるいは泣き出すようなことがある	4.76
手足の動きがぎこちないことがある	3.66
特定の音にこだわりがあり，聞き続けることがある	2.38
極端に辛い物を好む，あるいは強い味付けでも無反応である	2.38
立位で目をつむるとふらふらすることがある	1.23
光などの特定の視覚刺激でパニックになる，あるいは泣き出すことがある	1.19
歩行中にふらふら体が揺れることがある	0.00
自動車や遊具などのわずかな揺れを極端に怖がる	0.00
ジャンプをするとバランスを崩し転倒しそうになることがよくある	0.00

第4章 発達性協調運動障害の評価

　この結果についてさらに分析を進めると，上記項目間に関連性が示された。「スキップが苦手である」「歩く時に，べた足でバタバタと音を立てて歩くことがある」は深部感覚についての項目である。「砂場で遊ぶことを嫌がることがあった」「手をつないで歩くことを嫌がることがあった」「手づかみで食べることを嫌がることがあった。あるいは手が汚れることを嫌がった」「転ぶなどした時に疼痛を訴えないことがあった」は表在感覚の項目である。ところが，「砂場で遊ぶことを嫌がる」と「スキップが苦手である」の項目間に関連性が示された。これは，表在感覚と深部感覚という異なるモダリティ間に，感覚という共通性があることを示している[10]。また，「砂場で遊ぶことを嫌がる」は，感覚が過敏であることを示しており，「転ぶなどした時に疼痛を訴えないことがあった」は感覚の鈍麻を示している。にもかかわらず，この2項目間に関連性が示された。このことは，感覚器の問題ではなく，感覚認知の段階で何らかの問題があることを示唆している[11]。

4.3.2　空間認知の評価

　人は，様々な感覚情報を分析することで，置かれた環境を認知する。人は環境に適応することで姿勢を保持し，運動しており，環境の認知が不十分であると，運動は不正確となる。環境の認知は，物理的なものから人的なもの，静的なものから動的なものまで様々である。この中で，最も重要なのは，空間認知である。空間は自らが置かれた物理的な空間であり，感覚を分析統合することで得られる。認知された空間には，そこに置かれた物体の数，大きさ，置かれた方法，距離，質感，動きなどが集約されている。人の運動は，空間との関係において計画され，実行される。空間は，そこに置かれた人に接しているということで，置かれた人にとって特別な空間，個別的，個人的な空間とも考えられる。つまり，置かれた本人が認知した空間である。空間は，自身と触れ合っており，自身からの距離により奥行きが認知される。同じように，自身との高低差により，高さが認知される。これらが統合され，三次元空間が認知される。

　人が運動する時，四肢と体幹の運動は，一連のまとまりとして実行される。この運動のまとまりを意識した状態が，運動イメージである。運動イメージについては，後述する。運動が実行される時，はっきり意識するか，意識下であるかは別として，身体の外側にある空間も全体像として把握される。これが空間認知であり，意識した場合は，空間イメージとなる。つまり，空間イメージと

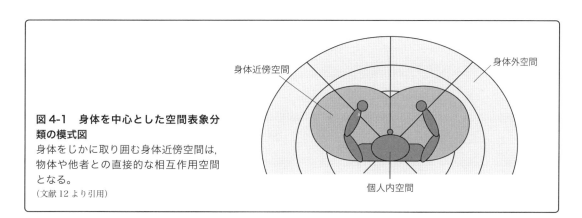

図 4-1　身体を中心とした空間表象分類の模式図
身体をじかに取り囲む身体近傍空間は，物体や他者との直接的な相互作用空間となる。
（文献12より引用）

103

運動イメージは，身体の外と内であるが，互いに接した状態でイメージされる。

空間イメージは，成長と経験により発展し，展開し，拡大する。空間イメージの原点は自身の中にあり，ここに接した空間からイメージが構築される。自身を中心とした空間イメージは，自身の身体そのものにより規定される「個人内空間（personal space）」，身体表面から数センチメートルから数十センチメートルの範囲で身体を直接取り巻く「身体近傍空間（peripersonal space，身体近接空間，個体周囲空間）」，それ以上離れた空間である「身体外空間（extrapersonal space）」の3つに分けられる（図4-1）[12]。空間認知は，このように自身を中心に置き，対象物との関係を把握することから始められる。ここで構築された空間イメージをもとに，イメージの客観化を進める。客観化することで，自身と接することのない空間をも理解することが可能となる。さらに，イメージ（心象）として，客観空間を頭の中で操作することが可能となる。

空間イメージの操作が未成熟な幼児に対して，空間認知の程度を測定することは容易ではない。坪井らは，比較的容易な設定で，幼児の空間認知の程度を知る方法を提案している[13]。

1) 被検児と補助者およびボールを用意し，それぞれ同様の椅子に座り，ボールは椅子の上に置く。
2) 被検児・補助者・ボールで4種類の空間を作る（図4-2）。
   - 空間A：被検児と補助者は向かい合わせに座り，2人の間にボールを置く（図4-2a）[13]。
   - 空間B：被検児と補助者は向かい合わせに座り，被検児の後ろにボールを置く（図4-2b）。
   - 空間C：補助者は被検児に背中を向けて座り，被検児の後ろにボールを置く（図4-2c）。
   - 空間D：被検児と補助者は向かい合わせに座り，補助者の後ろにボールを置く（図4-2d）。
3) それぞれの空間で以下の質問をする。
   - 質問a：「ボールは○○ちゃん（被検児）の前かな？　後ろかな？」
   - 質問b：「ボールは○○先生（補助者）の前かな？　後ろかな？」
   aは自身の視点であり，bは他者の視点となる。

坪井らの調査によれば，3歳児では，被検児の視点（質問a）で，自身とボールの関係において，空間ABCでほぼ正解した。補助者が被検児とボールの間に入る空間Dは，半数が不正解だった。補助者の視点（質問b）では，空間Aではほぼ正解となったが，空間Dでは正解率が落ちた。空間BCでは，正解率が低く，これもボールと補助者の間に自身が入ったため，空間の認知が困難だったと考えられる。このことから，3歳では，自身を中心とした空間認知であり，自身から物理的に離れる，あるいは間に人が入ることで，認知は困難になると考えられる。また，他者の立場での空間認知と，空間イメージの客観化が未熟である。

4歳児では，全パターンで正解率が上がった。しかし，空間BCにおける補助者の視点，および空間Dの自身の視点において誤答がみられ，客観化と認知空間の広がりに未熟さがみられた。

5歳児では，正解率はさらに上昇した。ただ，空間BCの補助者の視点において，誤答するものがみられた。空間認知は，3〜5歳の間に自身を中心に始まり，次第に客観化と空間の広がりという点で成熟することがわかる。

DCDの評価として，空間認知あるいは立体認知についての評価尺度は，様々なものが提案され

第4章　発達性協調運動障害の評価

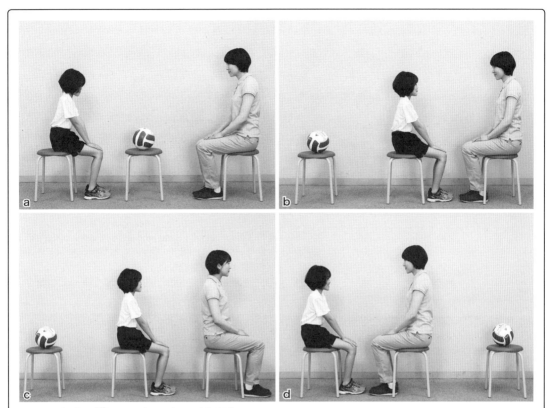

図 4-2　坪井ら[13]による空間認知の測定方法
被検児・補助者・ボールで4種類の空間を作る。**a**：被検児と補助者は向かい合わせに座り，2人の間にボールを置く（空間A）。**b**：被検児と補助者は向かい合わせに座り，被検児の後ろにボールを置く（空間B）。**c**：補助者は被検児に背中を向けて座り，被検児の後ろにボールを置く（空間C）。**d**：被検児と補助者は向かい合わせに座り，補助者の後ろにボールを置く（空間D）。

ている。対象児がこうした尺度によって評価可能であれば，点数化することも可能である。ただし，対象児が幼児であったり，言語理解に制限があるような場合は，こうした方法で対象児の空間認知成熟度を把握することも可能である。

4.3.3　選択的注意の評価

　DCD児では，刺激に容易に反応する傾向がある。「玩具が散乱する部屋で，次々と玩具に手を出し，1つの遊びに集中できない」「屋外を歩行中に好きな車を見つけると，突然走り寄ってしまう」などである。また，人は雑踏の中での会話などで，街の雑音の中から会話相手の声だけを選択することで，相手の言葉を聞きとっている。人は置かれている環境に対して，様々な感覚受容器で情報を得る能力を有している。これらの情報を単純に並列で受け取ってしまうと，膨大な情報の中で混乱し，環境の正確な把握ができない。こうした状況に対応する方法として，人は有用な情報だけを選択し，その他の刺激を抑制する機能を有している。ところが，発達障害では，この機能の未熟さが指摘されている。

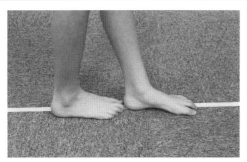

図 4-3 継足位立位
左右の足の踵とつま先が前後に触れた状態で立位保持し，姿勢保持の安定性，保持時間を計測する。

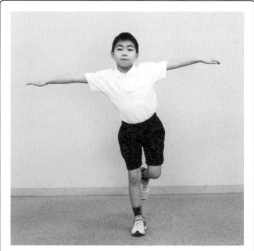

図 4-4 片足立ち
得意な脚一側で立位保持し，姿勢保持の安定性，保持時間を計測する。

　選択的注意を評価する方法は，前述の感覚評価表では，「聴覚，視覚に関する問診項目」によって行う。例として「屋外で目に入ったものに反応し，突然駆け出していくことがある」が「はい」の場合，注意選択の問題が疑われる。また，遊びの中で行うことができる簡単な評価方法としては，姿勢制御に対して視覚刺激が与える影響を記録する方法がある。

　静的姿勢制御の評価方法から，以下2項目を①開眼，②閉眼の2条件で評価し，結果を比較する。

1）継足位立位（図 4-3）
- 被検児は，左右の足の踵とつま先が前後に触れた状態で立位保持する。
- 姿勢保持の安定性，保持時間を計測する。

2）片足立ち（図 4-4）
- 被検児は，得意な脚一側で立位保持する。
- 姿勢保持の安定性，保持時間を計測する。

　静的姿勢制御は，前庭感覚，視覚，体性感覚が感覚入力とされ，これらの感覚がフィードバックされることにより行われる。特に，前庭感覚と視覚は重要であり，定型発達では，開眼，閉眼で比較すると，視覚入力がない閉眼では，姿勢が不安定化する。ところがDCDでは，開眼条件において，視覚に入る刺激に影響され姿勢が不安定化する状態が観察される可能性がある。

4.3.4　二重課題の評価

　一度に複数の注意を必要とする動作が，二重課題である。人は，日常的にこうした課題を遂行し

ている。歩行しながら考える，揺れる電車の中で読書するなど，特別な動作ではない。しかし，二重課題が，意識されないほどに円滑に行われるためには，注意の振り分けが適切に行われる必要がある。認知機能が低下した高齢者では，二重課題成績が低下する。この現象が，日常生活における運動機能低下の一要因と考えられ，転倒の要因の1つと考えられている。

ところで発達障害，特にADHDでは，二重課題成績において特異な反応が観察される。ADHD児は，単独課題では定型発達児よりも運動成績が劣るのに対して，二重課題では定型発達児との差がなくなる。定型発達児では，注意資源を課題に応じて分配する機能が発達している。これに対し，ADHDでは分配機能が十分機能しておらず，単独課題において注意を十分に集中することができない。逆に，課題が複数ある場合，分散した注意が一定程度抑制され，適正値に近づく。あるいは，ADHDでは，常に集中が分散した状態にあり，複数の課題を並列処理することにおいて，定型発達児との差が縮まることも考えられる。

これは，前述の選択的注意において成績は低いが，単独課題と二重課題で成績に差がないという現象としてとらえられる。ADHDはDCDとの合併が多い疾患であり，DCDにおいても，同様の反応が予想される。二重課題を評価するには，前項で示した静的姿勢制御の評価方法を利用する。①継足位立位，②片足立ちを運動課題とし，これらに以下に示す短期記憶想起課題を付加する。運動課題単独と，二重課題の成績とを比較する。

1) 運動課題
- 継足位立位（図4-3）
- 片足立ち（図4-4）

2) 想起課題
- 運動課題前に，複数の物品を提示する（例：電車，クレヨン，人形，コップ）。

3) 計測手順
- 運動課題を開眼で行わせ，保持時間を計測する。
- 休息させる。
- 同様の運動課題を行わせ，同時に想起課題で示した物品を口頭で質問し，回答させる。この時の保持時間を計測する。

4.3.5 姿勢制御の評価

姿勢制御には，姿勢の状態をモニターする感覚入力と，効果器としての筋・関節とが正常に機能していることが前提となる。つまり，感覚入力，中枢，筋・関節の一部にでも障害が存在すると，姿勢制御は不安定化する。姿勢制御の評価は，これらに対して行う。また，姿勢制御機構は，静的姿勢制御と動的姿勢制御で異なっており，個々に評価を行う。

中枢神経制御には，クローズドループ制御とオープンループ制御が存在する。クローズドループ

表 4-6 姿勢制御評価表

姿勢制御評価	採点方法	得 点	コメント
1．静的姿勢制御の評価			
1．開眼立位バランス	安定：2点，不安定：1点		
2．閉眼立位バランス	安定：2点，不安定：1点		
3．片足立ち	1秒：1点（最大20秒）		
2．動的姿勢制御の評価			
1．片足跳び	1回：1点（最大20回）		
2．直線歩行	可能：2点，不安定：1点		
3．スクワット	可能：3点，不十分：2点，不可：1点		
4．座位側方傾斜	可能：3点，不十分：2点，不可：1点		
3．体幹筋の評価			
1．バードドッグ	可能：3点，不十分：2点，不可：1点		
2．体幹屈曲	可能：3点，不十分：2点，不可：1点		
3．体幹伸展	可能：3点，不十分：2点，不可：1点		
4．サイドブリッジ	可能：3点，不十分：2点，不可：1点		
合　計			
5．体幹筋持久力バランス評価	計測した時間を計算式に入れ，バランスを算出する。	維持時間（秒）	
体幹屈曲			
体幹伸展			
サイドブリッジ（右下）			
サイドブリッジ（左下）			

採点方法：1〜3の得点を合計する。ただし，3.5は体幹の安定性の参考値とし，合計得点に算入しない。
3.5は，計測値が以下の場合，体幹筋持久力バランスが悪いと評価する。
　体幹屈曲÷体幹伸展＞1.0
　左（または右）サイドブリッジ − 右（または左）サイドブリッジ＞0.05
　右（または左）サイドブリッジ÷体幹伸展＞0.75
　右（または左）サイドブリッジ÷体幹伸展＞0.75

制御は静的姿勢制御，あるいは緩徐な運動において働く。動的姿勢制御ではオープンループ制御が必要となる。オープンループ制御にはあらかじめ体幹筋制御プログラムが用意されている必要があるが，制御プログラムは運動経験に基づいて構築される。制御プログラムは内部モデルとして小脳に蓄積される。

どちらの制御においても，効果器としての筋が適切に活動することが不可欠である。その中でも，脊柱を支える筋は，体幹を安定化させ，そのうえで四肢の随意的な運動の基盤になるという意味合いから，特に重要性が高い。脊柱安定化には，ローカル筋とグローバル筋あるいは表在筋と深部筋が協調して活動することが必要である。特定の筋に重要性が偏ることはない。問題は，体幹筋がそれぞれ必要な瞬間に十分な出力を発揮できる状態に保たれているかである。

姿勢制御評価表を示す（表4-6）。

4.3.5.1 静的姿勢制御の評価

1) 開眼立位バランス

■手順
(1) 開眼にて 10～15 秒立位保持させる。
(2) 足間を 5 cm ほど離して開眼立位とし，肩を少し押してバランスを崩させる（図 4-5）。

■評価
安定して立位保持できれば，「安定」として 2 点とする。わずかな外乱で不安定になるようであれば，「不安定」として 1 点とする。

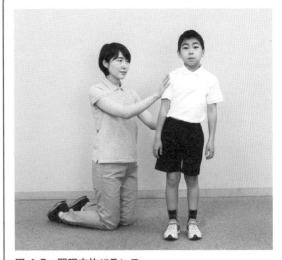

図 4-5 開眼立位バランス
足間を 5 cm ほど離して開眼立位にさせる。肩を少し押してバランスを崩させる。

＊参照事項：(1) 正常発達でも，6 歳以下では足のわずかな動きを認めるが，7 歳以降は安定する。(2) 6 歳以下では足の踏み出し，上肢外転が観察される。7 歳以上では体幹の動きのみで迅速にもとの姿勢へ戻る。発達障害児では，(1) (2) とも不安定で，側方へ倒れそうになる。

2) 閉眼立位バランス

■手順
(1) 閉眼にて 10～15 秒立位保持させる。
(2) 足間を 5 cm ほど離して閉眼立位とし，肩を少し押してバランスを崩させる。

■評価
安定して立位保持できれば，「安定」として 2 点とする。わずかな外乱で不安定になるようであれば，「不安定」として 1 点とする。

3) 片足立ち（図 4-4）

■手順
被検児は，得意な脚一側で立位保持する。

■評価
1 秒保持するごとに 1 点とし，最大 20 秒とする。
＊参照事項：正常発達では，5 歳で 10～12 秒，6 歳で 13～16 秒保持可能である。

静的姿勢制御の評価では，姿勢についても観察し，記録する。発達障害児では低筋緊張であること，一定の姿勢にこだわってしまうことなどから，特徴的な姿勢をとることが多い。具体的には，円背，両肩の前方突出，頭部前方突出などである。また X 脚，扁平足，膝関節軽度屈曲位あるいは反張膝なども観察されることがある。

4.3.5.2 動的姿勢制御の評価

1）片足跳び（図4-6）

■手順

被検児は，その場で20回片足で跳ぶ（ケンケンする）。

■評価

1回跳ぶごとに1点とし，最大20回とする。

＊参照事項：正常発達では4歳で5～8回，5歳で9～10回，6歳で13～16回，7歳以上では20回以上可能である。発達障害児では，安定して姿勢保持ができず，ケンケンも連続してできない。

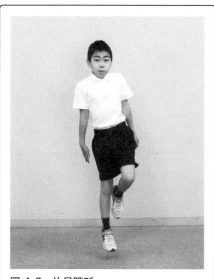

図4-6　片足跳び
その場で20回片足で跳ぶ。

2）直線歩行

■手順

6歳までは，直線の上を普通に20歩歩行させる。

7歳以上では，継足歩行で20歩歩行させる（図4-7）。

■評価

線から逸れずに歩行できれば，「可能」として2点とし，「不安定」であれば1点とする。

＊参照事項：9歳までは，1～3回程度線から逸れても「可能」とする。

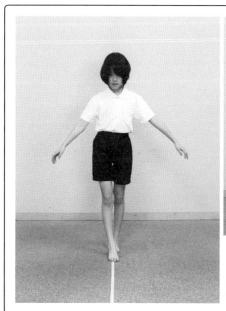 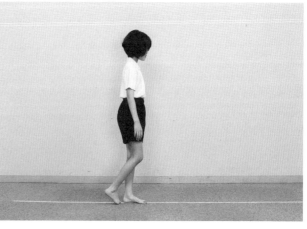

図4-7　直線歩行：継足歩行
7歳以上では，直線の上を継足歩行で20歩歩行する。

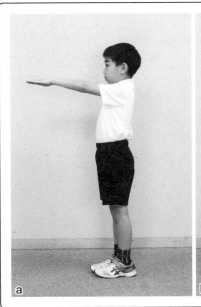
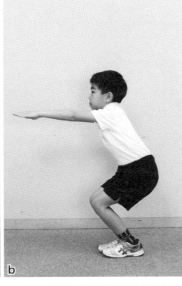

図4-8　スクワット
a：両足を肩幅に開いて立ち，両上肢を胸の前へまっすぐ伸ばす（準備肢位）。**b**：大腿部が床と平行になるように膝を曲げ，スクワットする（検査肢位）。

3）スクワット

■手順

（1）被検児は，両足を肩幅に開いて立つ。

（2）両側の上肢を胸の前へまっすぐ伸ばす（図4-8a）。

（3）大腿部が床と平行になるように膝を曲げ，スクワットする（図4-8b）。

■評価

- 「可能」な場合は3点とする。
- 以下の場合は「不十分」とし，2点とする。

  （1）深くしゃがめない，両膝の間隔が小さくなる，膝先が足先より前へ出る。

  （2）両上肢が下がる。

  （3）円背となる。

- 全くできない場合は「不可」とし，1点とする。

4）座位側方傾斜

■手順

（1）被検児は，足が床につかない高さの台（背もたれなし）に座る。

（2）両側の上肢を肩の高さに挙げ，真横へ伸ばす（図4-9a）。

（3）両上肢を床と平行に保ったまま，上体を片側へ傾け，指先をできるだけ遠くへ伸ばす（図4-9b）。

■評価

- 「可能」な場合は3点とする。
- 以下の場合は「不十分」とし，2点とする。

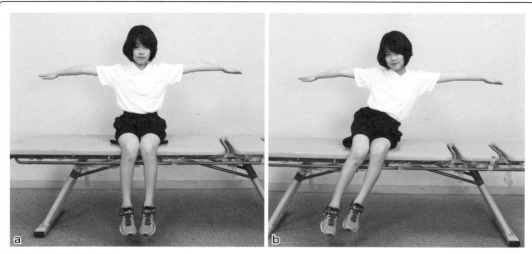

図 4-9 座位側方傾斜
a：足が床につかない高さの台に座り，両上肢を肩の高さに挙げ，真横へ伸ばす（準備肢位）。b：両上肢を床と平行に保ったまま，上体を片側へ傾け，指先をできるだけ遠くへ伸ばす（検査肢位）。

　　（1）上体をわずかしか傾けることができない。
　　（2）上肢を床と平行に保つことができない。
● 全くできない場合は「不可」とし，1点とする。

4.3.5.3　体幹筋の評価

1）バード・ドッグ

■手順

（1）被検児は，四つ這い位をとる（図4-10a）。
（2）片側の上肢をまっすぐ前へ伸ばす（図4-10b）。
（3）上肢を戻し，逆側の下肢をまっすぐ後方へ伸ばす（図4-10c）。
（4）片側上肢と逆側の下肢を同時に床と平行に挙上する（図4-10d）。

■評価

● (4) まで可能な場合は「可能」とし，3点とする。
● (2) (3) はできるが，(4) が不安定な場合は「不十分」とし，2点とする。
● (2) (3) とも不安定な場合は，「不可」とし，1点とする。

2）体幹屈曲（図4-11）

■手順

（1）被検児を背臥位とし，両上肢を胸の前で組ませる。
（2）膝関節を90°屈曲させ，検者が被検児の下肢を支える。
（3）頭部，上体を挙上し，起き上がるよう指示する。
（4）上体を起こすことができない場合は，両手を検者が把持し，動作を助ける。

第 4 章　発達性協調運動障害の評価

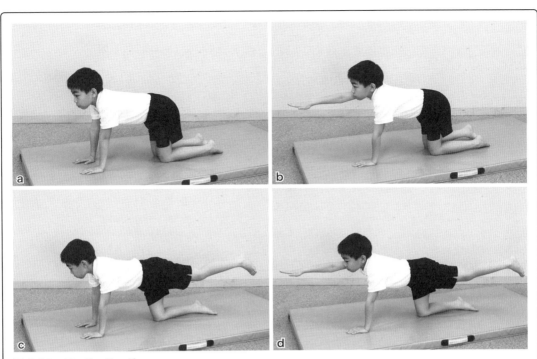

図 4-10　バード・ドッグ
a：四つ這い位をとる（準備肢位）。**b**：片側の上肢をまっすぐ前へ伸ばす（検査肢位 1）。**c**：上肢を戻し，逆側下肢をまっすぐ後方へ伸ばす（検査肢位 2）。**d**：片側上肢と逆側下肢を同時に床と平行に拳上する（検査肢位 3）。

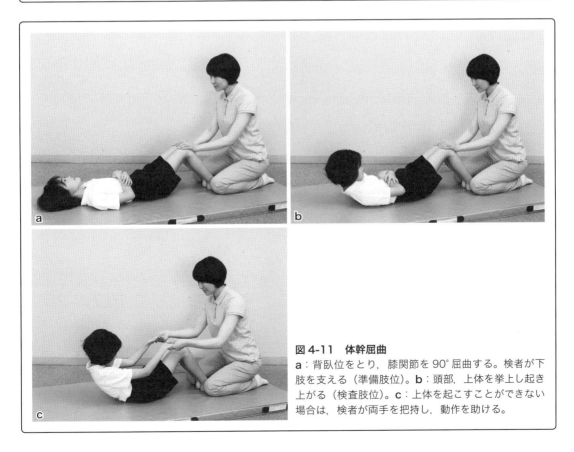

図 4-11　体幹屈曲
a：背臥位をとり，膝関節を 90°屈曲する。検者が下肢を支える（準備肢位）。**b**：頭部，上体を挙上し起き上がる（検査肢位）。**c**：上体を起こすことができない場合は，検者が両手を把持し，動作を助ける。

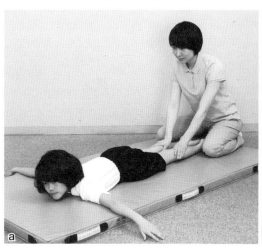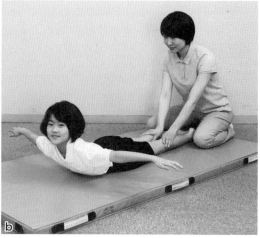

図 4-12 体幹伸展
a：マット上で腹臥位をとり，両上肢を真横へ伸ばす。検者は被検児の足を支える（準備肢位）。b：体を反らして上体を挙上する（検査肢位）。

■評価
- 上体を完全に起こすことができれば，「可能」とし，3点とする。
- 肩が床から離れる程度まで可能だが，完全には起こせない場合は，「不十分」とし，2点とする。
- 肩が床から離れない場合は，「不可」とし，1点とする。
- 検者が動作を助けた場合は，「不可」とし，1点とする。

3) 体幹伸展（図 4-12）
■手順
(1) 被検児をマット上で腹臥位とする。両上肢は真横へ伸ばさせる。
(2) 検者は被検児の足を支える。
(3) 体を反らして上体を挙上するよう指示する。

■評価
- 胸骨が床から離れる程度まで体幹伸展できれば，「可能」とし，3点とする。
- 胸骨を床からわずかに挙上できるが，完全には挙上できない場合，「不十分」とし，2点とする。
- 胸骨が床から離れない場合は「不可」とし，1点とする。

4) サイドブリッジ（図 4-13）
■手順
(1) 被検児は側臥位をとる。左右の足部を前後に置き，上側の手は下側の肩に置く。下側の肘関節を90°屈曲し，前腕を体幹の前方に伸ばす。
(2) 骨盤を挙上し，脊柱と下肢が一直線になる姿勢をできるだけ維持する。
(3) 骨盤が下がったら終了とし，姿勢保持時間を秒単位で計測する。

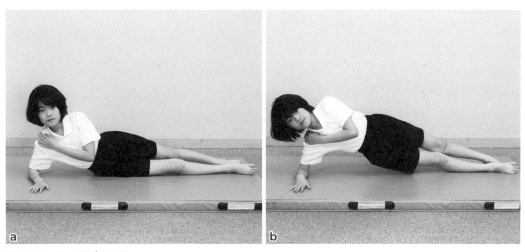

図 4-13 サイドブリッジ
a：マット上で側臥位をとり，左右の足部を前後に置き，上側の手は下側の肩に置く。下側の肘関節を 90°屈曲し，前腕を体幹の前方に伸ばす。b：骨盤を挙上し，脊柱と下肢が一直線になる姿勢をできるだけ維持する（検査肢位）。

（4）同様に反対側を計測する。

■評価
- 脊柱，下肢を一直線にしたサイドブリッジの姿勢を3秒程度保持できれば「可能」とし，3点とする。
- 完全なサイドブリッジの姿勢はとれないが，骨盤をわずかでも挙上できれば，「不十分」とし，2点とする。
- 骨盤を挙上できない場合は「不可」とし，1点とする。
- 左右それぞれ評価する。
- 左右の結果を比較し，低い側の結果を記録する。

5）体幹筋持久力バランス評価

■手順

体幹屈曲，体幹伸展，サイドブリッジ（左右）の保持時間を計測する。

（1）体幹屈曲：両肩甲骨が床面から挙上されている時間を計測する。
（2）体幹伸展：胸骨が床面から挙上されている時間を計測する。
（3）サイドブリッジ：骨盤が挙上され，脊柱と下肢が一直線に保持されている時間を，左右それぞれ計測する。

■評価

計測した時間より，バランスを算出する。計測値が以下の場合，体幹筋持久力バランスが悪いと評価する[14]。

- 体幹屈曲÷体幹伸展＞1.0
- 左（または右）サイドブリッジ－右（または左）サイドブリッジ＞0.05

- 右（または左）サイドブリッジ÷体幹伸展＞0.75
- 右（または左）サイドブリッジ÷体幹伸展＞0.75

　体幹の安定化には，脊柱を支える筋がバランスを保ち活動する必要がある．体幹筋の評価では，体幹屈曲・伸展，および左右のサイドブリッジ保持時間から，持久力のインバランスを算出する方法を採用している．ここで評価しているのは，屈曲筋群と伸展筋群，左右の体側筋群のバランスという，相対した筋群比較だけではない．それぞれの持続時間は表在筋と深部筋の活動バランスと関連しており，持続時間が短い場合は，これらの活動バランスの悪さを示唆している．表在筋は大きく，筋出力も大きいが，タイプⅡ線維が主体であり疲労しやすい．これに比べ深部筋はタイプⅠ線維の比率が高いとされており，疲労しにくい．姿勢保持にかかわる筋は，弱い力で長時間働き続けることが求められる．このため，姿勢保持に関しては深部筋の活動が重要であり，体幹筋の評価において姿勢保持時間が短いことは，深部筋が十分に機能していないことを示唆している．

4.3.5.4 姿勢制御の年齢に伴う変化

　姿勢制御は年齢とともに成熟する．姿勢制御は出生後約12ヵ月で獲得されるが，その後も成熟を続ける．ここで示した姿勢制御項目は，①静的姿勢制御，②動的姿勢制御，③体幹の安定性の3つの大項目に分けてとらえることができる．2016年に，関東の幼稚園，保育園に通園する定型発達児を対象として，姿勢制御に関する調査を行った．この結果，①静的姿勢制御では，3歳平均7.8点，4歳平均11.7点，5歳平均15.6点，6歳平均16.8点（24点満点中，相関係数 $r = 0.63$）だった．②動的姿勢制御では，3歳平均12.4点，4歳平均17.9点，5歳平均26.3点，6歳平均27.2点（28点満点中，$r = 0.72$）だった．③体幹の安定性では，3歳平均7.0点，4歳平均8.8点，5歳平均10.7点，6歳平均13.2点（15点満点中，$r = 0.71$）だった[15]．姿勢制御にかかわる3項目は，それぞれ年齢とともに成熟することがわかる．ただし，静的姿勢制御は早い時期に完成に近づき，動的姿勢制御，体幹安定性は，これに続いて完成することが示唆された．上記平均値を目安として，大きく逸脱する場合は，成熟の遅れが疑われる．

4.3.5.5 関節の安定性

　DCDでは，筋緊張の低さが主な要因となり，関節の過可動性がみられる．こうした状態は，関節が安定し，敏速に運動することを妨げる．姿勢制御では，姿勢変化に対して，中枢性制御が成熟していることが前提となる．これに加え，効果機としての筋が十分な筋力を発揮し，筋力を関節トルクに変換する関節の安定性が必要である．関節の安定性は，姿勢制御にとどまらず，四肢の運動の円滑さを保証する．つまり，関節の安定性は，姿勢制御と四肢の運動を，関節運動の側面から支えている．

　関節不安定性の大きな要因として，関節弛緩がある．関節弛緩とは，関節の可動性が過度に大きい状態を指す．関節弛緩性は，個別の関節において観察される場合と，全身において観察される場合がある．単一関節の弛緩性は，靭帯損傷などの事故により引き起こされることがある．しかし，DCDにおける関節弛緩性は，このような運動器損傷によるものではない．このため，関節過可動

1) Beighton Hypermobility Score[16]

評価は，両側の母指，両側の小指，両側の肘関節，両側の膝関節，脊柱について行う（図4-14）[17]。

全身関節弛緩性の陽性基準は，以下の通りである。

(1) 右母指が前腕掌面に接する。
(2) 左母指が前腕掌面に接する。
(3) 右小指のMP関節が90°以上伸展する。
(4) 左小指のMP関節が90°以上伸展する。
(5) 右肘関節が10°以上伸展する。
(6) 左肘関節が10°以上伸展する。
(7) 右膝関節が10°以上伸展する。
(8) 左膝関節が10°以上伸展する。
(9) 立位体前屈において手掌全体が床につく。

上記9項目について，陽性は1点とし，4点以上を全身弛緩性と評価する[15]。

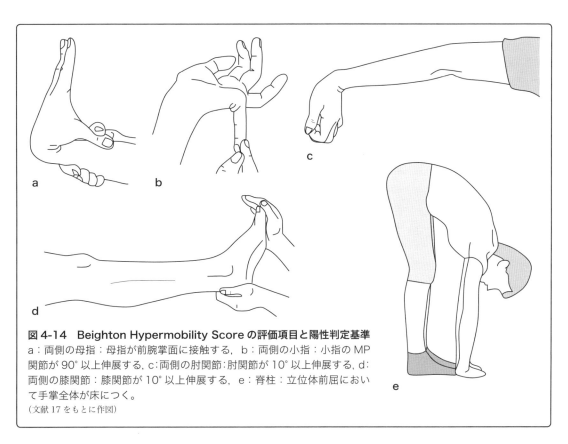

図4-14 Beighton Hypermobility Scoreの評価項目と陽性判定基準
a：両側の母指：母指が前腕掌面に接触する，b：両側の小指：小指のMP関節が90°以上伸展する，c：両側の肘関節：肘関節が10°以上伸展する，d：両側の膝関節：膝関節が10°以上伸展する，e：脊柱：立位体前屈において手掌全体が床につく。
（文献17をもとに作図）

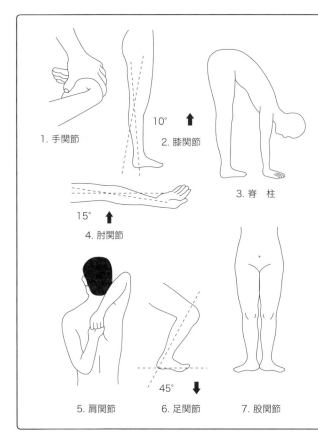

図4-15 東大式全身関節弛緩性検査
1. 手関節：手関節を掌屈し，母指が前腕につく場合を陽性とする。
2. 膝関節：膝関節の過伸展が10°以上ある場合を陽性とする。
3. 脊柱：立位体前屈で手掌が床につく場合を陽性とする。
4. 肘関節：肘関節の過伸展が15°以上ある場合を陽性とする。
5. 肩関節：背中で両手の指を握れた場合を陽性とする。
6. 足関節：足関節の背屈が45°以上ある場合を陽性とする。
7. 股関節：立位でつま先が180°開く場合を陽性とする。

（文献18より引用）

2）東大式全身関節弛緩性検査（図4-15）[18]

　評価は，手関節，膝関節，脊柱，肘関節，肩関節，足関節，股関節について行う。7部位について，以下の基準で，弛緩の有無を評価する。脊柱以外は左右で弛緩性の有無を評価し，ありの場合は左右それぞれ0.5点加点する。脊柱は，ありの場合は1点加点する。最大7点のうち，4点以上で全身関節弛緩性とする。

（1）手関節：手関節を掌屈し，母指が前腕につく場合を陽性とする。
（2）膝関節：膝関節の過伸展が10°以上ある場合を陽性とする。
（3）脊柱：立位体前屈で手掌が床につく場合を陽性とする。
（4）肘関節：肘関節の過伸展が15°以上ある場合を陽性とする。
（5）肩関節：背中で両手の指を握れた場合を陽性とする。
（6）足関節：足関節の背屈が45°以上ある場合を陽性とする。
（7）股関節：立位でつま先が180°開く場合を陽性とする。

4.3.5.6　足部アーチ

　全身関節弛緩に伴い観察される状態として，可撓性扁平足がある。可撓性扁平足は，後脛骨筋の低筋緊張のために，荷重時に距骨を中間位に保てないことが，一次的な病態である。DCDでは，可撓性扁平足が多く観察される。扁平足があると，歩行で疲れやすい他，足関節の疼痛を訴える場

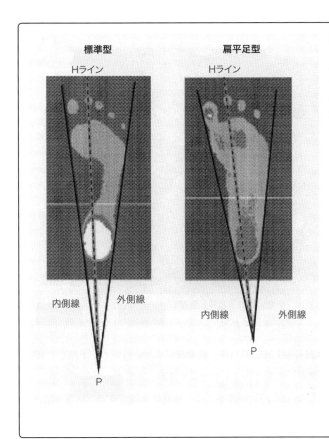

図 4-16 野田式分類法
足底に専用の朱肉，絵具，墨などを塗り，評価用紙上で立位保持することで，足型を記録する。足底接地画像をもとに，足型の内側・外側の接線を加筆し，2本の接線が踵後方で交わる点をPとする。第2趾の中心とPを結ぶ線をHラインとし，足底がHラインを越えて内側まで床に接している場合を扁平足とする。
（文献19より引用）

合もある。

　乳児では，足部アーチが未形成であるため，定型発達児においても扁平足は観察される。足部アーチは，歩行獲得後に時間をかけて形成され，学齢期に完成する。学齢期後にアーチが未形成であったり，学齢期前でも足部アーチの潰れが顕著で内踝が明らかに下方へ落ちているような場合は，経過観察が必要である。

　足部アーチの評価法（野田式分類法）（図4-16）[19]を以下に示す。

(1) 足底に専用の朱肉，絵具，墨などを塗り，評価用紙上で立位保持することで，足型を記録する（現在は足底を汚さず計測可能な評価シートも市販されている）。
(2) 足底接地画像をもとに，足型の内側・外側の接線を加筆する。
(3) 2本の接線が踵後方で交わる点をPとする。第2趾の中心とPを結ぶ線をHラインとする。
(4) 足底がHラインを越えて内側まで床に接している場合を，扁平足とする。

4.3.6　協調運動の評価

　協調運動の発達を評価する場合，その過程が客観的に記録される必要がある。運動が協調し，円滑であるかを記録する。この点を評価する方法として，motor patternに着目する方法がある。幼児は，初めの基本運動獲得において，きわめて未熟なフォームをしている。これが数年の間に洗練

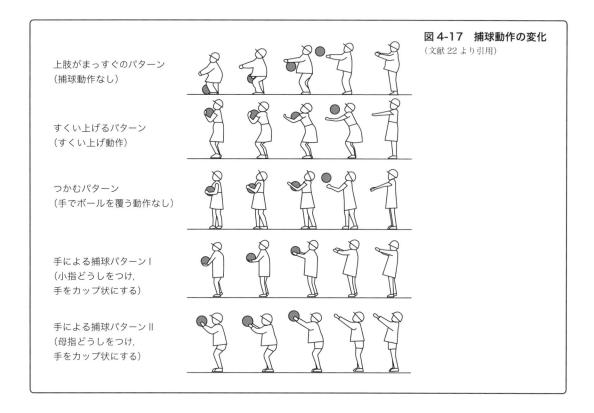

図 4-17　捕球動作の変化
（文献 22 より引用）

されたフォームへと変化する[20]。

　投球動作を例にとると，投球動作は月齢 15 ヵ月でほぼ可能となる。最初の投球動作は，硬直した腕による下手投げが一般的である。片手の上手投げは，2～3 歳ではうまくできるものはほとんどなく，4 歳では 20％ がうまく投げられるようになり，5 歳では 74％，6 歳では 84％ が比較的高い水準に達する[21]。三宅らは，幼児期に観察される捕球動作，キック動作の変化についてまとめている[22]（図 3-22，図 4-17）。

　幼児期は，姿勢の安定化を土台として，随意的な四肢の運動が協調して可能となる時期である。協調性の評価は，ボールの投球動作，捕球動作，キック動作など，基本動作の変化を詳細に観察することで行うことが可能である。評価基準は，前述のように，performance ではなく motor pattern に着目する必要がある。つまり，個々の動作をできるか否かではなく，どのように行っているかを評価する。

　具体的な評価は，主に上肢運動に着目した基本的協調運動評価と，ボールを使った動作で評価する N 式幼児協調性評価尺度の 2 つで行う。基本的協調運動評価は，小脳失調による協調運動障害のための評価法に基づいており，成人における協調性評価を応用したものである。これに対して，N 式幼児協調性評価尺度は，発達運動学的に幼児の基本動作を分析し，動作の円滑さ，四肢が協調して運動しているかを評価するものである。

　表 4-7 に基本的協調運動評価表を示す。

表4-7 基本的協調運動評価表

基本的協調運動評価	はい	いいえ	得点	コメント
1. 開口手伸展現象				
手指，手首が伸展する				
2. 前腕回内・回外運動				
肩関節・肘関節の運動が伴う				
鏡像運動が観察される				
3. 指鼻試験				
正確に行うことができない				
4. 指指試験				
振戦がある				
合　計				
5. 指対立試験				
A. 同じ指を何度も触れて進まない				
B. 同じ指を何度かくり返し触れてから進む				
C. 折り返し時に同じ指に触れる				
D. 円滑に移行する				
鏡像運動が観察される				

採点方法：1～4について，「はい」の場合，当該項目は「不安定」とし，1点とする。「いいえ」の場合は「安定」とし，2点とする。5は参考とし，合計得点に算入しない。8点満点。

4.3.6.1 基本的協調運動評価

1）開口手伸展現象（図4-18）

■手順

(1) 被検児の両手を，肘伸展位の状態で検者が保持し，リラックスさせてから離す。

(2) 口を大きく開けるよう指示する。

(3) しっかり閉眼させる。

(4) 舌を出すよう指示する。

■評価

幼児では，(2)(3)(4)で手指，手首が伸展する。8歳を過ぎてこの現象が観察される場合は，未熟さのサインとなり，DCDが疑われる。

2）前腕回内・回外運動（図4-19）

■手順

(1) 被検児を椅子に座らせる。両手を膝の上に置き，肘関節を体幹から少し離した姿勢をとらせる。

(2) 片側ずつ前腕回内・回外運動を指示する。

■評価

8歳を過ぎて，前腕回内・回外運動に肩関節・肘関節の運動が伴う，あるいは対側に回内・回外運動など鏡像運動が観察される場合は，DCDが疑われる。

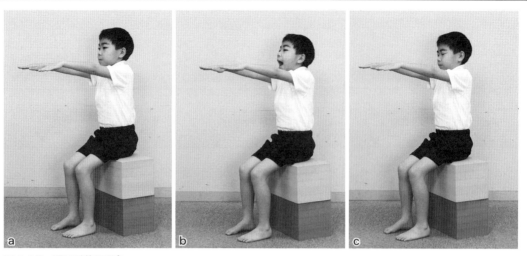

図4-18 開口手伸展現象
a：被検児の両手を，肘伸展位の状態で検者が保持し，リラックスさせてから離す（準備肢位）。b：口を大きく開けるよう指示する（開口検査肢位）。c：しっかり閉眼させる（閉眼検査肢位）。

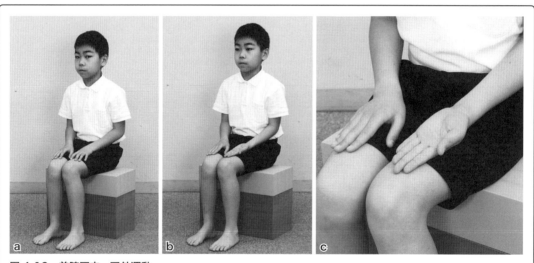

図4-19 前腕回内・回外運動
a：被検児を椅子に座らせ，両手を膝の上に置き，肘関節を体幹から少し離した姿勢をとらせる（準備肢位）。b，c：片側ずつ前腕回内・回外運動を指示する（検査肢位）。

3）指鼻試験（図4-20）

■手順

被検児の示指を，被検児自身の鼻と，検者の指の間を行き来させるよう指示する。

■評価

通常，5歳以上であれば正確に行うことができ，閉眼でも可能となる。6歳以降開眼で行えない場合は，DCDが疑われる。

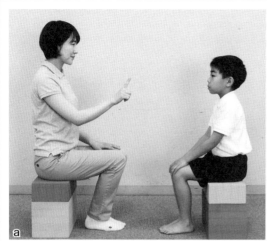
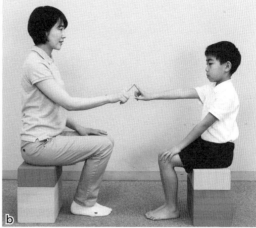
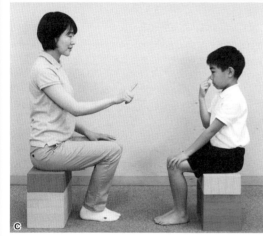

図 4-20 指鼻試験
被検児の示指を，被検児自身の鼻と検者の指の間を行き来させるよう指示する。**a**：準備肢位，**b, c**：検査肢位。

4）指指試験（図 4-21）

■手順

被検児の示指で，近くに置いた検者の示指を触れさせる。6 歳以降では閉眼で行わせる。

■評価

振戦の有無を観察する。振戦があれば DCD が疑われる。

5）指対立試験（図 4-22）

■手順

(1) 6 歳以上の被検児で行う。被検児は，母指と示指が触れた状態から，母指と中指，母指と環指と，順次指を変える。
(2) 小指から逆の方向へ折り返す。

■評価

対立運動の円滑さ，指移行の円滑さ，反対側の指の鏡像運動の有無を観察する。指の移行は，A：同じ指を何度も触れて進まない，B：同じ指を何度かくり返し触れてから進む，C：折り返す時に

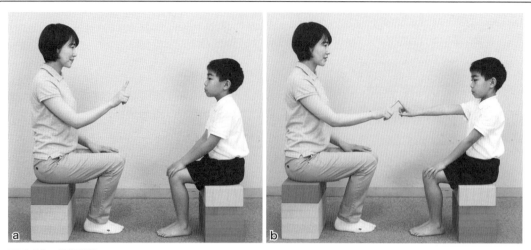

図 4-21　指指試験
被検児の示指で，近くに置いた検者の示指を触れさせる。a：準備肢位，b：検査肢位。

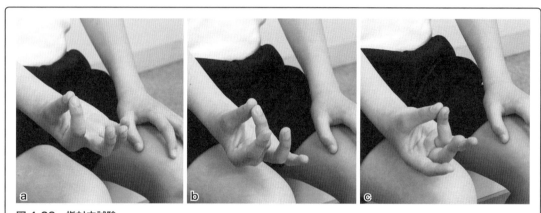

図 4-22　指対立試験
被検児は母指と示指が触れた状態（a）から，母指と中指（b），母指と環指（c）と順次指を変え，小指から逆の方向へ折り返す。

同じ指に触れる，D：円滑に移行する，の4段階で評価する。指移行を円滑に行えない場合，DCDが疑われる。

4.3.6.2　応用的協調運動の評価：N式幼児協調性評価尺度

　N式幼児協調性評価尺度では，大小のボールを用いた投球操作，捕球動作およびキック動作を以下の手順で評価することで，協調性の程度を評価する。評価結果は点数化し，総合点として記録する。表4-8に評価表を示す。

　このN式幼児協調性評価尺度は，著者の研究室（首都大学東京大学院人間健康科学研究科理学療法学域新田研究室）が中心となり開発された[23]。3～8歳の定型発達児を対象とした検討により，暦年齢と総得点の間に高い相関を確認した。8歳で総得点はほぼ満点（80点）となるが，3～6

表 4-8　N 式幼児協調性評価尺度（ver.2）評価表

評価項目	得　点	コメント
1．バレーボールによる投球動作：下手投げ		
A．投球フォーム		
B．投球スピード		
C．投球コントロール		
2．バレーボールによる捕球動作：バウンドなし		
A．上体の動き		
B．体幹と下肢の動き		
3．バレーボールによる投球動作：上手投げ		
A．投球フォーム		
B．投球スピード		
C．投球コントロール		
4．バレーボールによる捕球動作：バウンドあり		
A．上体の動き		
B．体幹と下肢の動き		
5．テニスボールよる投球動作		
A．バックスウィング		
B．上肢と体幹の動き		
C．下肢の動き		
D．投球スピード		
E．投球コントロール		
6．テニスボールよる捕球動作：バウンドなし		
A．上体の動き		
B．体幹と下肢の動き		
7．静止したバレーボールのキック動作		
A．バックスウィング		
B．体幹の動き		
C．キックスピード		
D．キックコントロール		
8．動くバレーボールのキック動作		
A．バックスウィング		
B．体幹の動き		
C．キックスピード		
D．キックコントロール		
合　計		

　歳の協調性の急激な変化をとらえることが可能な尺度と考えられる[24]。なお，同年齢の発達障害児では獲得点数は低く，定型児の標準偏差を大きく逸脱する。
　2014 年に，定型発達児 46 名を対象として，N 式幼児協調性評価尺度の信頼性，妥当性の検討を行った。この結果，内的整合性に関し，Cronbach's α 係数 0.96，テスト再テストによる再現性に関し，ICC（1.1）0.95，妥当性に関し Pearson による年齢との相関係数は $r = 0.85$（$p < 0.05$）

であった。

その後，2017年に評価項目を再検討し，評価の順序を変更した。80点満点で，各年齢の平均点は，3歳：41点，4歳：48点，5歳：62点，6歳：65点，7歳：75点，8歳：80点となっている。なお，前項の基本的協調運動評価は，相関係数$r = 0.50$であり，平均点は3歳：5.7点，4歳：6.7点，5歳：6.9点，6歳：7.5点だった。このことから，基本的協調運動が先行して成熟することがわかる。また，定型発達を標準とすると，4歳以上では基本的協調運動で個体差を計測することは困難であり，応用的協調運動評価が有用であることが示唆された。

1）バレーボールによる投球動作：下手投げ（図4-23）

■準備
　（1）バレーボールを用意する。
　（2）検者は被検児から3m離れて立つ。

■手順
　（1）検者は被検児に「ボールを両手で下から投げて」と指示する。
　（2）3回繰り返し，3回目を評価する。

■評価
　A～Cの各項目について，どの動作であるか確認する。

A．投球フォーム

基準動作：ボールを両手で持ち，腕を下から上へ振り，体幹前方あるいは側方からボールを投げ出す。
　①体幹はほとんど動かさず，上肢の動きのみでボールを押し出す。
　②体幹屈曲から，体幹伸展を伴って，体幹前方から投球する。
　③体幹を大きく屈曲し，体幹伸展の動きと体幹回旋を伴って，体幹側方からボールを投球する。

　　　　　　　不可：0点，①：1点，②：2点，③：3点

B．投球スピード

　①動作後，ボールは被検児の足元に落ちる，あるいは1mほど前方に落ちる。
　②動作後，ボールは検者の足元へ届く。
　③動作後，ボールは十分なスピードを保って検者の元へ届く。

　　　　　　　不可：0点，①：1点，②：2点，③：3点

C．投球コントロール

　①ボールは検者から90°以上異なった方向へ投球される。
　②ボールは検者から90°以内であるが異なった方向へ投球される。
　③ボールは検者に向かって投球される。

　　　　　　　不可：0点，①：1点，②：2点，③：3点

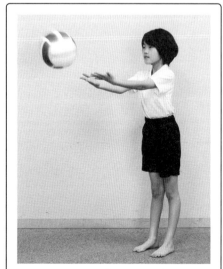

図4-23　バレーボールによる投球動作：下手投げ

2）バレーボールによる捕球動作：バウンドなし
（図4-24）
■準備
　(1) バレーボールを用意する。
　(2) 検者は被検児から3m離れて立つ。
■手順
　(1) 検者は被検児に「ボールを投げるのでとって」と指示する。
　(2) バウンドなしで被検児に届くようボールを投げる。
　(3) 3回繰り返し，3回目を評価する。
■評価
　A，Bの各項目について，どの動作であるか確認する。
A．上体の動き
　①「両手を体の前に出して」と口頭指示し，検者がそこへ投げ入れれば捕球できる。
　②両手と胸で捕球する。
　③両手で捕球し，そのまま胸との間で確保する。
　④両肘関節を伸展し，体幹前方で捕球する。
　不可：0点，①：1点，②：2点，③：3点，④：4点
B．体幹と下肢の動き
　①体幹，下肢は動かない。
　②体幹を屈曲するなど，捕球に合わせ体幹を動かす。
　③捕球に合わせ，下肢を前方あるいは側方へ踏み出す。
　不可：0点，①：1点，②：2点，③：3点

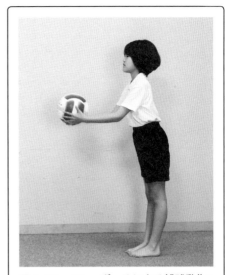

図4-24　バレーボールによる捕球動作：バウンドなし

3）バレーボールによる投球動作：上手投げ（図4-25）
■準備
　(1) バレーボールを用意し，被検児に持たせる。
　(2) 検者は被検児から3m離れて立つ。
■手順
　(1) 検者は被検児に「ボールを両手で頭の上から投げて」と指示する。
　(2) 3回繰り返し，3回目を評価する。
■評価
　A〜Cの各項目について，どの動作であるか確認する。
A．投球フォーム
基準動作：ボールを両手で持ち，頭部上方へ挙上し，両腕を上から下へ振り，ボールを投げ出す。

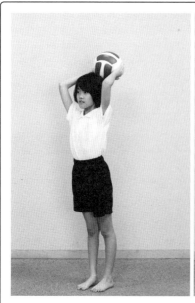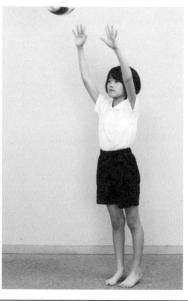

図 4-25 バレーボールによる投球動作：上手投げ

①体幹はほとんど動かさず，上肢の動きのみで，頭部上方からボールを押し出す。
②立位から，体幹屈曲を伴って，頭部上方から投球する。
③体幹を大きく伸展し，体幹屈曲の動きにより，ボールを頭部上方から投球する。
不可：0点，①：1点，②：2点，③：3点

B．投球スピード
①動作後，ボールは被検児の足元に落ちる，あるいは1mほど前方に落ちる。
②動作後，ボールは検者の足元へ届く。
③動作後，ボールは十分なスピードを保って検者の元へ届く。
不可：0点，①：1点，②：2点，③：3点

C．投球コントロール
①ボールは検者から90°以上異なった方向へ投球される。
②ボールは検者から90°以内であるが異なった方向へ投球される。
③ボールは検者に向かって投球される。
不可：0点，①：1点，②：2点，③：3点

4) バレーボールによる捕球動作：バウンドあり（図4-26）
■準備
(1) バレーボールを用意する。
(2) 検者は被検児から3m離れて立つ。
■手順
(1) 検者は被検児に「ボールを投げるのでとって」と指示する。
(2) 検者は1回バウンドして被検児に届くようボールを投げる。

(3) 3回繰り返し，3回目を評価する。
■評価
A，Bの各項目について，どの動作であるか確認する。
A．上体の動き
　①「両手を体の前に出して」と口頭指示し，検者がそこへ投げ入れれば捕球できる。
　②両手と胸で捕球する。
　③両手で捕球し，そのまま胸との間で確保する。
　④両肘関節を伸展し，体幹前方で捕球する。
　不可：0点，①：1点，②：2点，③：3点，④：4点
B．体幹と下肢の動き
　①体幹，下肢は動かない。
　②体幹を屈曲するなど，捕球に合わせ体幹を動かす。
　③捕球に合わせ，下肢を前方あるいは側方へ踏み出す。
　不可：0点，①：1点，②：2点，③：3点

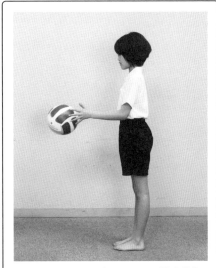

図4-26　バレーボールによる捕球動作：バウンドあり

5）テニスボールによる投球動作（図4-27）
■準備
　(1) テニスボールを用意し，被検児に持たせる。
　(2) 検者は被検児から5m離れて立つ。
■手順
　(1) 検者は被検児に「片手でボールをこちらへ投げて」と指示する。
　(2) 3回繰り返し，3回目を評価する。
■評価
　A～Cの各項目について，どの動作であるか確認する。
A．バックスウィング
　①バックスウィングは観察されない。
　②肩関節伸展，肘関節屈曲するが，上体は動かない。
　③体幹を回旋して，肩を後方へ引く。
　不可：0点，①：1点，②：2点，③：3点
B．上肢と体幹の動き
　①体幹はほとんど動かず，上肢の動きのみで頭部側方からボールを押し出す。
　②体幹伸展から，体幹屈曲を伴って，頭部上方から投球する。
　③体幹を大きく伸展し，体幹屈曲の動きと体幹回旋を伴って，頭部側方から投球する。
　不可：0点，①：1点，②：2点，③：3点

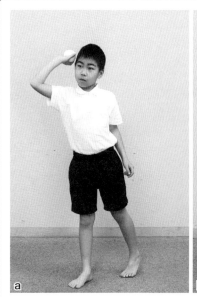 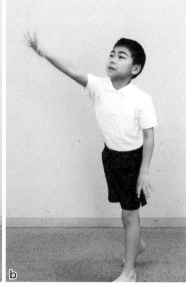

図 4-27 テニスボールによる投球動作
a：バックスウィング，b：投球動作

C．下肢の動き

　①下肢は動かない。

　②バックスウィングに合わせ片足を前方へ踏み出す。膝は屈曲しない。

　③バックスウィングに合わせ片足を前方へ踏み出す。膝は屈曲し，体幹を伸展する。

　不可：0点，①：1点，②：2点，③：3点

D．投球スピード

　①動作後，ボールは被検児の足元に落ちる，あるいは1mほど前方に落ちる。

　②動作後，ボールは検者の足元へ届く。

　③動作後，ボールは十分なスピードを保って検者の元へ届く。

　不可：0点，①：1点，②：2点，③：3点

E．投球コントロール

　①ボールは検者から90°以上異なった方向へ投球される。

　②ボールは検者から90°以内であるが異なった方向へ投球される。

　③ボールは検者に向かって投球される。

　不可：0点，①：1点，②：2点，③：3点

6) テニスボールによる捕球動作：バウンドなし

■準備

（1）テニスボールを用意する。

（2）検者は被検児から3m離れて立つ。

■手順

（1）検者は被検児に「ボールを投げるのでとって」と指示する。

（2）検者はバウンドなしで被検児に届くようボールを投げる。

（3）3回繰り返し，3回目を評価する。

■評価

A，Bの各項目について，どの動作であるか確認する。

A．上体の動き

①「両手を体の前に出して」と口頭指示し，検者がそこへ投げ入れれば捕球できる。

②両手と胸で捕球する。

③両手で捕球し，そのまま胸との間で確保する。

④両肘関節を伸展し，体幹前方で捕球する。

不可：0点，①：1点，②：2点，③：3点，④：4点

B．体幹と下肢の動き

①体幹，下肢は動かない。

②体幹を屈曲するなど，捕球に合わせ体幹を動かす。

③捕球に合わせ，下肢を前方あるいは側方へ踏み出す。

不可：0点，①：1点，②：2点，③：3点

7）静止したバレーボールのキック動作（図4-28）

■準備

（1）バレーボールを用意し，被検児の前に置く。

（2）検者は被検児から3m離れて立つ。

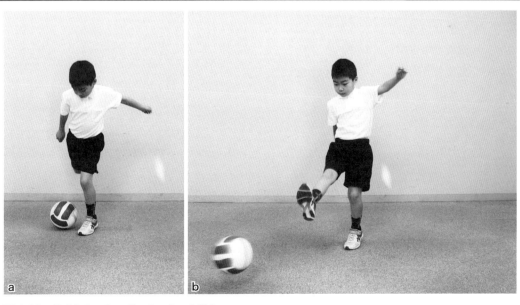

図4-28　静止したバレーボールのキック動作
a：バックスウィング，b：キック動作

■手順
　(1) 検者は被検児に「ボールを蹴って」と指示する。
　(2) 3回繰り返し，3回目を評価する。
■評価
　A～Cの各項目について，どの動作であるか確認する。
A．バックスウィング
　①バックスウィングは観察されない。ボールを前方へ押す。
　②股関節伸展，膝関節屈曲するが，上体は動かない。
　③いったん蹴り足を1歩後方へ下げる。
　④ボール後方へ下がり，支持足を1歩ボール横へ踏み出し，蹴り足を大きく後方へ引く。
　不可：0点，1：1点，②：2点，③：3点，④：4点
B．体幹の動き
　①体幹はほとんど動かさず，ボールを蹴る。
　②体幹屈曲を伴って，ボールを蹴る。
　③体幹回旋を伴って，ボールを蹴る。
　不可：0点，①：1点，②：2点，③：3点
C．キックスピード
　①動作後，ボールは被検児の足元に転がる，あるいは1mほど前方に転がる。
　②動作後，ボールは検者の足元へ届く。
　③動作後，ボールは十分なスピードを保って検者の元へ届く。
　不可：0点，①：1点，②：2点，③：3点
D．キックコントロール
　①ボールは検者から90°以上異なった方向へキックされる。
　②ボールは検者から90°以内であるが異なった方向へ，あるいははるか頭上へキックされる。
　③ボールは検者に向かってキックされる。
　不可：0点，①：1点，②：2点，③：3点

8) 動くバレーボールのキック動作（図4-29）
■準備
　(1) バレーボールを用意する。
　(2) 検者は被検児から3m離れて立つ。
■手順
　(1) 検者は被検児に「ボールを転がすので蹴って」と指示する。
　(2) 検者は被検児に向かってゆっくりしたスピードでボールを転がす。
　(3) 3回繰り返し，3回目を評価する。
■評価
　A～Dの各項目について，どの動作であるか確認する。

第4章　発達性協調運動障害の評価

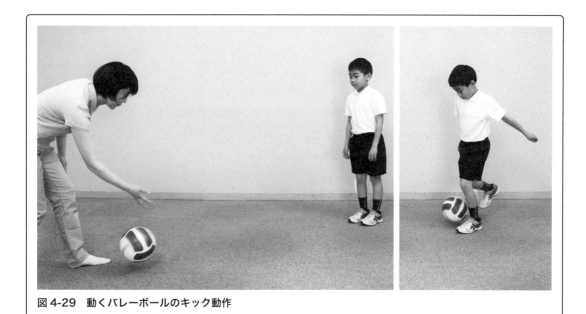

図4-29　動くバレーボールのキック動作

A．バックスウィング
　①バックスウィングは観察されない。ボールを前方へ押す。
　②股関節伸展，膝関節屈曲するが，上体は動かない。
　③いったん蹴り足を1歩後方へ下げる。
　④ボール後方へ下がり，支持足を1歩ボール横へ踏み出し，蹴り足を大きく後方へ引く。
　不可：0点，①：1点，②：2点，③：3点，④：4点

B．体幹の動き
　①体幹はほとんど動かさず，ボールを蹴る。
　②体幹屈曲を伴って，ボールを蹴る。
　③体幹回旋を伴って，ボールを蹴る。
　不可：0点，①：1点，②：2点，③：3点

C．キックスピード
　①動作後，ボールは被検児の足元に転がる，あるいは1mほど前方に転がる。
　②動作後，ボールは検者の足元へ届く。
　③動作後，ボールは十分なスピードを保って検者の元へ届く。
　不可：0点，①：1点，②：2点，③：3点

D．キックコントロール
　①ボールは検者から90°以上異なった方向へキックされる。
　②ボールは検者から90°以内であるが異なった方向へ，あるいははるか頭上へキックされる。
　③ボールは検者に向かってキックされる。
　不可：0点，①：1点，②：2点，③：3点

4.3.7　運動イメージの評価：N式幼児運動イメージテスト[23]

　N式幼児運動イメージテストは，4種類の基本姿勢から，姿勢と四肢に関して2つの要素を変化させることを口頭で指示し，自らの身体を変化させることなく，提示された絵カードから正解を選ぶことで採点する。このことで，対象児の運動イメージの成熟度を評価する。尺度は定型発達児により年齢との相関が確認されている。定型発達児の平均値より大きく逸脱する場合，運動イメージ発達の遅れが疑われる。また，言語理解の遅れなどのために，口頭指示が困難な場合は，カード提示に対する動作模倣など，対象児の反応を記録する。

　評価用の絵カードは，立位（後面からのイメージ），立位（側面からのイメージ），四つ這い位，座位，臥位を基本姿勢とする5種類を各5枚用意する。テストの内容について，立位（後面からのイメージ）を例として説明する。基本肢位を頭の中で想像するよう指示する。この時に，体は動かさないよう注意する。カードは示さず，2段階の変換を指示する。立位（後面からのイメージ）では，「両足を前後に開き，両手を横へ挙げる」と指示し，姿勢を想像させる。この時，姿勢変化要素は，要素1「両足を前後に開く」と，要素2「両手を横へ挙げる」である。その後，机上に5枚のカードを並べる。カードは，姿勢変化を2つの要素に分け，5種類の組み合わせとなっており，正解は1枚しかない。5枚のカードの内容は，①正解イメージ，②要素2のみ不正解，③要素1と2が不正解，④要素1のみ不正解，⑤撹乱課題（要素1，2とは関係のない第3の要素が含まれる）とする。並べられたカードの中から正解を選択できれば，5点を与える。援助が必要だった場合は，順次減点する。

　対象児が口頭指示を理解できない場合には，運動イメージの成熟度が，①新生児模倣，②他者客観化，③自己客観化のどの段階にあるか，観察的に評価する。たとえば，基本姿勢カードの1枚を示した時に，口頭指示なしに姿勢を模倣する反応が観察される場合，「新生児模倣」段階にとどまっている可能性がある。また，口頭指示には反応し，正解を得ようとするが，この時に自らの身体を動かすことで変化姿勢を確認しようとする場合には，「他者客観化」の段階にとどまっている可能性が高い。絵カードは他者の姿勢として理解できるが，自己の姿勢を客観的にイメージできず，自らの身体を動かすことで確認しようとする。

　N式幼児運動イメージテストは，自己の客観化イメージの成熟度を測っている。発達の段階がそれ以前にとどまる場合は，口頭指示による姿勢変換レベルとして，絵カードを用いずに評価を行う。課題は絵カードの場合と同一とするが，口頭指示に従い対象児が自らの姿勢を変化させて回答する形とする。この段階は，自己の客観化が不完全な段階と評価し，点数の記録は絵カードによる評価とは別に扱う。

　さらに，口頭指示が困難な対象児に対しては，基本姿勢カードを1枚ずつランダムに表示し，対象児の反応を観察する。無言のまま模倣するようであれば，新生児模倣の段階にとどまっている可能性がある。

　表4-9に絵カードの内容を，表4-10にN式幼児運動イメージテスト評価表を示す。課題は，立位2，四つ這い位1，座位1，臥位1の計5種類である。A）口頭指示による絵カード選択レベルとB）口頭指示による姿勢変換レベルは，それぞれ25点満点である。C）動作模倣のレベルに

第4章　発達性協調運動障害の評価

表4-9　N式幼児運動イメージテスト用絵カード一覧

No	基本姿勢	課題	要素	正解	要素2不正解	要素1不正解	要素1,2不正解	攪乱課題
1	立位（後面からのイメージ）	両足を前後に開き，両手を横へ挙げる	1	両足を前後に開く	両足を前後に開く	両足を横へ開く	両足を横へ開く	両足を前後に開く
			2	両手を横へ挙げる	両手を上へ挙げる	両手を横へ挙げる	両手を上へ挙げる	片手を横へ挙げる
2	立位（側面からのイメージ）	体を前へ傾け，両手を前へ伸ばす	1	体を前へ傾ける	体を前へ傾ける	頭を上へ向ける	頭を上へ向ける	顔をこちらへ向ける
			2	両手を前へ伸ばす	両手を後ろへ伸ばす	両手を前へ伸ばす	両手を後ろへ伸ばす	両手を前へ伸ばす
3	四つ這い位（お馬さんの姿勢）	顔をこちらへ向け，片手を前へ伸ばす	1	顔をこちらへ向ける	顔をこちらへ向ける	顔を下へ向ける	顔を下へ向ける	顔をこちらへ向ける
			2	片手を前へ伸ばす	片足を後ろへ伸ばす	片手を前へ伸ばす	片足を後ろへ伸ばす	片手を横へ挙げる
4	長座位（足を伸ばし座る）	両膝を曲げて，顔をこちらへ向ける	1	両膝を曲げる	両膝を曲げる	片膝を曲げる	片膝を曲げる	両膝を曲げる
			2	顔をこちらへ向ける	顔を上へ向ける	顔をこちらへ向ける	顔を上へ向ける	片手を前へ伸ばす
5	背臥位（天井を向いて寝る）	頭を挙げて，両足を挙げる	1	頭を挙げる	頭を挙げる	顔をこちらへ向ける	顔をこちらへ向ける	頭を挙げる
			2	両足を挙げる	両手を挙げる	両足を挙げる	両手を挙げる	片足を挙げる

表4-10　N式幼児運動イメージテスト評価表

A）口頭指示による絵カード選択レベル	得点	コメント
課題1．立位1		
課題2．立位2		
課題3．四つ這い		
課題4．座位		
課題5．臥位		
合計		
B）口頭指示による姿勢変換レベル	得点	コメント
課題1．立位1		
課題2．立位2		
課題3．四つ這い		
課題4．座位		
課題5．臥位		
合計		
C）動作模倣のレベル		コメント

ついては採点はせず，被検児の反応を記録する．絵カードは巻末に**付録1**として掲載している．これらのカードをA4サイズに拡大コピーして使用できる．またこれらのカードは，運動イメージテストキットとして，荒川区地域産業活性化研究補助金により商品化されている（問い合わせ先：東京アドハウス，電話03-6806-8451，ホームページ https://www.ad-house.net/rehabilitation/index.html）．

A）口頭指示による絵カード選択レベル（図4-30）

■準備
(1) 被検児と検者は，机を間に挟んで向き合う．
(2) 机の上には何もない状態とする．

■手順
(1) 指示：
「これから話すように体を動かすことを想像してみてください．座ったままで，体は動かさないで，想像するだけだよ．」
(2) 出題1：課題を一度，ゆっくりと説明する．
例：「気をつけの姿勢をしています（まっすぐに立っています）．両足を前後へ開きます．両手を真横へ挙げます．これから並べるカードの中にこの姿勢はありますか．あったら指差してください．」
(3) カード5枚を机の上に並べる．カードはその都度シャッフルする．
(4) 評価1：
a) 30秒以内に要素1, 2ともに正解した場合：5点（評価終了）
b) 要素1か2のみ正解した場合：暫定3点（3点以下にはならない）（評価継続）
c) 要素1, 2ともに不正解した場合：（評価継続）
d) 30秒以内に回答がない場合：（評価継続）
(5) 出題2：評価1におけるb, c, dに対して，もう一度出題1の課題を行う．
(6) 評価2：
a) 30秒以内に要素1, 2ともに正解した場合：4点（評価終了）
b) 要素1か2のみ正解した場合：2点（評価終了）
c) 要素1, 2ともに不正解した場合：（評価継続）
d) 30秒以内に回答がない場合：（評価継続）
(7) 出題3：評価2におけるc, dに対して，要素1のみをゆっくり指示する．
例：「気をつけの姿勢をしています（まっすぐに立っています）．両足を前後へ開きます．」
(8) 評価3：
a) 30秒以内に正解した場合（要素1が含まれれば，要素2は評価対象としない）：2点（評価終了）
b) 不正解した場合：（評価継続）
c) 30秒以内に回答がない場合：（評価継続）

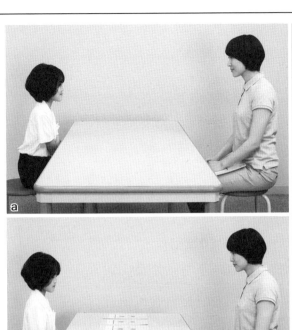
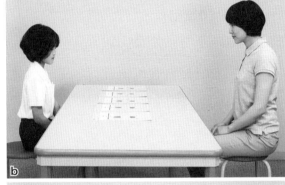
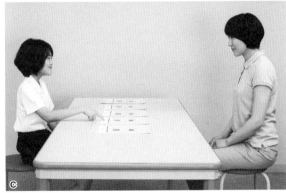
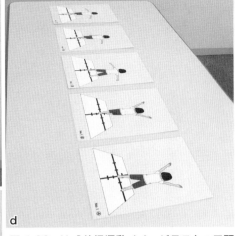

図4-30 N式幼児運動イメージテスト：口頭指示による絵カード選択レベル
検者と被検児は机を挟んで向き合う。最初は机の上に何も置かない（a）。検者は課題を出してから，机の上に5枚のカードを並べる（b, d）。被検児は並べられたカードの中から正解を選び，指で差し示す（c）。

(9) 出題4：評価3におけるb，cに対して，もう一度出題3の課題を行う。
(10) 評価4：
 a) 30秒以内に正解した場合：1点（評価終了）
 b) 不正解した場合：0点（評価終了）
 c) 30秒以内に回答がない場合：0点（評価終了）

B）口頭指示による姿勢変換レベル

■準備

被検児と検者は向き合う。

■手順

(1) 指示：
「これから話すように体を動かしてください。」

(2) 出題1：課題を一度，ゆっくりと説明する。
例：「気をつけの姿勢をしています（まっすぐに立っています）。両足を横へ開きます。両手を頭の上に挙げます。今話した格好をしてみてください。」

(3) 評価1：被検児の姿勢を評価する。
a) 30秒以内に要素1, 2ともに正解した場合：5点（評価終了）
b) 要素1か2のみ正解した場合：暫定3点（3点以下にはならない）。
c) 要素1, 2ともに不正解した場合：（評価継続）
d) 30秒以内に回答がない場合：（評価継続）

(4) 出題2：評価1におけるb, c, dに対して，もう一度出題1の課題を行う。

(5) 評価2：
a) 30秒以内に要素1, 2ともに正解した場合：4点（評価終了）
b) 要素1か2のみ正解した場合：2点（評価終了）
c) 要素1, 2ともに不正解した場合：（評価継続）
d) 30秒以内に回答がない場合：（評価継続）

(6) 出題3：評価2におけるc, dに対して，要素1のみをゆっくり指示する。
例：「気をつけの姿勢をしています（まっすぐに立っています）。両足を横へ開きます。」

(7) 評価3：
a) 30秒以内に正解した場合：2点（評価終了）
b) 不正解した場合：（評価継続）
c) 30秒以内に回答がない場合：（評価継続）

(8) 出題4：評価3におけるb, cに対して，もう一度出題3の課題を行う。

(9) 評価4：
a) 30秒以内に正解した場合：1点（評価終了）
b) 不正解した場合：0点（評価終了）
c) 30秒以内に回答がない場合：0点（評価終了）

C）動作模倣のレベル

■準備

被検児と検者は向かい合って立つ。

■手順

(1) 出題：基本姿勢カードを1枚ずつランダムに表示し，被検児の反応を観察する（図4-31）。

(2) 評価：反射的に姿勢をまねるようであれば，新生児模倣の段階にとどまっている可能性がある。模倣した姿勢の正確性などを記録する。

このN式幼児運動イメージテストも，著者の研究室（首都大学東京大学院人間健康科学研究科理学療法学域新田研究室）が中心となり開発した。3〜8歳の定型発達児を対象とした検討により，暦年齢と総得点の間に高い相関が確認されている[25]。なお，同年齢のASD児の獲得点数は低く，定型発達児の標準偏差を大きく逸脱する。2014年に，定型発達児46名を対象として，N式幼児運動イメージテストの信頼性，妥当性の検討を行った。この結果，内的整合性に関し，Cronbach's α係数0.83，テスト再テストによる再現性に関し，ICC（1.1）0.85，妥当性に関し，Pearsonによる年齢との関連性は0.78（$p < 0.05$）であった。平均点は4歳：13点，5歳：18点，6歳：20点，7歳：22点，8歳：25点であった。

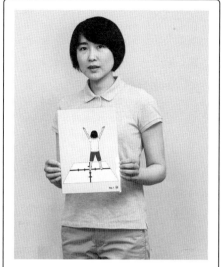

図4-31　N式幼児運動イメージテスト：動作模倣のレベル
検者は基本姿勢カードを1枚ずつランダムに示し，被検児の反応を観察する。

引用文献

1) 東　晴美 他：自閉症スペクトラム障害と診断された小児の周産期の危険因子．日本未熟児新生児学会誌，25（2）：51-63，2013．
2) 宮本信也：発達障害．小児診療9，89-98．2008
3) 石津希代子：利きの発達と左右差．日本大学大学院総合社会情報研究紀要，12：157-161，2011．
4) Gesell A et al：The development of handedness. J Genet Psychol, 70：155-175, 1947.
5) 中村俊規 他：利き手（利き目，利き足）・半球機能−神経心理学と人間学的観点から−．臨床神経医学，44：191-201，2015．
6) Oldfield RC：The assessment and analysis of handedness : the Edinburgh interntry. Neuropsychologia, 9：97-113, 1971.
7) 甲斐義浩 他：利き足と非利き足における足把持力および大腿四頭筋筋力の比較．理学療法科学，22（3）：365-368，2007．
8) Geny V et al：Foot-preference behavior : a developmental perspective. Journal of Genetic Psychology, 122：37-45, 1995.
9) 今井智子：構音障害．総合臨床，60（増刊）：477-480，2011．
10) 新田　收 他：幼児における運動発達と感覚異常の関係．第71回日本体力医学会大会，盛岡，2016．
11) Nitta O et al：Sense abnormality in children. The 17th World Congress on Pain, Boston, 2018.
12) 榎本玲子 他：空間認知の身体化過程とその機序をめぐって．専修人間科学論集　心理学篇，1：61-69，2011．
13) 坪井寿子 他：こどもの空間認知能力と促進法．東京未来大学科学研究補助金研究成果報告−幼児・児童における未来型能力育成システムならびに指導者教育システムの開発−，論文集　第3章　第5節，http://www.tokyomirai.ac.jp/research_report/essay/index.html，2010．

14) 新田 收 他：腰痛予防のためのエクササイズとセルフケア，ナップ，東京，2009．
15) 山本さくら 他：幼児における姿勢制御および基本的協調性と年齢の関係．第52回日本理学療法学術大会，2017．
16) Beighton P et al：Articular mobility in an African population. Ann Rheum Dis, 32：413-418, 1973.
17) 矢倉千昭 他：日本人若年女性における全身弛緩性と足部構造の関連．Jpananese Journal of Health Promotion and Physical Therapy, 3（4）：151-156, 2014．
18) 鳥居 俊 他：日本人女子小学生における関節弛緩性：成長変化の横断的検討．成長会誌，16：39-43, 2010．
19) 野田雄二：足の裏からみた体，講談社，東京，1998．
20) 宮丸凱史：幼児の基礎的運動技能における Motor Patern の発達−幼児の Jumping Pattern の発達過程．東京女子体育大学紀要，8：40-54, 1973．
21) 宮丸凱史：投げの動作の発達．体育の科学，30（7）：464-471, 1980．
22) 三宅一郎：運動発達の科学−幼児の運動発達を考える−，大阪教育図書，大阪，2009．
23) 新田 收：発達障害の運動療法−ADS・ADHD・LD の障害構造とアプローチ−．三輪書店，東京，2015．
24) 松田雅弘 他：幼児のための協調運動評価尺度の開発−妥当性の検討−．第44回日本臨床神経生理学会学術大会，2014．
25) 松田雅弘 他：幼児版運動イメージ評価尺度の開発−妥当性の検討−．第44回日本臨床神経生理学会学術大会，2014．

第5章
運動プログラム作成と運動指導

5.1 運動指導の考え方

　発達性協調運動障害（DCD）は，協調運動の障害という点において定義される。しかし，個々の状態は様々であり，1つの運動指導プログラムがすべてのDCDに効果的であるわけではない。対象児1人ひとりの特性を十分に理解したうえで，必要なプログラムを立案する必要がある。協調運動は，様々な要因により形成される機能である。要因となるものは，感覚器などの情報の入り口，脳における分析と運動の企画，そして効果器としての筋にいたるまで，人の運動にかかわるすべての段階を含んでいる。このために，観察される症状も多様である。また協調運動は，人が置かれた空間の中で身体をどのように効率的に動かすかということであると解釈できる。このことから，身体に対する調整はもちろん，空間，つまり環境の側の調整も必要となることがある。運動指導においては，対象児個々の特性を把握するとともに，どのような空間であれば協調運動が可能となるか，検討することも必要となる。

　対象児の特性を把握する方法として，前述の評価を参考にする。評価は，①感覚入力，②空間認知，③選択的注意，④二重課題，⑤姿勢制御（⑤-1 静的姿勢制御，⑤-2 動的姿勢制御，⑤-3 体幹筋，⑤-4 関節の安定性，⑤-5 足部アーチ），⑥協調運動（⑥-1 基本的協調運動，⑥-2 応用的協調運動），⑦運動イメージに分かれている。DCDは多様な症状を示すため，上記評価結果から，対象児の特徴を整理する。ここに挙げた7つの要素から，どの要素がどの程度発達の遅れがあるのか把握する。

　協調運動は，複数の要素が複雑に関連するので，単一の要素のみが障害されることはない。ただし，その程度は様々であり，プログラム立案では，特に遅れのある要素に重点を置くと同時に，各要素をまんべんなく盛り込むよう心掛ける。

　運動指導法は，評価項目に対応する形で分類されている。それぞれの課題には，難度が高いものも含まれている。指導者は，対象児の様子を見て，難度の調整を行う。DCD児では，特に運動に対して苦手意識を持つ場合が多い。いったん課題に対し苦手意識が生まれると，その課題を拒否する場合もある。比較的容易で，本人が楽しんで行える課題から，時間をかけて難度を高めるよう工夫する。

本章では，各課題が協調運動のどの要素に働きかけようとしているのかについて，解説している。指導者は，目的とする要素に働きかけていることを十分意識して指導を進める必要がある。指導方法は，様々なバリエーションが考えられる。指導者は，目的を意識しつつ，対象児の反応に応じて課題を展開して進める。対象児が興味を示す玩具やゲームの要素を盛り込む工夫も重要である。対象児自身が，課題を自らの発想で展開することもあるので，できるだけ自主的な活動を引き出すよう心掛ける。ただし，課題の目的が何であるのかを意識し，大きく外れることがないよう注意する。対象児が運動を進める中で，運動が雑になったり，注意力が散漫になるようであれば，いったん運動を休ませ，気持ちを落ち着かせる時間を作ることも重要である。幼児では，運動を進める中で，興奮した状態となることもある。こうした場合は，運動を止め，座らせるなどし，保水するなどして落ち着かせることが必要となる。

対象児の運動の様子や，集中の状態などを多角的に観察しながら運動指導を進めることが必要である。

5.2 運動指導の方法

5.2.1 感覚入力

5.2.1.1 環境セッティング
5.2.1.1.1 環境からの刺激を調整する

DCD児は，刺激に対するコントロールが未熟な場合が多い。新生児は，表在感覚が特に敏感である。これは，出生後環境に適応する過程であると考えられる。未成熟な肉体を環境から守り，生命を維持する手段として，環境からの刺激に対し感度が高く設定されているともいえる。こうした状態は，成長に伴い安定し，感度は調整される。感度の調整は時間をかけて行われる。DCD児では，感覚が安定せず過敏な状態が存続する。このために環境への適応が遅れる。

指導場面では，対象児がどのような刺激に対して反応しているか，注意深く観察する。光，音，床の素材，壁の色，カーテンの柄など，通常では見過ごされる刺激に対し，敏感に反応する場合が

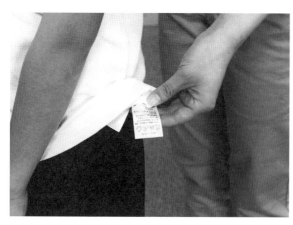

図 5-1 シャツのタグ
DCD児は，直接肌に触れるタグに違和感を感じ，落ち着くことができなくなることもある。

ある。音楽などの刺激ができるだけ少ない環境を用意する。他児に気を取られるようであれば，対象児と指導者の２人だけの環境を用意することも考える。たとえば，玩具が床に落ちる音などであっても，敏感に反応する児もいる。その時は，カーペット，バスマットなど，ソフトな素材を用意し，刺激を和らげる。

対象児を不安にさせる刺激は，部屋の問題だけではない。対象児自身が身につけている衣服からの刺激も，過剰刺激となりうる。図 5-1 に示したものは，シャツのタグである。直接肌に触れるタグに対し違和感を持ち，落ち着くことができなくなることもある。この場合，シャツを裏返して着せるなどの方法もある。靴下のゴムを気にするようなこともある。この場合は，裸足にさせるなども考える。

5.2.1.1.2 座位姿勢

DCD 児では，基本的な椅子座位姿勢が不良な場合が多い。第一の要因は体幹の不安定性であり，第二には足底感覚の過敏が考えられる。不良な姿勢の例を示す（図 5-2a）。円背で，骨盤は後傾し，仙骨座りとなっている。背もたれがあれば，バックレストにもたれた姿勢となる。また，足底を床につけず，足部外側を床に触れさせるか，座面に下腿を乗せている。

円背と骨盤後傾位は，体幹の不安定性によるものである。体幹筋が弱く，脊柱を伸展位に保てな

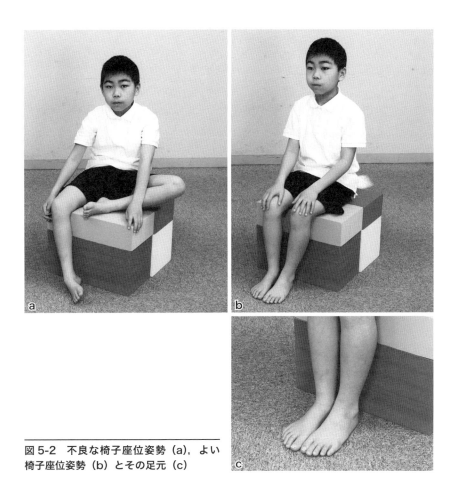

図 5-2　不良な椅子座位姿勢（a），よい椅子座位姿勢（b）とその足元（c）

感覚入力

いために，このような姿勢をとる．一方，下肢の状態は，足底の触覚過敏による可能性が高い．足底感覚は，姿勢保持において，非常に重要な感覚である．そのために，もともと感受性は高い．特に歩行獲得以前の乳児は，足底への接触に対し敏感に反応する．足底把握反射のトリガーともなっている．DCD 児では，歩行獲得以後も，足底の感覚過敏が残ることが多い．

このような姿勢が観察される場合は，姿勢の修正を行う．足底を床につけた座位姿勢をとらせる（図 5-2b）．骨盤を起こし，坐骨に体重が乗るよう指導する．姿勢が不良な場合は，バックレストのない適当な大きさの台に座らせることも効果的である．座位姿勢で足底が床に触れることで，感覚器の成熟を促す（図 5-2c）．椅子の高さは，股関節・膝関節 90°屈曲位で，足底は自然に床に接する高さに調整する．

姿勢が不良な場合，あえて座面を不安定化することで，体幹筋を活性化する方法もある．体幹筋は，不安定な姿勢において働く特性がある．このために，バックレストなどのある安定した座面では活性化されない．これに対し，不安定な姿勢では，体幹筋が働き，脊柱が伸展し，姿勢は改善する．

図 5-3a に示すのは，ジムボール（バルーン）を椅子として使用する例である．DCD に対しては，姿勢改善効果が期待できる．机上の指導など，この姿勢で行ってもよい．選択的注意が未熟な対象

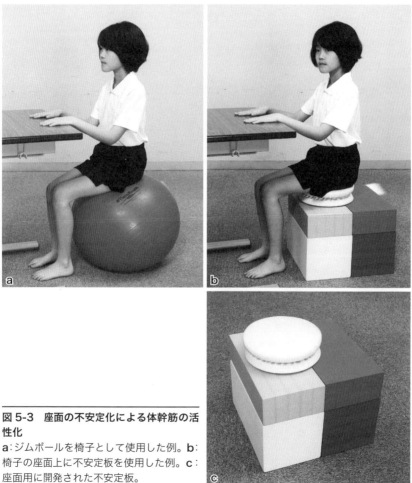

図 5-3 座面の不安定化による体幹筋の活性化
a：ジムボールを椅子として使用した例．b：椅子の座面上に不安定板を使用した例．c：座面用に開発された不安定板．

児では，座面が不安定であることで，かえって机上の課題に集中が高まる可能性もある。
　図5-3b，cは，座面用に開発された不安定板（写真で使用しているのは「体幹筋トレーニングマシーンゆら太郎」，日本デトックス，http：//www.detox-shop.jp）を用いた例である。

5.2.1.1.3　圧迫・マッサージ（足底，手掌，口腔周囲，体幹）

　人は刺激に対して適応する能力を有している。生理学的には恒常性維持機構（homeostasis）である。前述のように強すぎる感覚入力によって激しく反応したり，機能が損なわれることを防ぐために，入力を遮断するような反応も観察される。適切な刺激を効果的に与えることで，刺激に適応して機能が再構築されることが期待できる。極端な反応ではなく，感覚入力を受け入れながら機能を適応させるといった順応反応である。
　この反応を意識的に利用しようとする方法が「脱感作」である。脱感作は，中枢神経系においては記憶・学習の過程として長期増強（long-term potentiation：LTP），あるいは長期抑制（long-term depression：LTD）として捉えられている。これらはシナプスの可塑性によるものと考えられる[1]。
　具体的な介入方法は，対象児に対して感覚入力を意識的に制御する。指導者は，対象児を取り巻く環境を変化させることで，児に対し適切に感覚を入力する。このことで，児からの良好な反応を引き出し，これを安定化させる。感覚入力は，ごく弱い入力から始める。この段階で児の状態が安定することを待ち，徐々に入力を増加させ，時間をかけて通常の環境へ変化させる。この経過の中で，対象児の通常の環境に適応する変化を促す。

5.2.1.1.3.1　足底の圧迫

■手順
(1) 指導者は対象児を背後から抱き，股関節・膝関節屈曲位とし，全身の筋緊張をリラックスさせる。対象児が動く場合は，動きに逆らわず，対象児と指導者が一体化した状態を構築する。
(2) 対象児の足底を指導者の手掌で包み込むように軽くつかむ（図5-4a，b）。
(3) 対象児の足底面を軽く圧迫する。

■バリエーション
(1) 指導者は対象児の両足を把持する。
(2) 対象児の両足底面を密着させる。
(3) 軽く圧迫する（図5-4c）。

■ポイント
● 刺激が強すぎると，対象児の侵害反応を増強し，逆効果となる可能性がある。対象児の反応をみながら，リラックスした状態で受け入れられる程度の刺激にとどめる。
● 対象児の足底同士の接触は，他者が触れるよりも受け入れやすい場合がある。このことも考慮し，刺激方法を工夫する。

5.2.1.1.3.2　手掌の圧迫（図5-5）

■手順

（1）足底同様に，対象児の両手掌を指導者の手で包むようにつかむ。

（2）対象児の手掌同士を密着させ，圧迫する。

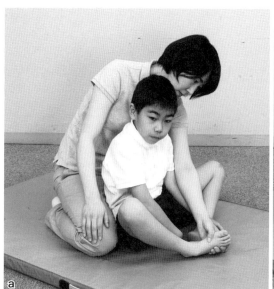

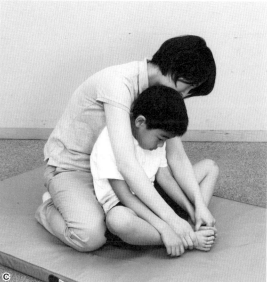

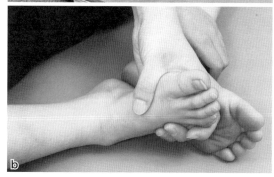

図5-4　足底の圧迫
指導者は対象児を背後から抱き，股関節・膝関節屈曲位とし，全身の筋緊張を緩和させる。対象児の足底を指導者の手掌で包み込むように軽くつかむ（**a**）。対象児の足底面を軽く圧迫する（**b**）。バリエーションとして，対象児の足底同士を密着させ，圧迫する方法もある（**c**）。

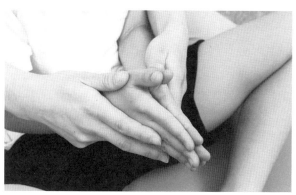

図5-5　手掌の圧迫

5.2.1.1.3.3　口腔周囲の圧迫（図5-6）

■手順
（1）対象児の両手を指導者の手で包むようにつかむ。
（2）対象児の手掌で頬を圧迫する。

■ポイント
- 足底，手掌，口腔周囲は感覚過敏が残りやすい部位である。足底は立位バランス，手掌は巧緻動作，口腔周囲は摂食と密接に関連するためである。これらの部分については，特に慎重に圧迫，マッサージを行う。学齢期になっていても，これらの部分に感覚過敏が残る場合もあるので，対象児を観察する必要がある。

5.2.1.1.3.4　腹臥位でのマッサージ（図5-7）

　DCD児では，足底，手掌，口腔周囲以外にも，触覚過敏が残る場合がある。乳児期に腹這い位を嫌がるのも，触覚過敏が一要因と考えられる。また，着衣へのこだわりがあり，一定の素材のものしか着用しようとしないことなどは，過敏の現れである。そこで，全身の触覚調整を目的として，マッサージを行う。

■手順
（1）対象児をマットの上に腹臥位とする。
（2）両上肢を体幹の横に広げさせる。
（3）背中，四肢を近位から遠位へマッサージする。

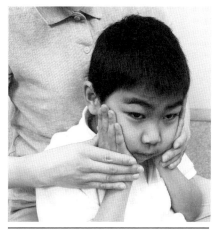

図5-6　口腔周囲の圧迫

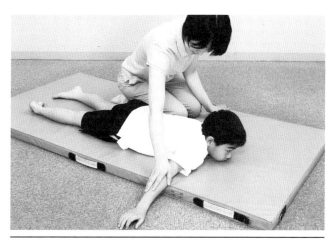

図5-7　腹臥位でのマッサージ

5.2.1.2 運動感覚
5.2.1.2.1 角度あてゲーム

運動感覚は，筋紡錘，皮膚表在感覚を受容器として，関節角度を知る感覚である。DCD児では，体性感覚に問題を持つことが多く，運動感覚の成熟が遅れる。運動感覚が成熟した状態では，視覚の助けなしに，四肢の関節角度，運動を感じることができる。成人では，閉眼でも，四肢を意図した角度で運動させることが可能である。

指導では，閉眼の状態で，指定された関節角度を独力にて再現させる。再現の状態は，開眼にて確認させる。これを繰り返すことで，運動感覚の成熟を促す。

5.2.1.2.1.1 錘なし
■手順
(1) 対象児と指導者は椅子座位で横に並ぶ。
(2) 対象児を閉眼とし，指導者が他動的に肘関節で課題角度を設定する（図5-8a）。
(3) 対象児に開眼させ，肘関節の状態を確認させる。
(4) いったん上肢を元に戻す。
(5) 対象児を閉眼とし，角度を再現させる（図5-8b）。
(6) 対象児に開眼させ，肘関節の状態を確認させ，誤差があれば修正させる。

5.2.1.2.1.2 再現で錘あり
■手順
(1) 対象児と指導者は椅子座位で横に並ぶ。
(2) 対象児を閉眼とし，指導者が他動的に肘関節で課題角度を設定する（図5-9a）。
(3) 対象児に開眼させ，肘関節の状態を確認させる。
(4) いったん上肢を元に戻す。
(5) 対象児の前腕に錘を装着する。
(6) 対象児を閉眼とし，角度を再現させる（図5-9b）。
(7) 対象児に開眼させ，肘関節の状態を確認させ，誤差があれば修正させる。

■ポイント
- 再現の段階で錘を装着すると，負荷された重さにより誤差が生じやすくなる。図の例では，再現場面で肩関節屈曲が加わっている。重さによる刺激を，肩関節屈筋で補ったものと考えられる。重さの感覚と，角度の感覚を知るために，初めから錘を装着した方法も加え，試行を繰り返す。

5.2.1.2.1.3 初めから錘あり
■手順
(1) 対象児に錘を装着する。

(2) 対象児を閉眼とし，指導者が他動的に肘関節で課題角度を設定する（図5-10a）。
(3) 対象児に開眼させ，肘関節の状態を確認させる。
(4) いったん上肢を元に戻す。
(5) 対象児を閉眼とし，角度を再現させる（図5-10b）。
(6) 対象児に開眼させ，肘関節の状態を確認させ，誤差があれば修止させる。

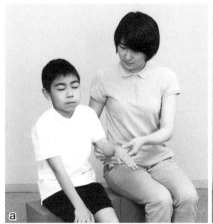
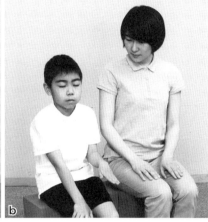

図5-8 角度あてゲーム：錘なし

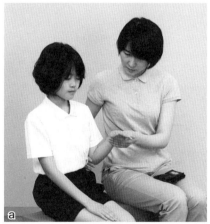
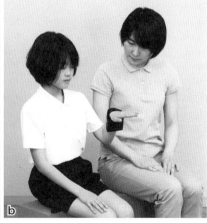

図5-9 角度あてゲーム：再現で錘あり

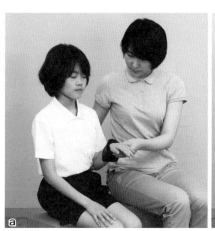
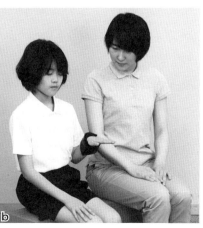

図5-10 角度あてゲーム：初めから錘あり

5.2.1.2.2 重さあてゲーム

　深部感覚は，四肢の位置（位置覚），運動（運動覚），体肢に加えられた抵抗（抵抗覚）・重量（重量覚）などを感知する。抵抗覚は，抵抗に抗して，運動や肢位保持をする時の筋力を感じる。外部環境から身体に与えられる力を感知し，フィードバックする。重量覚は，身体に加わる重力を感知する。

　DCD児では，深部感覚に異常があるために，運動覚に加え，抵抗覚，重量覚も不安定となる。重量覚が最も影響する上下肢を対象に，重量覚に対する指導を行い，感覚の成熟を促す。

5.2.1.2.2.1　上　肢
■手順
(1) 対象児を椅子座位とする（図5-11a）。重さの異なる2種類の錘（砂嚢）を用意する。
(2) 指導者は，対象児を肘関節90°屈曲位として，一方の錘を持たせる（図5-11b）。
(3) 肢位はそのままで，他方の錘に持ち替えさせる（図5-11c）。
(4) 指導者は，対象児にどちらが重いかなど，話しかける。
(5) 対象児を閉眼，肘関節90°屈曲位として，一方の錘を渡す（図5-11d）。
(6) 指導者は，「これは重い方ですか，軽い方ですか」と問いかける。
(7) 対象児に開眼させ，どちらの錘か確認させる（図5-11e）。

■ポイント
● 重さの設定は，対象児が楽に保持できる程度のものとする。
● 2つの錘の差は，大きい方がわかりやすい。わかりやすい課題から始め，徐々に難度を上げるようにする。
● 肢位は，肘関節90°屈曲位以外で行ってもよい。例として，肩関節90°屈曲位，肘関節伸展位で行うようなバリエーションも考えられる。重さや肢位を変化させて繰り返し行い，精度を向上させる。

5.2.1.2.2.2　下　肢
■手順
(1) 対象児を椅子座位とする。重さの異なる2種類の錘（砂嚢）を用意する。
(2) 初めは錘を装着せず，膝関節を伸展させる（図5-12a）。
(3) 対象児を膝関節90°屈曲位，足部を床につけた状態とし，指導者が一方の錘を足首に装着する。
(4) 膝関節を伸展させる（図5-12b）。
(5) いったん足を下ろし，他方の錘を装着しなおす。
(6) 膝関節を伸展させる（図5-12c）。
(7) 指導者は，対象児にどちらが重いかなど，話しかける。
(8) 対象児を閉眼，膝関節90°屈曲位，足部を床につけた状態とし，指導者が一方の錘を足首

第5章　運動プログラム作成と運動指導

感覚入力

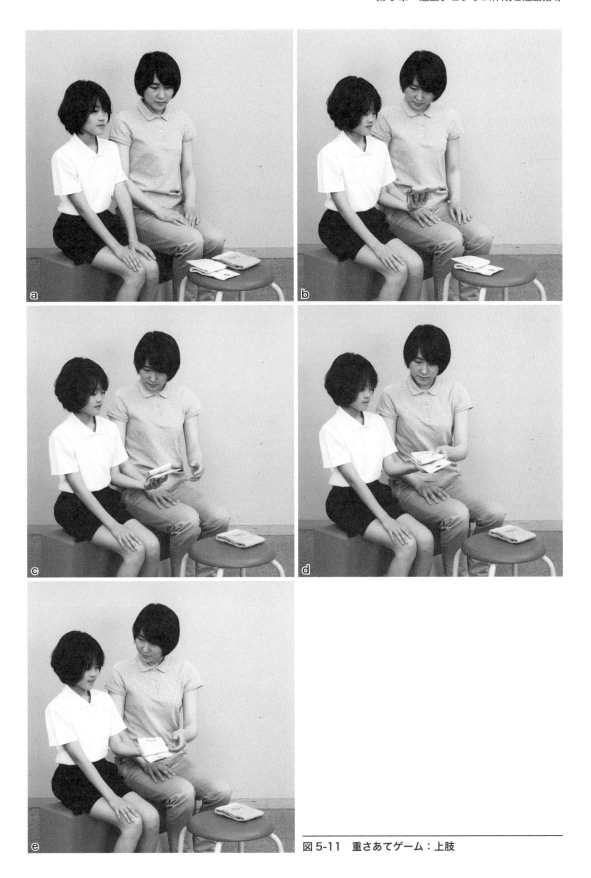

図5-11　重さあてゲーム：上肢

151

に装着する。
(9) 膝関節を伸展させる（図5-12d）。
(10)「これは重い方ですか，軽い方ですか」と問いかける。
(11) 対象児に開眼させ，どちらの錘か確認させる。

■ポイント
- バリエーションとしては，対象児を立位とし，一側の下肢に錘を装着し，膝関節を90°屈曲，あるいは股関節を45°外転させる，などもある。立位が不安定な場合は台につかまらせる。

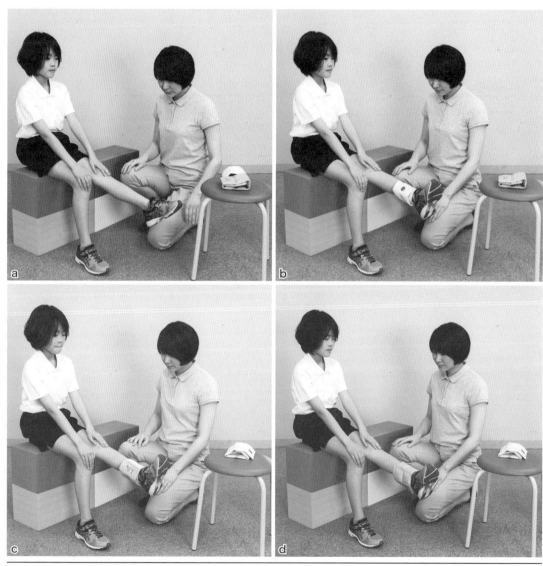

図5-12　重さあてゲーム：下肢

5.2.2 空間認知

5.2.2.1 自分の順番あてゲーム

　空間イメージは，自身を原点として，自身に接した空間から構成される。空間認知は，自身を中心に置き，対象物との関係を把握することから始められる。ここで構成された空間イメージをもとに，イメージの客観化を進める。客観化することで，自身と接することのない空間をも理解することが可能となる。ここでは，主観的空間認知の発達を促す。

　隣接する空間の理解は，自身の前後，左右から始める。図5-13に示したのは，対象児と3種類のボールの前後関係である。4つの台を用意し，端に対象児を座らせる。対象児の前に，3種類のボールを1つずつ置いた台を置く。ここでは「カラーボール」「テニスボール」「バレーボール」を用意した。対象児のすぐ前に「カラーボール」がある。「カラーボール」は，対象児に隣接しているので最も理解しやすい。「テニスボール」と「バレーボール」は対象児から距離があるため，認識しにくくなる。おそらく対象児にとって，「テニスボール」と「バレーボール」が，自身の前方にあることは，視覚的に確認できるので，理解しやすい。次の段階としては，自身との隣接関係を離れ，「カラーボール」と「テニスボール」の関係に進む。「テニスボールはカラーボールのどこにありますか？」という質問に対して，「カラーボールの前」が正解である。これは，自身と各ボールとの関係を，そのまま利用できるので，比較的回答しやすい。次に，「カラーボールはテニスボールのどこにありますか？」と質問する。正解はA「テニスボールの後ろ」，B「テニスボールの前」がある。この質問は難度が上がり，より高い空間認知を求める。回答Aは，自身との直接の関係をいったん離れ，「テニスボール」を原点とした空間に置き換える必要がある。ただし，自身から前方への配列関係は維持される。つまり，自身の直近が「カラーボール」，その前が「テニスボール」であるから，「カラーボール」は「テニスボール」の後ろとなる。回答Bは，空間の客観性をさらに進める必要がある。「テニスボール」を原点として，空間を自身から切り離し，180°方向を転換させる必要がある。テニスボールの代わりに，評価の章（図4-2）で示したように人か人形をこの位置に配置し，対象児に正面を向けるパターンと，対象児に背を向けるパターンとを用意したとする。そうすると，正面を向いた場合はBのみが正解となる。容易な質問から少しずつ難度を上げ，質問と確認を行う。同様の位置関係の質問を繰り返し，対象児に接する空間の理解を促す。

5.2.2.1.1　前方空間の理解（図5-13）

■手順
(1) 椅子座位可能な台を4個用意する。
(2) 対象児を端に座らせ，対象児の前方の台に，わかりやすく異なったボールを置く。
(3) 写真を例として，以下のような質問をし，回答を求める。
　　レベル1：「カラーボールはどこにありますか？」
　　　　　　「テニスボールはどこにありますか？」
　　レベル2：「テニスボールはカラーボールのどこにありますか？」
　　レベル3：「カラーボールはテニスボールのどこにありますか？」
　　レベル4：「テニスボールはバレーボールのどこにありますか？」
(4) 回答を確認する。正解は前述の解説を参考にする。
(5) 対象児が混乱するようであれば，指導者とともに台の周りを歩いて，ボールの順番を確認する。

5.2.2.1.2　後方空間の理解

■手順
(1) 対象児を右から2番目の台に座らせ，その他の台に，わかりやすく異なったボールを置く。
(2) 対象児に後方の空間を確認させる（図5-14a）。
(3) 前方を向かせる（図5-14b）。
(4) 写真を例として，以下のような質問をし，回答を求める。
　　レベル1：「カラーボールはどこにありますか？」
　　　　　　「テニスボールはどこにありますか？」
　　レベル2：「テニスボールはカラーボールのどこにありますか？」
　　レベル3：「カラーボールはテニスボールのどこにありますか？」
　　レベル4：「カラーボールはバレーボールのどこにありますか？」
(5) 回答を確認する。正解は前述の解説を参考にする。
(6) 対象児が混乱するようであれば，指導者とともに台の周りを歩いて，ボールの順番を確認する。

■ポイント
- 自身の後方空間は，前方空間と比較して，理解の難度が上がる。また，このゲームのように，前方を向いた状態で後方空間の状態について回答するということは，後方空間を直接視覚ではなくイメージとして理解する必要がある。繰り返し行い，対象児が空間イメージを構築することを促す。
- バリエーションとしては，台を対象児の左右に並べ，側方空間の理解を促す方法もある。

第 5 章　運動プログラム作成と運動指導

空間認知

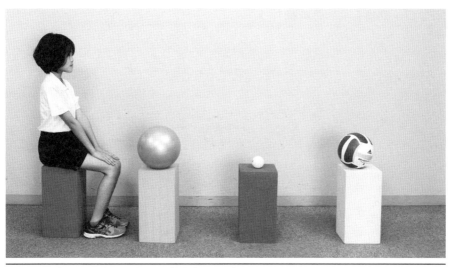

図 5-13　自分の順番あてゲーム：前方空間の理解

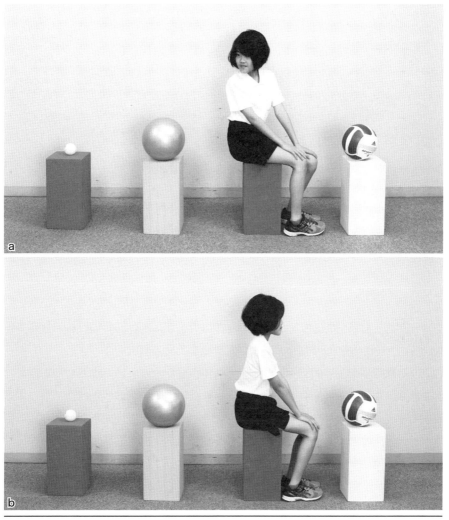

図 5-14　自分の順番あてゲーム：後方空間の理解

155

5.2.2.2 ブロックから積木の再現

　主観的空間認知から，客観的空間認知へと進む．自身の身体を原点とし，自身に隣接した空間の理解から離れ，空間を客観的に観察し，これを理解するよう促す．

　空間は3次元で成り立っている．3次元空間を詳細に観察し，理解することで，空間認知を進める．隣接空間において，理解を進めた前後，左右は，身体を原点とした大型のスケールを形成する．これに高さの認知を加えることで，3次元の座標認知が完成する．人は成長の過程において，3次元座標認知を獲得する．3次元として認知することで，人は観察した物体について，手に触れることなく，その側面や裏側をおおよそイメージすることができる．また，対象物を逆さに置いたらどのように見えるかを想像することができる．

　DCD児では，この認知が未熟となる．3次元空間でとらえた物体は，イメージの上で向きを変えたり，縮尺を変えたりすることが可能である．このことを利用し，形状は同じだが大きさが異なる積木とブロックを用いて，空間の理解を進める．

■手順

(1) 縦・横・高さの比率が等しい積木と大型のブロックを，4つずつ用意する．写真では，コルク製の積木と，ポリフォームブロック（学研教育みらい）を用いている．
(2) 指導者は，4つの大型ブロックを用い，1つの形状を組み上げる（図5-15a，b）．
(3) 対象児に，ブロックをよく観察するよう促す．この時，対象児には，1m程度離れた位置で観察させる．
(4) 対象児に，手元の積木で，同じ形状を組み上げるよう指示する（図5-15c，d）．
(5) 指導者と対象児は，互いのつくった形状が同じか，比較する．
(6) 対象児が見本の形状を理解しにくいようであれば，大型ブロックの周りを歩かせ，形状を観察させ，その後，積木での再現を行わせる．
(7) 形状を変えて，対象児に再現を行わせる．
(8) 繰り返す．

■ポイント

- 大型ブロックは，対象児にとって，自身の身体の大きさに近い．このため，身体空間に近いと考えられる．このことを利用し，大型ブロックで3次元の形状を理解させる．
- 物体の周りを移動しながら観察することで，物体を異なる方向から観察すると見え方が変化することを知り，立体認知は進歩する．対象児が，立体の認知がある程度進んでいるようであれば，観察する視点を移動させなくても，おおよそブロックの形状を理解できる．理解が困難な場合は，ブロックの周りを移動して観察することで，全体像を把握させる．

第 5 章　運動プログラム作成と運動指導

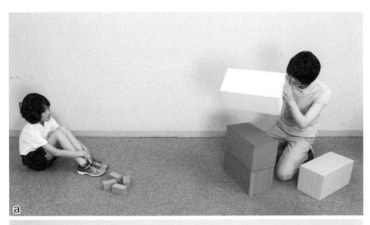

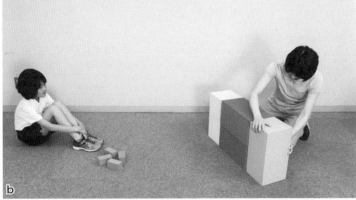

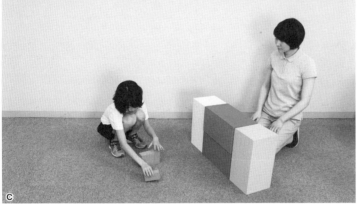

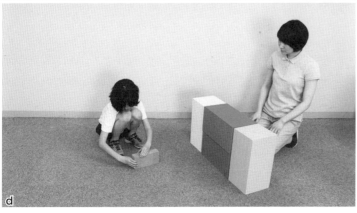

図 5-15　ブロックから積木の再現

5.2.2.3 積木からブロックの再現

客観的に認知した空間は，3次元座標として整理される．イメージとして把握された空間は，縮尺の変更，方向の変更が可能となる．立体を観察し把握するうえで，小型の積木は，俯瞰して全体を観察できるので有利である．大きいブロックは，大きさが子どもの身体空間に近いので，自身が生活する空間として認識しやすい．小型の積木で把握した空間を，身近な空間へ展開する課題となる．客観的に観察した空間の縮尺を変更することで，現実空間となることを理解する．このことで，手で触る現実の空間をイメージ化することを促す．

■手順
(1) 縦・横・高さの比率が等しい積木と大型のブロックを，4つずつ用意する．
(2) 指導者は，4つの積木を用い，1つの形状を組み上げる（図5-16a）．
(3) 対象児に，積木をよく観察するよう促す．
(4) 対象児に，大型ブロックで，同じ形状を組み上げるよう指示する（図5-16b，c）．
(5) 指導者と対象児は，互いのつくった形状が同じか，比較する．
(6) 形状を変えて，対象児に再現を行わせる．
(7) 繰り返す．

■ポイント
- 提示する立体は，図5-16に示したような縦に重ねたものや，床面に平面的に展開するものなどを，意識的に織り交ぜる．同じ形状でも，縦に重ねたものと，平面的に展開したものがあることを認識させる．
- 対象児に，ブロックを様々な角度から観察するよう促す．

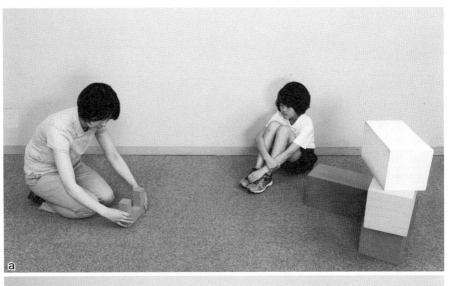
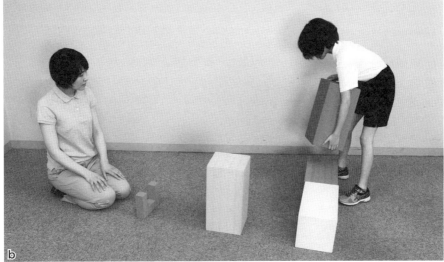
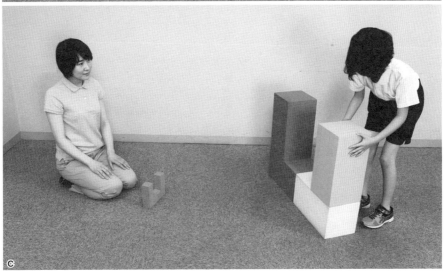

図5-16 積木からブロックの再現

5.2.2.4 ブロック探検

写真や絵で見る空間は2次元情報でしかないが，人はそこから3次元空間をイメージすることができる。これは，生活空間の中で物体を様々な角度から観察する経験を積み重ねることで，2次元情報と3次元空間を結びつけているからである。移動がなければ，人は生活空間を2次元に近い形でしか認知できない。両眼視があるので，完全な2次元ではないが，人は両眼視を意識していない。写真で見る風景と，実際に両眼で見る風景は異なっているが，一見同じだと錯覚しているにすぎない。3D映画は，両眼視を疑似的に再現している。

ところで，空間認知が未熟な幼児は，1つの物体を異なる視点から見た時に形状が異なると，同一の物体であることを把握できない。視覚情報が，2次元画像の寄せ集めでしかなく，これを連携させて理解することができていないためである。

本課題では，カードに印刷されたブロックの2次元画像を手元に持ち，床に置かれたブロックをどこから見たものなのか，探索する。あるいは，ある視点から見た絵カードを示し，ブロックをどの方向から見た画像か考えさせる。最後は，ブロックに触れる，潜る，跨ぐ，乗るなどし，立体であることを経験させる。このことで，2次元画像と3次元空間との関係の理解を進める。

■手順

(1) 指導者は，大型ブロックを用いて一定の形状を作製する。図5-17d～fに示したものは一例であり，様々なバリエーションが考えられる。
(2) ブロックでつくった形状を様々な角度からみた絵カードを用意する（絵カードは巻末に付録2として掲載しており，拡大コピーして使うことができる。自作してもよい）。
例：カード①：正面画像（図5-17a），カード②：側面画像（図5-17b），カード③：真上から見た画像（図5-17c）
(3) カード①を対象児に示し，「これはどこから見たところかな？」と問いかける。
(4) 対象児はカードを持ち，移動して「ここ」からであることを回答する（図5-17d）。
(5) カード②を示し，同様に質問する。
(6) さらにカード③へと続ける。
(7) 対象児が回答できないようであれば，指導者は対象児とともにブロック周囲を移動し，画像の視点を探索する（図5-17e）。
(8) すべての2次元画像の視点が確認できたら，ブロックで作製した形状に乗る，潜るなど，動き，接触を通して3次元空間を体験させる（図5-17f）。
(9) ブロックで異なる形状を作製し，同様の手順を繰り返す。

■ポイント

- ブロックは，図に示したものと異なる寸法のものを用いてもかまわない。この場合は，絵カードを自作する必要がある。ワープロソフトで簡単に作製できる。あらかじめ，ブロックで作製した形状を撮影して，写真からカードを作製してもよい。

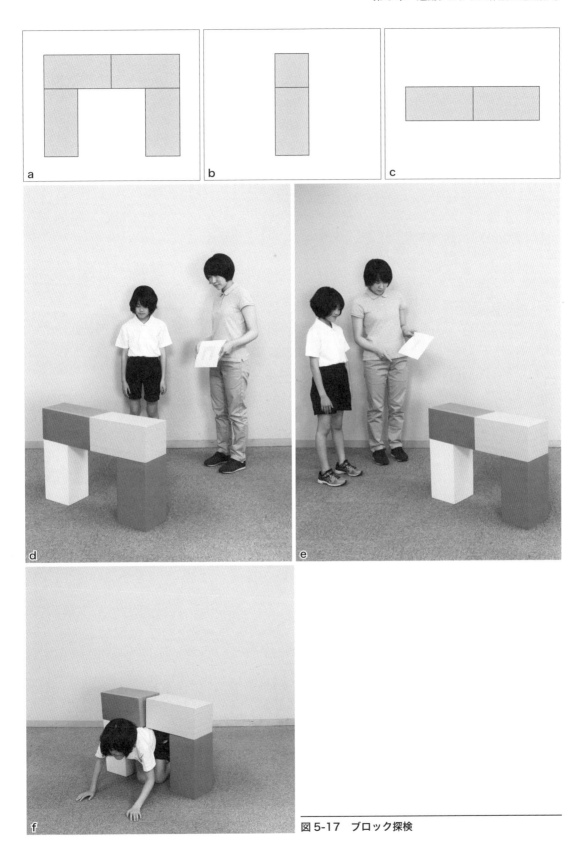

図 5-17　ブロック探検

5.2.2.5 絵カードから積木の再現

　空間認知課題の最終段階として，2次元情報から3次元空間の再現を行う。人が写真などの2次元情報から3次元空間を感じることができるのは，生活経験の中で2次元情報と3次元空間を結びつけて記憶しているからである。人はこの記憶を手掛かりとして，2次元データから3次元空間をイメージすることができる。DCD児では空間認知が未成熟な場合が多い。

　用意する絵カードは，立体を立体として捉えにくい正面，側面などから描かれている（図5-18a〜c）。このため，ここから3次元空間を再現することは容易ではない。また，5-18cはトリッキーであり，空間イメージを回転させるなど，操作しないと正解できない。対象児の試行錯誤を見守り，助言しつつ理解を促す。課題が困難な場合は，いったん「ブロック探検」に戻り，2次元と3次元の関係を体験させたうえで，再度課題に取り組ませる。

■手順

(1) 対象児と指導者は，机を間にして対面して座る。
(2) 机上に，同じ形の積木を4つ並べる。図では正四角柱（コルク製）を用いた（図5-18d）。
(3) 絵カードを示す（絵カードは巻末に**付録2**として掲載しており，拡大コピーして使うことができる。自作してもよい）。最初は正面からの構図（図5-18a）が理解しやすい。
(4) 対象児に，積木すべてを用いて，絵カードと同じ形を組立てるよう指示する（図5-18e）。
(5) 対象児が組み立てた形と，絵カードが一致しているか，指導者と対象児で確認する（図5-18f）。
(6) 絵カードを，図5-18b，cへと進め，対象児による積木再現を繰り返す。

■ポイント

- 同じ形であっても，視点の位置により2次元画像が異なることの理解を促す。このため，同一の形状に関する，異なる視点の絵カードを連続して示す方法もある。
- 同じ絵カードであっても，積木を縦に積み上げる方法と，平面的に並べる方法があることを説明する。絵カードの上下を目の前で反転させて，積木を組み替えさせるなども1つの方法である。
- 積木の代わりに大型ブロックで再現させる方法もある。

第 5 章 運動プログラム作成と運動指導

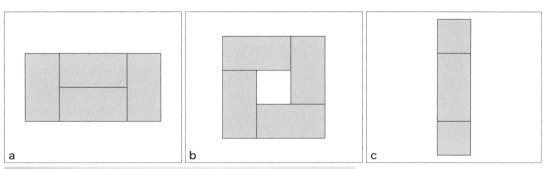

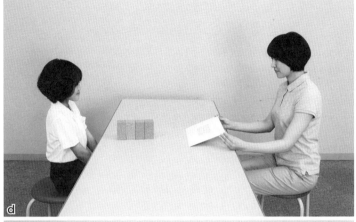

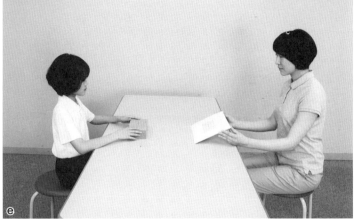

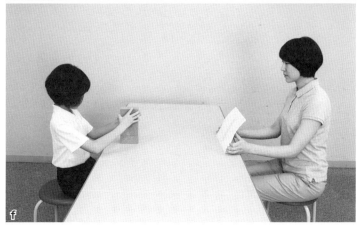

図 5-18 絵カードから積木の再現

5.2.3 選択的注意

5.2.3.1 メトロノーム歩行

　人は様々な刺激の中で生活している。こうした状況下で安定して活動できるためには，選択的注意が適切に行われる必要がある。環境からの様々な刺激は，物理的には重みづけされない。しかし，人が活動するうえで必要な刺激は限られており，必要な刺激とそれ以外の刺激を選別し，重みづけする必要がある。そのための機能として，選択的注意がある。選択的注意は，一部の刺激を取り入れ，その他を排除する過程といえる。言い換えると，有用な刺激を強化し，それ以外を抑制することで，必要な情報を効率的に収取している。DCD児では，この機能が未熟な場合が多く，課題遂行中に不要な刺激に反応してしまうため，1つの運動が正確に遂行されない。

　本課題では，メトロノームによる音刺激を抑制し，一定のテンポで歩行する。このことで，不要な刺激の抑制機能発達を促す。

■準備
- 5 m程度の歩行路を用意する。スタートとゴールの位置には，ブロックなどを置いてわかりやすくする。対象児に十分聞こえる位置に，メトロノームを置く（図5-19a）。

■手順
(1) 歩行路を，自然な速さで数回歩行させる。この時，「今の速さを覚えておいて」と指示する。
(2) 指導者は，自然歩行による所要時間をストップウォッチで計測する。
(3) 「これからメトロノームを鳴らすけど，今と同じ速さで歩いて」と指示する。
(4) メトロノームで一定のリズムを流す。最初は，対象児の歩行速度に対して，極端に遅いテンポ（例：30 bpm）を選択する（図5-19b）。
(5) 指導者は，歩行時間を計測し，歩行速度が変化していれば，「遅くなった」「速くなった」など，結果を対象児にフィードバックする。
(6) 次に，メトロノームのテンポを極端に速く設定し，歩行させる。
(7) 歩行速度変化をフィードバックする。
(8) メトロノームのテンポを自然歩行速度に近づけ，歩行させる。
(9) 歩行速度変化をフィードバックする。
(10) メトロノームの速さを様々に変化させ，歩行とフィードバックを繰り返す。

■ポイント
- メトロノームのテンポに歩行速度がシンクロ（同調）してしまう現象は，健常成人でも見られる。その意味で，難度が高い。また，メトロノームのテンポが，自然歩行速度に近いほど，難度は高くなる。難度を変化させ，試行を繰り返す。
- 時折，メトロノームを鳴らさない自然歩行を交ぜてもよい。

第 5 章　運動プログラム作成と運動指導

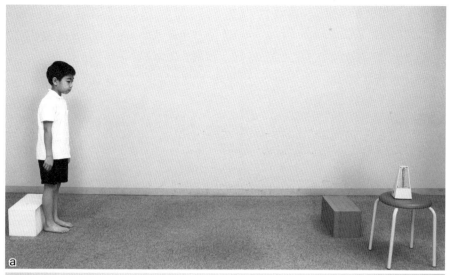

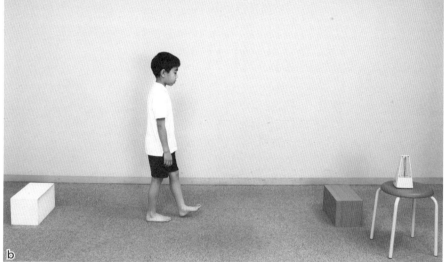

図 5-19　メトロノーム歩行
a：準備，b：歩行

選択的注意

5.2.3.2 うその指示を無視して歩く

認知に関する刺激が，運動に影響することが多い。次項の二重課題では，運動課題と認知課題において直接関連性のない課題を設定している。仮に，運動課題と認知課題に関連性がある場合，認知課題は運動課題に容易に影響する。さらに，認知の課題において，本刺激に錯乱刺激が混入する場合，認知は混乱し，運動も不安定となる。

DCD児では，選択的注意に問題があるため，認知課題において錯乱刺激の影響を受けやすい。本課題では，特に認知課題における錯乱刺激の抑制を促す。また，認知課題において，指示により「本刺激」と「錯乱刺激」が短時間で入れ替わる場合，入れ替わり前の認知が残存しやすい。本課題では，「本刺激」「錯乱刺激」入れ替えに対する切り替え機能の発達もあわせて促す。

■準備
- 比較的広い部屋を用意する。1つのスタート位置と，2つのゴール位置を用意し，2種類の歩行ルートを設定する。色の異なる2種類の矢印を用意し（図5-20a），歩行ルートの分岐点に順次設置する。ルートの分岐点は，それぞれ3〜5mの間隔をもって設置する。図5-20bに歩行ルートの例を示す。ルートは，課題開始まで対象児には見せない。

■手順
(1) 対象児をスタート位置に立たせ，「矢印の通りに歩いてください」と指示し，スタートの瞬間に「白い矢印の通りに歩いてください」と告げる（図5-20c〜e）。
(2) 歩行速度は，メトロノームのテンポで規定するか，あるいは「できるだけ速く」などと規定してもよい。
(3) 対象児が混乱するようであれば，スタートに戻り，指導者とルートを確認しながら歩行する。
(4) 白矢印ルートを混乱せず歩行できるようになったら，次の歩行ではスタート直前に「黒い矢印の通りに歩いてください」と異なるルートを指示する。
(5) ①指示する矢印の色をランダムに変化させる，②歩行速度を変える，などのバリエーションを加える。

■ポイント
- 同じ形の矢印で，色のみが異なる場合，認知課題として直前の指示が残存しやすく，混乱しやすい。
- 運動課題として，歩行速度を速く，あるいはメトロノームのテンポに合わせて，などと指示することで，課題の難度は高くなる。
- 容易に行えるようであれば，歩行の途中で「次は黒矢印」などと，「本刺激」と「錯乱刺激」を入れ替える指示を与える，といったバリエーションも考えられる。

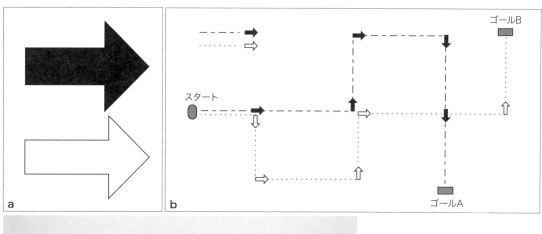

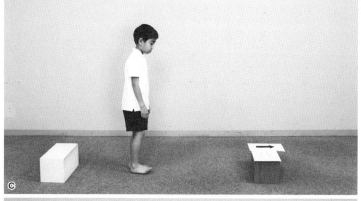

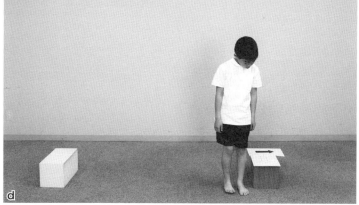

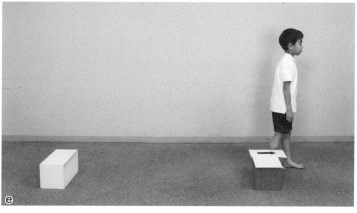

図 5-20 うその指示を無視して歩く

5.2.4 二重課題

5.2.4.1 タンデム立位でしりとり

　複数の課題を同時に行う時には，課題に優先順位がつけられる。そのうえで，優先順位の高い課題から着実に遂行されるよう，情報処理がなされる。これは，人が行うことが可能な情報処理の能力には，限界があるためである。優先順位に沿って，情報処理の資源を適切に配分することを，分割的注意と呼ぶ。DCD児では，分割的注意に問題を持つことが多い。

　分割的注意の状態を知るための課題として，二重課題がある。歩行しながら考える，揺れる電車の中で読書するなどであり，日常的に行われている。しかし，二重課題が意識されないほどに円滑に行われるためには，注意の振り分けが適切に行われる必要がある。DCDに隣接する疾患である注意欠陥・多動性障害（attention deficit/hyperactivity disorder：ADHD）では，単一課題と二重課題の間に成績の差がなく，分割的注意機能が適切に働いていないことが疑われる。DCDでも同様の現象が示唆される。

　指導では，二重課題と単一課題を交互に繰り返すことで，運動に集中することの意識を高める。最終的に，二重課題と単一課題の切り替え機能の成熟を促す。

■課題

A）運動課題：片足の踵と他方の足のつま先が接したタンデム立位（継足位）をとらせる。できるだけ動揺なく姿勢保持できるよう指示する（図5-21a）。

B）認知課題：指導者と簡単な「しりとり」を行う。

■手順

(1) 単独課題：A) 運動課題を単独で行わせる。

(2) 二重課題：A) 運動課題とB) 認知課題を同時に行わせる。

(3) (1) 単独課題と (2) 二重課題を交互に繰り返す。(1) で集中がさらに高まるよう促す。

■ポイント

● 課題は，運動課題と認知課題に分けられる。「タンデム立位でしりとり」は，運動課題と認知課題の組み合わせである。運動課題としての「タンデム立位」が課題として容易な場合は，「タンデム歩行（可能な範囲で踵とつま先を近づけて行う）」（図5-21b）や「片足立位」に変更してもよい。認知課題としての「しりとり」が困難な場合は，「今日は朝何食べたの？」「学校で何習った？」など，日常会話に切り替えてもよい。

第 5 章　運動プログラム作成と運動指導

二重課題

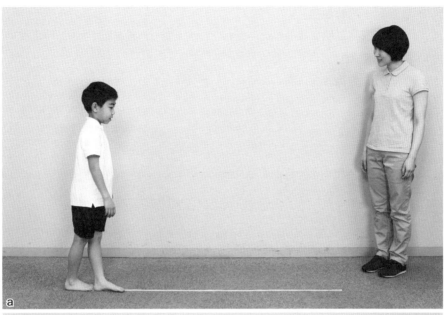

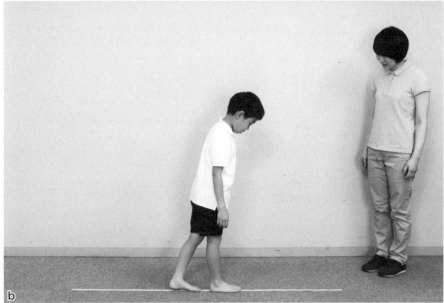

図 5-21　タンデム立位でしりとり

5.2.4.2 運動課題＋運動課題

　人は日常において，運動課題に運動課題を重ねた二重課題を行う場面が多い。それぞれの課題に対して，適切に注意が分配されなくてはならない。DCD児では，分配が適切に働かない可能性が示唆される。前述した，運動課題に認知課題を重ねた二重課題と比較して，運動課題に運動課題を重ねた場合，課題が2つの異なった課題として扱われず，混乱した状態へと容易に陥ってしまう。運動課題に関する二重課題では，それぞれの課題を理解し，単独課題としての精度を上げることを目指す。DCD児では，単独課題に対する集中力が低いが，二重課題とすることで，指示された2課題以外の環境からの刺激を抑制する。そのうえで，2課題を単独課題での試行，二重課題での試行で繰り返す。これにより，単独課題となった時の集中を高める。これとともに，二重課題の時の混乱を整理し，動作の安定化を促す。

5.2.4.2.1 片手錘の直線歩行

■課題

A) 運動課題：タンデム歩行（図5-22a）
　(1) 床に3m程度の直線を引く（テープなどを貼る）。
　(2) 片足の踵と他方の足のつま先が接したタンデム位（継足位）で直線上をはみ出さないように歩行させる。
　(3) バランスを崩し，線を踏み外さないよう指示する。

B) 運動課題：片手砂嚢保持（図5-22b）
　(1) 10 kg あるいは 15 kg の砂嚢1つを用意する。
　(2) 片手に砂嚢を1つ保持させ，立位保持させる。
　(3) 砂嚢を他方の手へ持ち換えるよう指示する。
　(4) バランスを崩さないよう注意する。

■手順
　(1) 課題 A) と B) を単独で行う。
　(2) 課題 A) と B) を，二重課題で行う（同時に行う）（図5-22c）。
　(3) (1) 単独課題と (2) 二重課題を交互に繰り返す。(1) で集中がさらに高まるよう促す。(2) では運動の安定性が向上するよう促す。

■ポイント
- 砂嚢の重さは，対象児が楽に保持できる重さから始め，段階的に無理のない程度で，重量を増加させる。
- 砂嚢を持ち換えるタイミングは，初めは指導者が指示する。一定のテンポで持ち換え可能な場合は，対象児に任せる。

第 5 章　運動プログラム作成と運動指導

二重課題

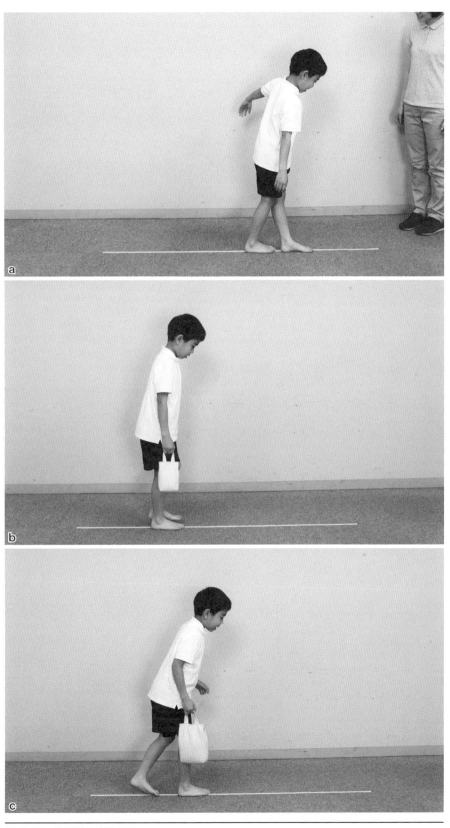

図 5-22　片手錘の直線歩行

5.2.4.2.2　直線歩行キャッチボール

■課題

A) 運動課題：タンデム歩行（図5-22a）

(1) 床に5m程度の直線を引く（テープなどを貼る）。
(2) 片足の踵と他方の足のつま先が接したタンデム位で，直線上をはみ出さないように歩行させる。
(3) バランスを崩し，線を踏み外さないよう指示する。

B) 運動課題：キャッチボール（図5-23a）

(1) バレーボールを用意する。
(2) 対象児と指導者は，3m程度離れて向かい合う。
(3) 対象児は，下手投げでボールを指導者へ投げる。
(4) 指導者は，軽く，取りやすいように，ボールを対象児に投げ，捕球させる。
(5) 投球，捕球を繰り返す。

■手順

(1) 課題A）とB）を単独で行う。
(2) 課題A）とB）を二重課題で行う（同時に行う）（図5-23b）。
(3) (1) 単独課題と (2) 二重課題を交互に繰り返す。(1)で集中がさらに高まるよう促す。(2) では運動の安定性が向上するよう促す。

■ポイント

- 捕球は難度が高いので，指導者は対象児が捕球できるよう，両手の中へ投げ入れるように投球する。
- 容易に行えるようであれば，投球スピード，距離の難度を上げる。

第 5 章 運動プログラム作成と運動指導

二重課題

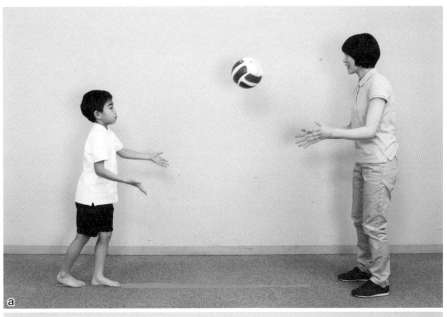
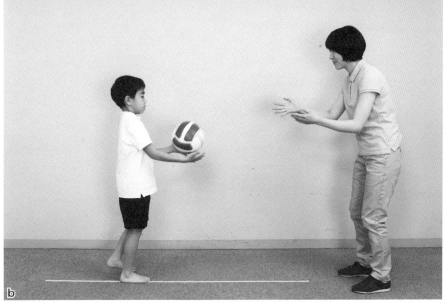

図 5-23　直線歩行キャッチボール

5.2.5 姿勢制御

5.2.5.1 静的姿勢制御
5.2.5.1.1 ペルビック・ラテラル・ティルト

　足が床につかない端座位となり，この姿勢から体幹を側方へ傾ける。この時両上肢が水平に保たれているか，対象児に確認させる。体幹が左右に傾斜しても，両上肢は床に対して平行に保たれるよう指導する。また両上肢を側方へ伸展している姿勢を認識し，かつ体幹の傾斜を分離し，上肢が水平に保たれることの感覚を養う。

　少しずつ体幹を側方へ傾けるよう誘導する。上肢の平衡保持は，初め指導者がサポートして認識を促す。明らかに水平が保てず，体幹が傾斜した側の上肢が下方へ移動し，このことが認識できない場合，鏡を使う方法もある。前方に鏡を置き，指導者が後方から誘導する。このことで，自己の姿勢を確認する助けとなる。

　鏡の使用，指導者の誘導は，少しずつ取り除き，最終的には独力で水平に保持可能となることを目標とする。また，閉眼して当動作を正確に行えることを，上級レベルとしてもよい。

■手順
(1) 対象児を，治療用ベッドなどの上に，足が床につかない状態で端座位とする。
(2) 骨盤は前後傾中間位，脊柱は伸展位とし，脊柱が左右へ傾いていないことを指導者が確認する。
(3) 両腕を真横へ挙げるよう，口頭で指示する（図 5-24a）。
(4) 両上肢がまっすぐ横に伸びていることを確認させ，その状態を保ったまま，体幹を側方へ傾けるよう指示する（図 5-24b）。
(5) 元の中間位姿勢に戻るよう指示する。
(6) 体幹を対側へ傾けるよう指示する。
(7) 傾きの大きさを徐々に大きくしながら，繰り返す。

■ポイント
- 適当な治療用ベッドがなければ，背もたれのない椅子，机，箱などでもよい。
- 口頭指示は「できるだけ真横に手を伸ばす」など，理解しやすいように工夫する。
- 口頭指示だけで動作を行うことができない場合は，指導者が両上肢挙上の姿勢を示し，模倣させる。模倣もできない場合は，対象児の上肢を指導者が保持し，姿勢を誘導する（図 5-24c, d）。
- 上肢が傾くようであれば，注意し，修正する。
- 足が床につかないため不安定なので，転倒に注意が必要である。
- 円背にならないよう注意する。動作をうまく理解できない場合は，鏡を利用し，自己の姿勢を確認させる方法もある。

第 5 章 運動プログラム作成と運動指導

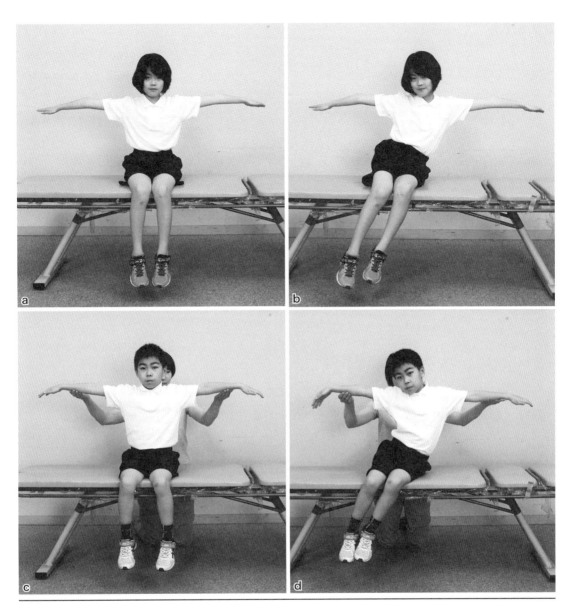

図 5-24　ペルビック・ラテラル・ティルト

5.2.5.1.2 バード・ドッグ

　バード・ドッグは基本的なバランスエクササイズの1つである。四つ這い位から一側の上肢と反対側の下肢を挙上した形で，対側の上下肢のみでバランスを保つことを目標とする。この姿勢を完全に保持できなくても，部分的に可能となることを目指し，段階的に難度を向上させる。

　四つ這い位を正確に保持することから開始する。顔を前方に向け，脊柱を伸展し，骨盤を前後傾中間位とし，当姿勢が十分安定してから，四肢の挙上に進む。

　本課題では，体幹が安定していることが必要とされる。四つ這い位が安定したら，一側上肢を前方へ挙上させる。この時も全身の筋緊張に注意し，姿勢が安定し，運動の自由度が確保できるまで練習させる。その後，下肢挙上を行う。

　体幹を斜めに横切る基底面上に重心を保つことで，動的な姿勢保持の前提を育てることになる。

■手順
(1) 指導者は，対象児に四つ這いになるよう，口頭で指示する。「お馬さんの形」など，対象児が理解しやすい指示を工夫する（図5-25a）。
(2) 口頭指示を理解できない場合は，指導者が見本を示し，模倣を促す。模倣できない場合は，指導者が徒手的に誘導する。
(3) 頭部，脊柱，骨盤の状態を確認し，徒手的に修正する。また，筋緊張の状態を確認する。
(4) 一側上肢をまっすぐ前方へ挙上するよう指示する。指導者は，上肢がまっすぐ前方に伸展していることを確認する。不安定な姿勢にならないよう注意する。必要に応じて徒手的に姿勢を修正する（図5-25b）。
(5) 一側上肢挙上姿勢が安定したら，対側下肢を挙上するよう指示する（図5-25c）。この動作は負荷が大きいので，できない場合は指導者が姿勢をあらかじめ誘導してつくり，これを保持するよう指示する（図5-25d）。
(6) 下肢が後方へまっすぐ伸展していることを確認する。
(7) 反対側へ同様の指示を行う。

■ポイント
● 難度の高い動作なので，急がず，各段階が確実に安定するのを待って，次の段階へ進む必要がある。
● 一側上肢，対側下肢を挙上した時，挙上した上肢と下肢が矢状面上直線になるよう確認する。体幹の回旋ができるだけ起きないように誘導する。

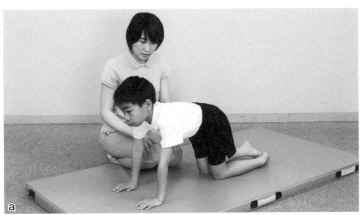
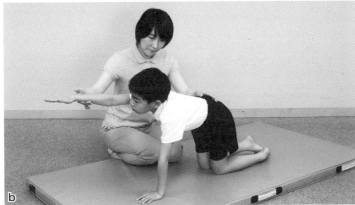
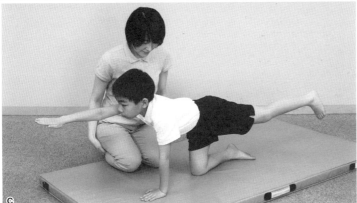
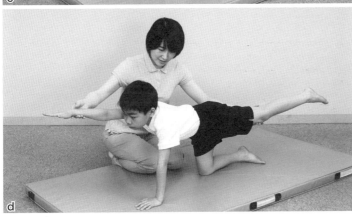

図 5-25　バード・ドッグ

5.2.5.1.3 ヘッドボールバランス

　人は，多数の関節を適切に調節することで，姿勢保持を行っている。静的な座位や立位の姿勢保持であっても，各関節には微細な運動がみられ，複数の筋が協調して活動している。しかし，こうした筋活動は意識されることはない。姿勢反射として行われており，自動的な活動である。

　本課題は，頭上にボールを乗せることで，体幹，頭部に連結する物体を，脊柱の上方に構築し，この部分を含めたバランス保持を体感させようとするものである。もちろん頭上のボールは，無意識にコントロールされることはない。このため，ボールを含めた意識的な姿勢制御が必要となる。頭上のボールは，普段は意識されない静的な姿勢制御を意識するための指標となる。姿勢制御を意識させ，この精度を向上させることで，静的姿勢制御の安定性を高める。

■手順
(1) 対象児は，両手で頭の上にボールを乗せる（図 5-26a）。
(2) 手を放し，ボールを落とさないようにバランスをとる（図 5-26b）。
(3) 指導者は，何秒間ボールを乗せていられるかをストップウォッチで計測する。
(4) 安定して制御可能であれば，その状態で膝の屈伸をする。
(5) その状態で歩く。難度が高いため，ボールが落ちそうになったら手で支えることを許可し，目的の場所まで何回触って到達したのかを数える（図 5-26c）。

■ポイント
- 両膝を曲げるとバランスをとりやすい。また，ボールの空気を少し抜いておくと行いやすい。
- 段差や坂道など，色々な地面を歩くことで難度を上げることができる。
- 立った状態で行うことが困難な場合は，座った状態で行うか，補助者がボールをセットしてもよい。

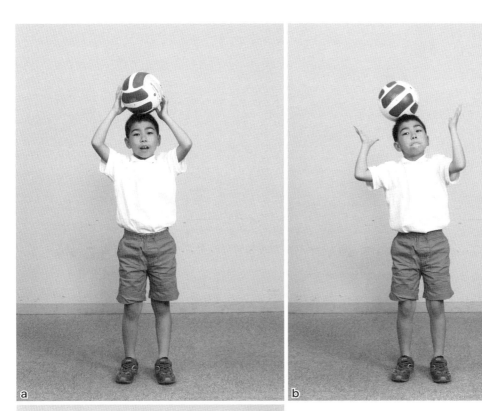
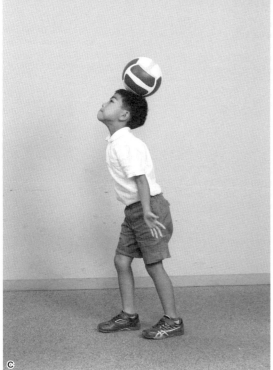

図 5-26 ヘッドボールバランス

5.2.5.2　動的姿勢制御
5.2.5.2.1　ブロック歩行

　動的姿勢制御は，変化し続ける姿勢の中で，重力と加速度に適応し，転倒することなく安定して体重心を移動させる機能である。人は，この機能の成熟なしに，安定して運動を行うことはできない。DCD児における運動の不安定さは，この機能の未熟さが大きく関与している。

　この課題では，不安定な環境，あるいは狭い基底面を用意し，この中で運動させる。このことで，運動に伴う姿勢制御機能の向上を促す。

　歩行は，それ自体が動的姿勢保持となっている。ブロック歩行は，通常歩行に対して，不安定要素を高めるために，ブロック上という条件を付加する。用意するブロックは，幅20 cm程度，高さ15 cm程度とする。不安定な歩行は側方への動揺が大きくなるため，ブロックにより横幅を制限された状態での歩行は困難度が高まる。また，わずかではあるが高さがあることで，対象児にとって精神的な不安要素となる。あまり高すぎると，不安感が強くなり，運動遂行が困難となるので避ける。発達障害児では，不安感が過剰な反応となることがあるので，対象児の反応を観察し，不安が大きいようであれば，高さをさらに低くする。これも困難な場合は，床上に2本のラインを描き，その間を歩行させることでもよい。あるいは1本のラインを描き，この上を歩行させることに変えることもできる。

■手順

(1) いくつかのブロックを，床に直線状に並べる。この時，対象児に手伝わせると，対象児の動作受け入れが容易になる。
(2) 対象児に，ブロックへ上るよう指示する。初めは片手介助してもよい。
(3) ブロック上をゆっくりと歩行するよう指示する（図5-27a～c）。不安を示す場合は，初めは片手介助する。逆に，急いで歩こうとする場合は静止し，ゆっくり歩くよう指示する。ゆっくり歩くことができない場合は，片手を指導者が把持し，スピードを抑制する。側方へ歩こうとする場合は，「前を向いて」などと指示し，修正する。
(4) ブロック歩行を遊びながら繰り返す。ゲーム的な要素を盛り込んでもよい。
(5) 歩行が安定することが確認できたら，ブロックの一部を直角に組み合わせ，その上を歩行させる（図5-27d，e）。

■ポイント

- 不安感が強い場合は，初めは片手介助などの配慮をする。
- 落下や転倒などがないよう，十分注意する。歩行が不安定で踏み外しが予想される場合は，①対象児の手を把持する，②頻繁に足元に注意を払うよう声掛けする，など配慮する。
- 踏み外すなどの失敗体験があると，それ以降動作自体を拒否することもあるので，可能な限り失敗がないように注意が必要である。
- 急いで歩くことは推奨できない。むしろゆっくり歩くよう促す。動作が雑にならないように注意する。

第 5 章　運動プログラム作成と運動指導

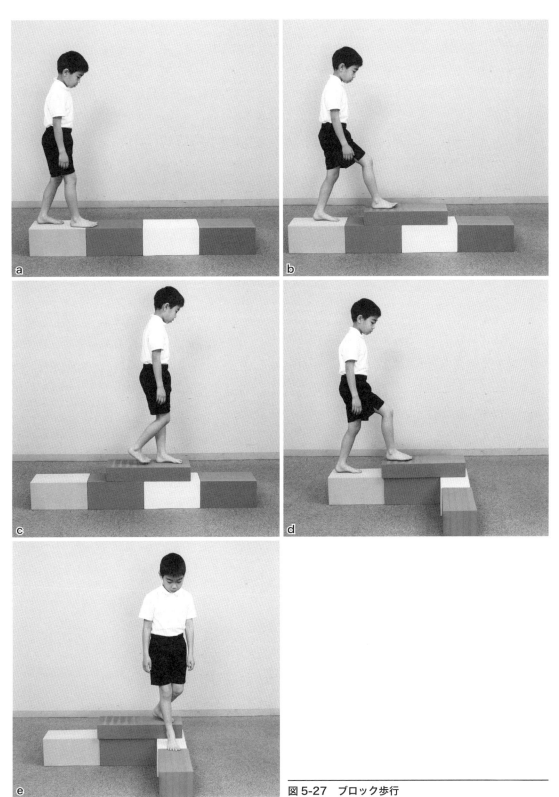

図 5-27　ブロック歩行

5.2.5.2.2 ブロック渡り

　歩行中の段差処理は，動的姿勢制御における重要な課題となっている．体重心を上下させる十分な筋力が必要であることと，新たな基底面で素早く安定姿勢をとる必要がある．階段昇降も負荷が大きく，難度が高い動作であるが，本課題はさらに「昇る，降りる」を繰り返す．しかも，段差の高さを変えるなどバリエーションを設けることが可能である[2]．

　対象児にとっては，不安要素の大きい課題である．発達障害児は筋力が弱い場合が多く，下肢筋力が弱いと安定性はさらに低下する．対象児が，不安感から動作に対し拒否的になることのないよう，十分注意する．必要な場合は片手介助するなど，配慮する．対象児の機能に合わせ，ブロックの高さ，高さのバリエーション，ブロック間の距離などを工夫する．

　遊びやゲームの要素に関しては，対象児の反応を慎重に観察し，積極的に取り入れる．けっして無理はしない．

■手順
(1) 対象児とともに，直線上にブロックをいくつか並べる．ブロックの高さは低いものから用意する．最初はすべて同じ高さのブロックを使い（図5-28a，b），動作の安定を確認してから高さの変化をつけるようにする（図5-28c，d）．ブロック間の距離は広い方が難度が低いので，比較的広い間隔から始め，徐々に狭くする．動作の安定を確認したら，ブロック間の距離にもバリエーションを設ける．
(2) 対象児に，ブロックの昇降をしながら，ゴールに向かいゆっくり進むよう指示する．進むルートを理解できないようであれば，指導者があらかじめ見本を示す．怖がる場合や，歩行が不安定で段差昇降動作に不安定さが予想される場合は，片手介助，あるいは両手介助から始める．ゆっくり進むよう指示する．児が急ぐようであれば，制止する．
(3) 動作が安定していれば，難度を上げる．不安定であれば，難度を下げる．動作が困難であれば，床上に1つだけ置いたブロックの昇降動作から始める．遊びの要素を取り入れる．
(4) 動作が安定したら，ブロックを1つずつ昇降せず，ブロックからブロックへ渡る動作へ発展させる（図5-28e，f）．

■ポイント
- 不安定な動作なので，転倒などの危険がないよう十分注意する．
- ブロックの横幅の違いも難度に影響し，幅広い方が難度は低いので，考慮する．

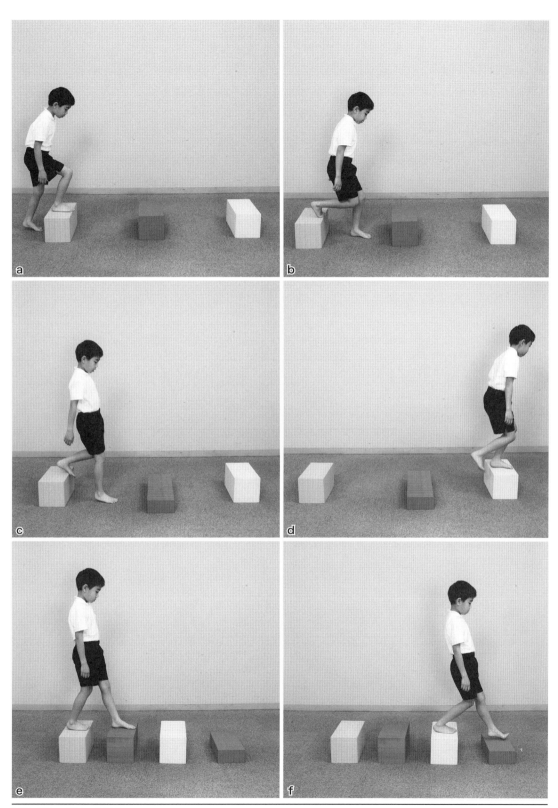

図 5-28　ブロック渡り

5.2.5.2.3 ストレートバランスタッチ

ストレートバランスタッチは，日常生活では行われない運動を行うことで，新たな課題への動的な姿勢制御適応を養う。人の運動は，歩行などのように自然な回旋を伴うことが多いが，本課題ではあえて回旋を行わないことで，難度を上げている。四肢の動きが必要なので，協調運動の成熟も必要となる。また，膝を大きく側方へひねり上げるために，柔軟性も求められる。

DCD児では，日常にない動作に対しての適応が困難な場合が多い。見本を示し，動作模倣をさせたり，徒手的に四肢を介助して，動きを指導することなどが必要となる。動きを理解したら，動きのテンポを徐々に速める。

■手順
(1) 対象児は，足を肩幅に開き，立位をとる。
(2) 片足立ちとなり，一側下肢を45°程度拳上し，同側上肢は斜め上方へ伸ばす（図5-29a）。
(3) 体幹は回旋せず，股関節を大きく開き，体幹側方で肘関節と膝関節を接触させる（図5-29b）。
(4) 同様の動作を5回1セットで行い，左右を変えて実施する（図5-29c，d）。
(5) 徐々にテンポを上げる。

■ポイント
- 体幹が回旋し，上下肢が体幹前方で接する運動にならないよう注意する。
- 支持する側の体幹が過剰に側屈している場合には，柔軟性低下の指標となる。
- 運動が困難な場合は，先行して片足立ちの指導を行う。その後，上下肢をこの運動と同様に動かすが，動かす範囲は小さくする。

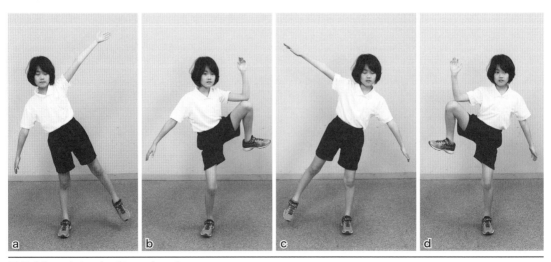

図5-29 ストレートバランスタッチ

5.2.5.2.4　ラダートレーニング

　ラダートレーニングとは，布製の梯子（ラダー）を用いたトレーニングの総称である。ラダーを床に置き，これをまたぐ，跳び越えるなど，様々なバリエーションのトレーニングが考えられる。複雑な動作パターンを組み上げることも可能であり，スポーツトレーニング分野で多く取り入れられている。

　初めにラダー歩行を行う。歩幅などのパターンを指定した状態で，歩行を行わせる。ラダーを用いるので，歩幅，歩隔は規定される。この条件で，前歩き，側方歩き，後ろ歩きを行わせる。動作は，初めは意識的にゆっくりしたテンポで行わせ，重心移動の意識を高める。スムーズに行えるようになることを待って，徐々にテンポを速める。このことで，速い動きへの対応力を育てる。

5.2.5.2.4.1　ラダー歩行（図 5-30）

■手順

(1) 床にラダーを置く。

(2) 対象児に，ラダーを踏むことなく，ゆっくり前へ歩くよう指示する。指導者がまず，対象児の前で見本を示す。ゆっくり歩くことを強調し，スローモーションのような歩行を見せる。

(3) 対象児に歩行を行わせる。慌てて行うようなら制止し，ゆっくり行うよう注意する。

(4) ゆっくりした歩行を安定して行えることを確認したら，徐々にテンポを速める。

(5) 側方歩きを指示する。初めは，①片足を隣の枠へ移動し，②反対の足も同じ枠へ移動して左右の足をそろえてから，③片足を隣の枠へ移動する，というパターンを繰り返す（2足1枠）。動作が安定していることを確認したら，①片足を隣の枠へ移動し，②反対の足を，隣の枠を越えてさらに隣の枠へ移動し，③片足をさらに隣の枠へ移動する，というパターンへ移行する（1足1枠）。

(6) 動作の安定が確認できたら，テンポを速める。

(7) 同様に後ろ歩きを行う。初めは2足1枠で行い，安定して行えることが確認できたら，1足1枠へと進む。

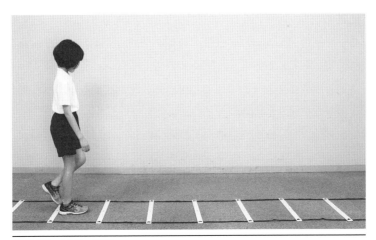

図 5-30　ラダー歩行

5.2.5.2.4.2　ラダージャンプ

　次段階として，ラダージャンプを行う。ラダーを使った跳躍課題では，跳躍動作の正確さが求められる。ただ大きく跳ぶのではなく，跳び幅，方法を決め，ラダーの枠からはみ出すことなく，繰り返す必要がある。跳躍動作では，着地時に素早く姿勢制御することで，転倒を避ける。ラダージャンプでは，跳躍動作を連続して行うので，着地と同時に次の準備姿勢へ移行する必要がある。

　ラダーを用いた跳躍課題は様々なバリエーションが考えられるが，ここでは両足前方ジャンプ，片足ジャンプ，スラロームジャンプの3種類を紹介する。両足前方ジャンプは，基本跳躍動作である。前方へ跳び幅を調整し，バランスを崩すことなく，連続して跳躍することを練習する。まずこの動作が安定していることを確認し，難度を上げる[2]。

■手順

(1) 平坦で滑りにくい床面にラダーを置く。
(2) まず指導者が，両足前方ジャンプの見本を示す。両足をそろえ，1枠ずつ，枠から踏み出したり，枠を踏んだりすることなく，連続してジャンプする（図5-31a）。動作は急がず，確実に行う。
(3) 対象児に，同様の両足ジャンプを指示する。
(4) 安定して行えることが確認できたら，片足立ちとし，そのまま1枠ずつジャンプするよう指示する（片足ジャンプ）（図5-31b）。
(5) 足の左右を変え，同様に片足ジャンプを指示する。
(6) 片足ジャンプを安定してできることを確認できたら，指導者がスラロームジャンプの見本を示す。立位から，両足で左右どちらかの斜め前にジャンプし，左右の足で1枠前方のラダー側方枠をまたぐ（図5-31c）。この姿勢から，反対側へ両足でジャンプし，1枠前方の反対側の側方枠をまたぐ。このジグザグジャンプを繰りかえす（図5-31d）。
(7) 対象児に，同様のジャンプを指示する。動作を安定して行えるか確認する。

■ポイント

- 対象児が慌てて行う場合は，注意してテンポを抑制する。テンポが速まると，転倒の危険も増すので，十分注意する。
- ラダーを踏むなど，動作が不安定な場合は，動作を中断し，ラダーを踏まないように改めて注意する。
- フローリングなどの床面は，滑りやすいことがある。靴を履かないで行う場合は，靴下も脱がせ，裸足で行ったほうが滑りにくい。
- スラロームジャンプは，一定程度の跳躍力が必要である。

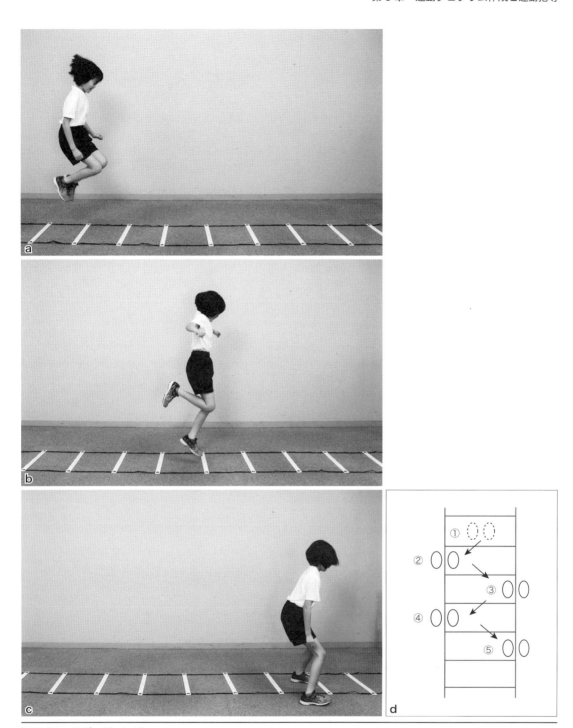

図 5-31　ラダージャンプ
a：両足ジャンプ，b：片足ジャンプ，c：スラロームジャンプ，d：スラロームジャンプで足を置く位置

5.2.5.2.5 ニージャンプ

　動的姿勢制御は，さらに素早い運動に伴う姿勢変化を安定して行うことへと，難度を上げて指導する。ニージャンプは，膝立ち位からジャンプして，立位姿勢となる。この運動を行うためには，いくつかの要素が十分に成熟している必要がある。まず，膝立ち位から上方へ跳び上がるための筋力が必要である。これは学齢期の筋力なので，低年齢層では課題の難度を下げ，片膝立ちからのジャンプとすることもできる。これも困難な場合は，しゃがんだ状態からジャンプして立位となる方法から開始してもよい。動作が困難な場合も，低い難度から始め，時間をかけて難度を上げる。

　筋力だけではなく，素早く運動する敏捷性も必要である。膝関節を伸展して跳び上がる運動から，素早く膝関節を屈曲し，立位の準備態勢に変化する必要がある。また，大きく両上肢を振って，跳び上がるなど，全身の協調性も必要である。

　こうした要素を含みながら，最後の立位姿勢が不安定になることなく制御される機能を，課題を通して高める。

5.2.5.2.5.1　両膝立ちジャンプ（基本動作）
■手順
(1) 対象児は，膝立ち位となる（図5-32a）。
(2) 両上肢を振り，両股関節と膝関節を屈曲した状態から（図5-32b），素早く伸展し，上方へ跳び上がる（図5-32c）。
(3) そのまま，股関節・膝関節を軽度屈曲して，立位姿勢をとる（図5-32d）。

5.2.5.2.5.2　片膝立ちジャンプ
■手順
(1) 片膝立ち位となる。
(2) 両上肢を振り，両股関節と膝関節を屈曲した状態から，素早く伸展し，上方へ跳び上がる。
(3) そのまま，股関節・膝関節を軽度屈曲して，立位姿勢をとる。

5.2.5.2.5.3　しゃがみ立ちジャンプ
■手順
(1) 足関節をできるだけ背屈し，踵が床につかないようにして，股関節・膝関節を深く屈曲し，しゃがみ位となる。
(2) 両上肢を振り，両股関節と膝関節を屈曲した状態から，素早く伸展し，上方へ跳び上がる。
(3) そのまま，股関節・膝関節を軽度屈曲して，立位姿勢をとる。

■ポイント
- 転倒しそうであれば，立位で手をついても構わない。
- ジャンプする前に，股関節を曲げてしっかりとした溜めをつくることがポイントとなる。
- 難度は3）→2）→1）の順に高くなる。1）が困難な場合は3）から始める。

第5章　運動プログラム作成と運動指導

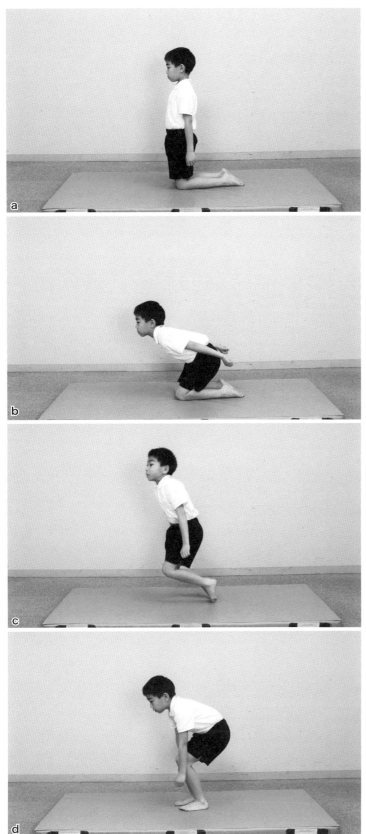

図 5-32　ニージャンプ：両膝立ちジャンプ

5.2.5.2.6　バランスリーチ

　バランスリーチは，比較的ゆっくりとした速さでの，左右前後斜めへの重心移動に対する体幹の適切な反応を養う。立位において，下肢，骨盤，脊柱，頭部が，床からの垂直線上に連なっていることを意識させる。姿勢保持は無意識に行われているので，通常この垂直線を意識することはない。本課題では，まず立位姿勢をとらせ，ここから前後左右斜めに一側下肢を伸ばさせる。下肢の動きに伴い，体幹が前後左右へ倒れたり，回旋したりしないよう，注意させる。下肢が一側へ伸びると，体幹の反応としては，伸ばした下肢の対側へ傾く，あるいは回旋することで，バランスを維持しようとする。課題では，あえて体幹を元の状態に保たせることで，体幹姿勢の垂直性に対する意識を高める。またこのことで，下肢が振り出された時の体幹筋の反応を高める。

5.2.5.2.6.1　バランスリーチ（基本動作）
■手順
(1) 床に，原点に対して45°間隔で，縦・横・斜めに4本の線を引く（テープなどを貼る）。
(2) 対象児に，原点上で立位姿勢をとらせる（図5-33a）。
(3) 一側下肢を，前方のできるだけ遠くへ伸ばす。この時，体幹はできるだけ元の状態を保つ（図5-33b）。
(4) 後方，左右，斜めへと，順次8方向へ同側の下肢を伸ばす（図5-33c〜e）。
(5) 支持脚を替えて，同じように8方向へ下肢を伸ばす。
(6) 下肢を伸ばした時に，体幹が側屈したり，回旋したりしないよう注意する（図5-33f）。

5.2.5.2.6.2　片足でのリーチ
■手順
(1) 対象児に，原点上で立位姿勢をとらせる。
(2) 一側下肢を，前方のできるだけ遠くへ伸ばす。この時，足は床につけず浮かしたまま，バランスを保持する。
(3) 体幹はできるだけ元の状態を保つ。
(4) 後方，左右，斜めへと，順次8方向へ下肢を伸ばす。伸ばした足は床につけない。
(5) 支持脚を替えて，同じように8方向へ下肢を伸ばす。

■ポイント
● 片足でのリーチで下肢を伸ばす時，つま先をできるだけ先へ伸ばすよう指示する。後方，斜め後方へ伸ばす時は，足関節を底屈し，足部背面が床につかないようにする。
● 腰椎を軽い前弯位に保つ。体幹姿勢の維持を意識させる。体幹姿勢が不安定になるようであれば，指導者が徒手的に姿勢を修正する。

第 5 章　運動プログラム作成と運動指導

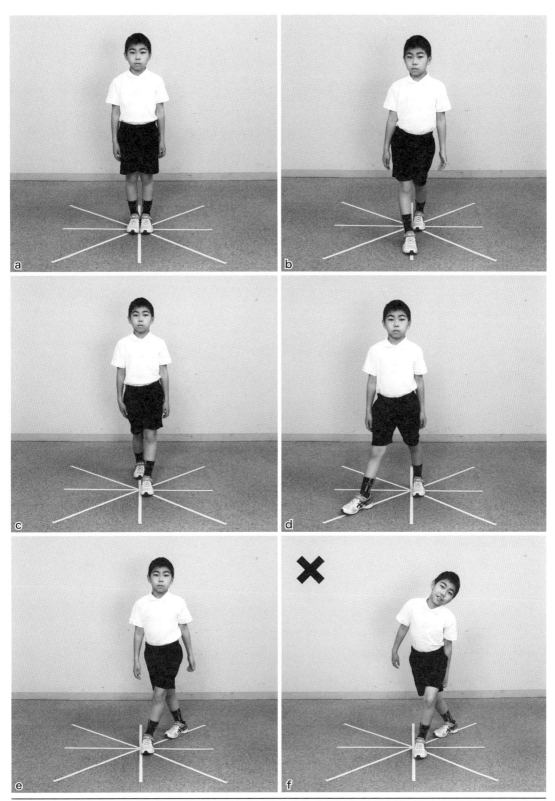

図 5-33　バランスリーチ

5.2.5.3 体幹の安定性
5.2.5.3.1 サイドブリッジ

体幹の安定性は姿勢制御の基礎となっている。安定性を実現するために，複数の筋が協調して働くことが必要である。体幹の安定性を物理的に担っているのは，こうした体幹の筋である。姿勢制御とは，体幹の筋が効率よく，適切に，素早く活動している状態ということでもできる。

サイドブリッジは，体幹の安定性向上を目的に行う。姿勢保持において，第一に体幹の安定性が必要である。体幹安定化，特に姿勢保持のために持続的な活動を行う筋は，深部筋である。サイドブリッジは，体幹安定化のための筋が安定的に働いていることの指標とされる。安定的な筋活動とは，表在筋と深部筋がどちらかに偏ることなく働くことを示す。サイドブリッジは，特に体幹側部筋の安定的な活動の指標とされている。

サイドブリッジは，深部筋が効果的に働くことで，持続的に保持することが可能となる。深部筋の活動が弱い場合，あるいは表在筋が過活動である場合には，疲労しやすく安定して保持することができない。同時に，左右のサイドブリッジ保持時間に大きな差がないことは，左右の筋活動バランスが良好であることの指標となる。

■手順
(1) 対象児は側臥位になり，肘で体幹を支えて，下肢を伸展する。足部は前後に並ぶようにする。上方の手は下方の肩に置く（図5-34a）。
(2) 足部を支点にして，骨盤を挙上する。脊柱が一直線になるように保持する（図5-34b）。
(3) 15秒程度保持する。姿勢が崩れたら終了とする。
(4) 反対側を上にして，同様の運動を行う。

■ポイント
- 腰椎が屈曲しないようにする。体幹が回旋し，上側が前方に突出したり（図5-34c），後方へ引かれたりしないよう注意する。不安定な場合は，写真のように指導者が手を添えて行う。不安定な場合は時間を短縮し，徐々に負荷を高める。
- 指導者が徒手的に対象児の骨盤を挙上させ，脊柱が一直線となったサイドブリッジ姿勢をつくってから手を離し，姿勢を保持させる方法もある。
- 負荷が大きい姿勢なので，保持ができない場合は，膝関節を屈曲し，膝を支点としたサイドブリッジから開始する（図5-34d）。

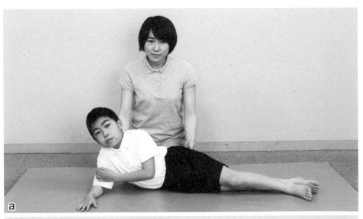
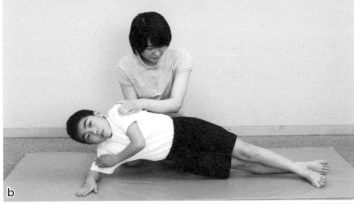
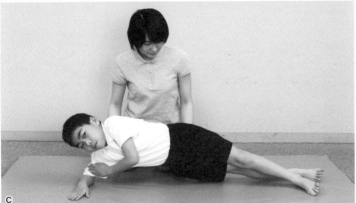
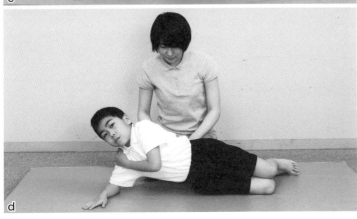

図5-34　サイドブリッジ

5.2.5.3.2 ライイング・トランク・カール

　ライイング・トランク・カールは，ボール上で背臥位姿勢を保持することで，主に体幹屈筋群が刺激される。非常に不安定なので，姿勢を保持するために，体幹筋の微妙な活動制御が求められる。微妙な筋活動制御という点では，シッティング・ジムボールと同様であるが，ライイング・トランク・カールは体幹屈筋群に焦点があてられる。また，持久性という点からも，表在筋と深部筋が適切に活動することが必要である。表在筋（ここでは腹直筋）が過度に収縮すると，体幹は固定され，微妙な変化への対応が困難となる。こうした意味合いから，指導者は対象児の腹筋活動を触診し，過活動の有無を確認することが重要である。腹部触診は対象児自身にも行わせる。このことで，腹部筋活動についての意識を高める。

　さらに，一側下肢を拳上することで，負荷と不安定性が増加する。背中をボールに乗せ，頭部と一側下肢を拳上した姿勢は，体幹筋への負荷が高く，同時に体幹を固定することができないので，難度の高い運動となる。指導は段階的に行い，下肢拳上は最終的な達成目標と考えてよい[2]。

■手順
(1) 対象児は，ジムボール上で座位をとる（図 5-35a）。
(2) 両足部をやや前方に置き，この位置から坐骨をボール上前方へ滑らせる。こうすることで，ジムボールを背中へ移動させ，背臥位となる。
(3) 指導者は，股関節屈曲伸展 0°，膝関節屈曲 90° となっていることを確認し，必要があれば徒手的に姿勢を調整する。
(4) 対象児は，両肘でジムボールをはさみ，両手掌を腹部に置く（図 5-35b）。
(5) ボールが胸腰部にあたるよう調整する。
(6) 対象児は，頭部をわずかに拳上して臍部を見る。指導者は，姿勢が安定するまで，必要があればボールを固定するなど介助する。
(7) 指導者は，腹部筋の筋緊張を確認し（図 5-35c），同時に対象児にも筋の硬さを感じるよう指示する。
(8) 姿勢が安定するのを待ち，一側下肢を拳上させる（図 5-35d）。
(9) 拳上側膝関節が 0° となるよう調整する。独力で下肢拳上が困難な場合は，指導者が拳上姿勢をつくり，姿勢保持を指示する。
(10) 10 秒保持できたら下肢を下ろし，反対側の下肢を拳上する。

■ポイント
- 非常に不安定な姿勢なので，側方へ転落することなどがないよう十分注意する。
- 保持時間は数秒から始める。姿勢保持が困難な場合は，指導者が介助して対象児の姿勢をつくり，これを保持するように指示する。
- 下肢拳上は負荷が大きいので，困難な場合は省略する。

第 5 章　運動プログラム作成と運動指導

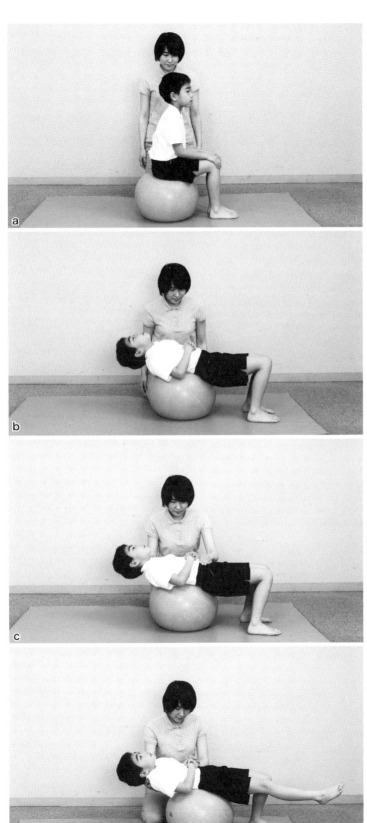

図 5-35　ライイング・トランク・カール

5.2.5.3.3 ハムストリング・カール

　体幹安定のためには，表在筋，深部筋が適切に活動することと，相反する筋群のバランスが維持されていることが重要である。ライイング・トランク・カールに対して，ハムストリング・カールがある。ハムストリング・カールは，ジムボール上に両下肢を置き，背臥位から骨盤を拳上し，体幹，下肢を一直線とする。この姿勢は運動負荷が高いと同時に，バランス保持が非常に困難である。これはライイング・トランク・カールと同様であり，筋を過度に緊張させ，体幹の剛性を過度に高めると，微妙なバランス調整が困難となる。微妙な調整という点では，表在筋と深部筋のバランス調整の役割も果たしている。

■手順
(1) 対象児は背臥位になり，両下肢をジムボールの上に乗せる。初めは，背部と殿部は拳上しない。両上肢を約30°外転し，肘関節を伸展し，手掌を床に向ける（図5-36a）。
(2) 指導者は，姿勢が安定していることを確認する。
(3) 背部と殿部を拳上する。不安定になるので，初めは指導者がボールを固定したうえで，殿部拳上を指示する（図5-36b）。困難な場合には，指導者が対象児の姿勢をつくり，姿勢の維持を指示し，手を放す。
(4) 指導者は，脊柱，下肢が矢状面上一直線であることを確認する。
(5) その姿勢を約10秒保持させる。
(6) 十分安定していることが確認できれば，上級レベルとして，一側下肢をボールからわずかに拳上させる（図5-36c）。

■ポイント
- 非常に不安定な姿勢となるので，側方へ転落することのないよう注意する。
- 脊柱，下肢が一直線になっていることを確認する。体幹が過伸展し，腹部を上方に突き出す姿勢になっていないか確認する。
- 体幹を回旋させないよう指導する。
- 負荷が大きく，自力で殿部拳上することが困難な場合は，指導者が対象児の姿勢をつくり，これを維持させる。

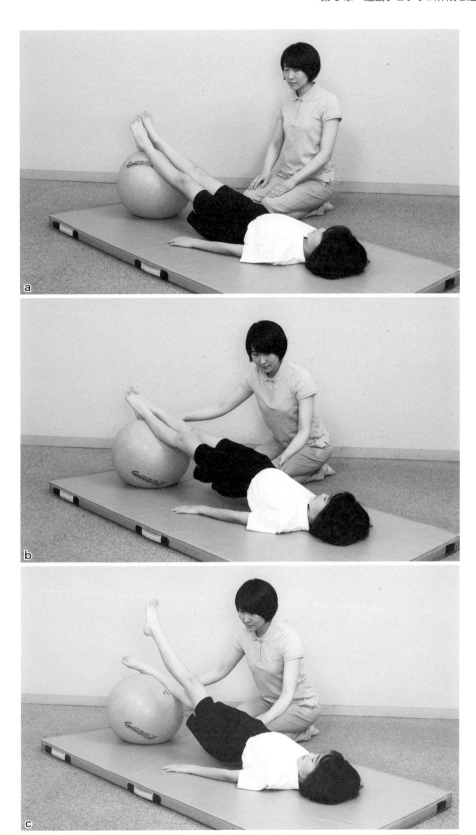

図 5-36　ハムストリング・カール

5.2.5.3.4 シッティング・ジムボール

　体幹筋の強化を目的とした場合，負荷強度が重要な要素である．低強度の体幹トレーニングの代表的な種目が，シッティング・ジムボールである．不安定なジムボールの上で座位となり，しかも一側上肢，反対側下肢を挙上することで，さらに不安定さを増加させる．これに対して，体幹筋は中程度以下の強度で，わずかな変化に対応しながら働く．深部筋が主体となり，変化に対応して活動することで，バランスが保たれる．

■手順

(1) 対象児をジムボールの上に座らせる．股関節・膝関節が約90°となる大きさのボールを用意する．不安定な姿勢なので，初めは指導者がボールを固定したうえで座位をとらせる（図5-37a）．
(2) 対象児が脊柱伸展，骨盤前後傾中間位，股関節・膝関節90°となるよう誘導する．
(3) 対象児が座位姿勢を十分安定して保持できるまで，練習する．骨盤前後傾の動きは意識されにくいので，あらかじめ徒手的に動きを練習する．
(4) 対象児に一側上肢を前方に挙上させる（図5-37b）．この時，姿勢が崩れないよう注意する．上肢挙上の姿勢が安定するまで，左右を替えて練習する．
(5) 上肢挙上姿勢が安定したら，いったん上肢を戻させ，反対側下肢を挙上させる（図5-37c）．(4) と同じように姿勢が安定するまで左右を替えて練習する．
(6) 下肢挙上姿勢も安定したら，いったん下肢を戻させ，一側上肢と反対側下肢を同時に挙上させる（図5-37d）．非常に不安定となるため，初めは指導者がボールに手を添えて動きを抑制する．
(7) この姿勢が安定したら，10秒間を10セットを目標に，左右を替えて行う．

■ポイント

- 不安定な姿勢なので，指導者は危険がないよう十分注意する．
- 段階的に行い，対象児の状態によっては，座位保持だけでもよしとする．初めは，指導者が各姿勢を徒手的につくり，その姿勢を保持することから開始してもよい．

第 5 章　運動プログラム作成と運動指導

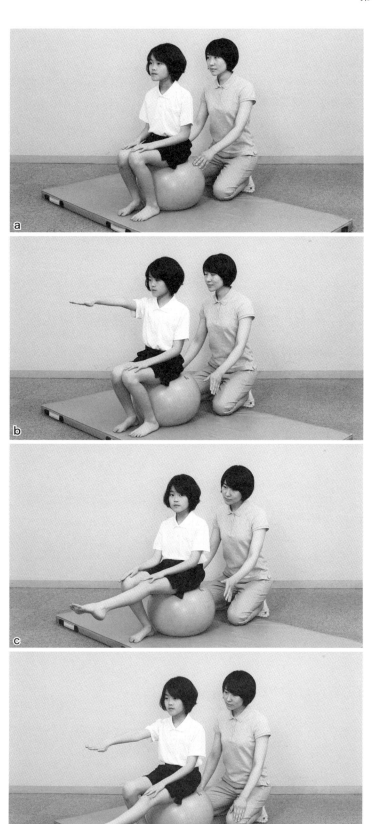

図 5-37　シッティング・ジムボール

姿勢制御

5.2.5.4 関節の安定性
5.2.5.4.1 手押し車

　DCD 児では，全身の関節で不安定性が観察される。これが要因で，体幹の不安定性も引き起こされる。上肢に関しては，手関節，肘関節，肩関節において，過可動性が示されることが多い。関節の可動性は，関節周囲筋の状態に依存している。すべての骨格筋は，どのような時も一定のテンション（張り）を保っている。筋が収縮していない（弛緩している）時であっても，完全に弛緩した状態にはならない。こうした筋の基本的な緊張を「筋のトーン」と呼ぶことがある。筋緊張には個人差があり，定型発達児であっても，基本的な筋緊張が高い児も低い児も存在する。筋緊張が低い児では，筋に触れると柔らかく感じ，緊張が高いと筋の張りが感じられる。

　DCD 児では，筋緊張が低いことが多く，筋力も弱い。これは体質であり，運動などによって基本的な筋緊張を大きく変化させることは難しい。しかし，筋は重力などによる刺激を受けることで，反射的に緊張が高まる。また，運動の中で，筋に対する負荷を過度にならない程度に高めることで，筋に刺激を与えることが可能である。

5.2.5.4.1.1　手押し車（基本動作）（図 5-38a）
■手順
(1) 対象児に腕立て伏せの姿勢をとらせる。
(2) 指導者は，両手で対象児の足関節近位を持ち，下肢，体幹を持ち上げる。
(3) 下肢，体幹が一直線になるよう，指導する。
(4) この状態で 3 m 程度の前進を行う。
(5) 安定しているようであれば，後退，側方移動を行ってもよい。

■ポイント
- 体幹が弓なりにならないよう注意する（図 5-38b）。体幹が不安定で一直線の姿勢をとれない場合は，「膝保持押し車」「骨盤保持押し車」から始め，時間をかけて難度を上げる。

5.2.5.4.1.2　膝保持押し車（図 5-38c）
■手順
(1) 対象児に腕立て伏せの姿勢をとらせる。
(2) 指導者は，両手で対象児の膝関節を持ち，下肢，体幹を持ち上げる。
(3) 下肢，体幹が一直線になるよう，指導する。
(4) この状態で 3 m 程度の前進を行う。

5.2.5.4.1.3 骨盤保持押し車（図 5-38d）

■手順

(1) 対象児に腕立て伏せの姿勢をとらせる。
(2) 指導者は，両手で対象児の骨盤を持ち，下肢，体幹を持ち上げる。
(3) 姿勢が安定していれば，前進する。

■ポイント

- 骨盤，下肢は極力動かさず，上半身を主に動かすようにする。
- 腕立て伏せの姿勢，あるいは押し車の姿勢で関節が不安定な場合，肩甲骨が背中へ浮き出すことがある。この場合は，まず腕立て伏せの姿勢をとらせ，肩で床面方向に押すように意識させる。このことで肩甲骨の安定化を促し，これが可能となってから押し車へ進む。
- 難度は 3）→ 2）→ 1）の順に高くなる。1）が困難な場合は 3）から始める。

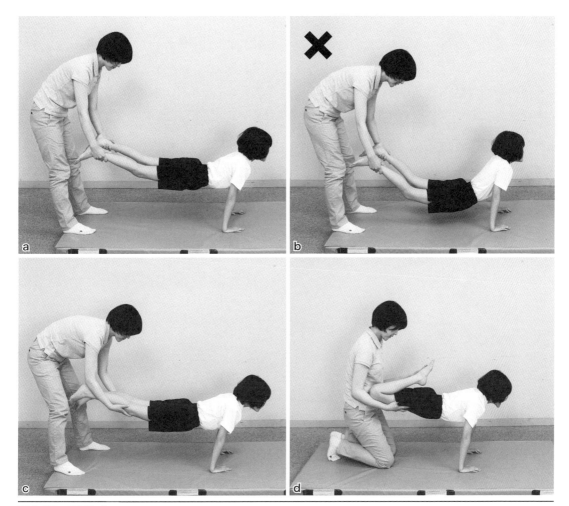

図 5-38　手押し車

5.2.5.4.2 モンキーウォーク

　下肢筋の安定性を向上させる運動としては，日常の歩行よりも負荷が高く，持続的に負荷がかかる運動が適している。しかし，負荷が高すぎると，筋肥大のための運動となってしまい，関節の安定化に結びつきにくい。また，小児に対しては，過度の負荷は避けるべきである。

　モンキーウォークは，腰を深く落とし，ゆっくりと歩行することで，通常の歩行に比較して，下肢筋への負荷を高めることができる。股関節と膝関節の角度は，屈曲角が大きくなるほど負荷が大きくなる。また，バランスをとることも容易ではなく，動的姿勢制御課題ともなっている。

■手順（図 5-39）
(1) 対象児に，股関節・膝関節を 20 〜 30° 程度屈曲させ，中腰の姿勢をとらせる。
(2) 肘関節を約 90° 屈曲させる。体幹は床面に対して，できるだけ垂直とする。
(3) 対象児は，体幹を垂直に保ちつつ，リズミカルに足を振り出し，前進する。上肢は，肘関節の角度を保ちつつ，大きく振る。上下肢の振りは，通常の歩行同様に，交互動作とする。

■ポイント
- 歩行のリズムが崩れないように，連続で行う。歩行が安定し，リズミカルに続けられるようであれば，股関節・膝関節の屈曲角度を大きくし，負荷を徐々に高める。
- 体幹が床に対してできるだけ垂直になるよう意識させる。
- 歩行中に頭部が揺れないよう，注意させる。頭の上に籠を置き，落とさないように歩くなどのゲーム形式にしてもよい。

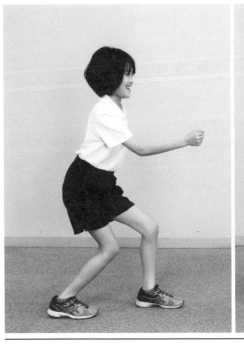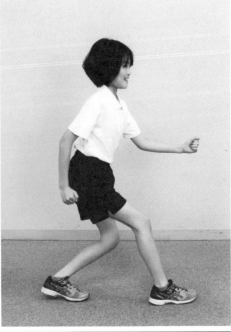

図 5-39　モンキーウォーク

5.2.5.4.3 足部運動

　足部アーチは，成長に伴い形成される。幼児期には，扁平足も発達の一過程である。筋の低緊張があると，可撓性扁平足を示すことが多い。これは，足部アーチが骨によって構築されるのではなく，筋の張力により重力に逆らって形作られるためである。具体的には，後脛骨筋の低筋緊張があると，荷重時に距骨を中間位に保てず，可撓性扁平足を示す。可撓性扁平足の場合，運動発達の遅延をきたすことが多く，歩行獲得後も疲れやすさ，足関節の疼痛，粗大運動の不安定性などが観察される。

　図5-40aは，典型的な扁平足である。明らかな扁平足があると，歩行時に足部のクッションがなく，衝撃が足関節，膝関節に直接伝わりやすい。このため，関節痛，疲れやすさの原因となる。こうした場合は，アーチサポートのあるインソール（図5-40b）を使うと，症状が緩解しやすい。また，足関節が不安定な場合は，くるぶしの上まで覆うハイカットの靴（図5-40c）を使用する。

　タオルギャザーと一連の足部運動は，後脛骨筋を刺激し，活性化させる働きが期待できる。これにより，足部アーチ形成を促す。

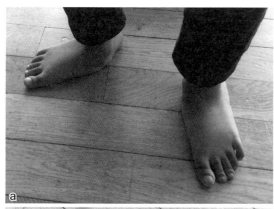

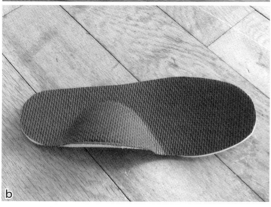
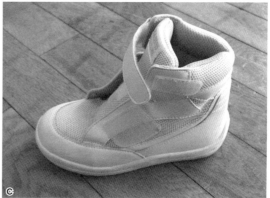

図5-40　a：典型的な扁平足の足部，b：アーチサポートのあるインソール，c：ハイカットの靴

5.2.5.4.3.1　タオルギャザー（図5-41）

■手順

(1) 対象児を，足底が床につく高さの椅子に座らせる。
(2) 対象児は裸足になり，床に置いたタオルの上に足を置く。
(3) 両足趾の屈曲，伸展を繰り返し，足下のタオルを引き寄せる。膝関節は動かさず，足趾の屈伸のみで行う。

■ポイント

- 両踵は床につけた状態を保ち，つま先だけを少し浮かせるようにして行う。
- 左右の運動を同時に行ってもよいし，交互に行ってもよい。
- 時間を計測し，速さを競うゲーム形式にしてもよい。

5.2.5.4.3.2　足でお手玉（図5-42）

■手順

(1) 対象児を，足底が床につく高さの椅子に座らせる。足は裸足とする。
(2) 足下の床にお手玉を10個程度置き，その両側にブロックや籠，箱などを置く。
(3) 足趾でお手玉を把持し，側方のブロックの上（あるいは籠や箱の中）へ移動させる。すべてのお手玉を両下肢で移動させる。

■ポイント

- 足でお手玉は，ゲームとしてバリエーションを考えやすい。①速さを競う，②お手玉を置くブロックの位置を変える，③足趾でつかんだお手玉を50 cmほど離れた籠へ投げ入れさせる，などが考えられる。

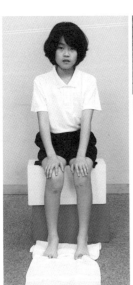
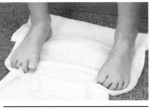

図5-41　タオルギャザー

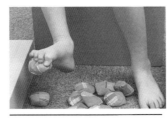

図5-42　足でお手玉

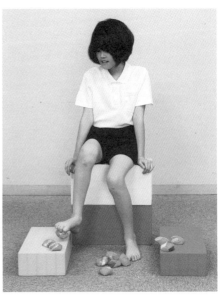

5.2.6 協調運動

5.2.6.1 2つのボールドリブル

　協調運動は，運動にかかわる筋が，適切な組み合わせで，適切な時間，適切な強さで活動し，円滑で効率的な運動が実行される時，協調性があるといえる。身体は多数の関節で成り立っており，各関節ではそれぞれ複数の筋によって運動が行われる。このために，比較的単純な動きであっても，全身の協調がなければ，運動は円滑に行われない。協調運動の円滑さを高める課題としては，運動の結果として協調性が現れやすいものが効果的である。ボールを使った課題は，全身の協調性によって，ボールに加速度が与えられる。ボールの挙動は，身体運動の円滑性を反映するので，ボールを観察することで，協調運動の程度を客観的に捉えやすい。

　2つのボールドリブルは，異なる大きさ，硬さのボールを同時に扱う必要があり，より高い協調運動が求められる。また，ボールの挙動を観察することで，対象児の運動の円滑さを評価することが可能である。同時に，対象児自身がドリブルを続けようとすることで，運動の協調性の向上が促される。

■手順（図 5-43）
(1) 対象児は，大きさや硬さなど種類が異なる2つのボールを，両手に1つずつ持つ。
(2) 2つのボールを同時に地面に落とし，バウンドさせ，ドリブルする。ドリブルは，動かずその場で行い，可能な限り連続して行う。

■ポイント
- 困難なようであれば，同じ大きさ，硬さのボール2つから始めてもよい。さらに難度を下げ，1つのボールから始めてもよい。
- 複数のボールを使用するため，失敗した際にはボールが転がりやすいので，周りにぶつかる物がないように注意する。

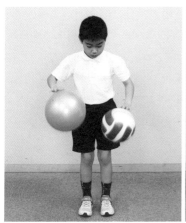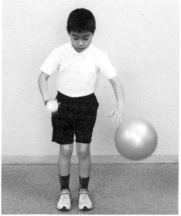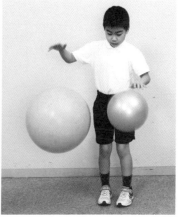

図 5-43　2つのボールドリブル

5.2.6.2 ボールタッチ

　協調運動は，全身の関節運動が協調しているという要素以外に，様々な外部環境と協調していることが必要である。ここで重要なのが視覚である。人は，視覚に大きく依存しており，視覚により大量の外部環境情報を得ている。人が置かれた空間において円滑な運動ができるためには，視覚情報と運動が協調する必要がある。特に協調性は，時間的にわずかな遅れがあっても，空間との衝突を引き起こすので，正確で素早い反応が求められる。

　DCD児は，視覚と運動の協調に問題を抱える場合が多い。ボールタッチでは，指導者から投げられたボールを視覚的に捉え，これに全身を反応させなくてはならない。難度は高いが，繰り返すことで，視覚と運動の協調性の成熟が促される。

5.2.6.2.1 ヘディング

■手順（図5-44）
(1) 指導者と対象児は向かい合って立つ。
(2) 指導者は対象児に，手に持ったボールに注目するよう指示する。
(3) 指導者は，ヘディングするよう指示して，ボールをそっと投げる。
(4) 対象児は，タイミングを合わせてヘディングする。

5.2.6.2.2 お尻タッチ

■手順（図5-45）
(1) 対象児にいったん後ろを向かせ，顔だけ指導者に向けてボールを見るよう指示する。
(2) 指導者は，お尻でボールに触るよう指示して，ボールをそっと投げる。
(3) 対象児は，タイミングを合わせて，お尻でボールに触る。

■ポイント
- ボールの動きに合わせて姿勢を変え，ボールにタッチするためには，視覚と体幹・四肢が協調して1つの目的動作をする必要がある。この課題を通して，柔軟な協調性とともに俊敏性を養う。
- ボールを手以外でタッチすることは，対象児にとって容易ではない。ボールに注目するよう促し，投球は緩やかに行う。特にお尻タッチは，背面で行うので難しい。指導者は，対象児に何度も失敗させ続けないよう工夫する必要がある。

第 5 章　運動プログラム作成と運動指導

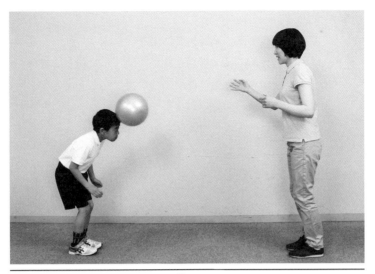

図 5-44　ボールタッチ：ヘディング

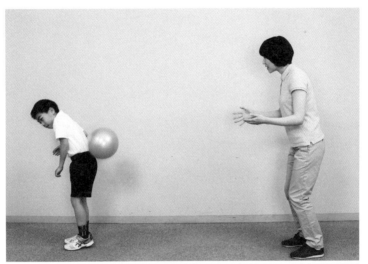

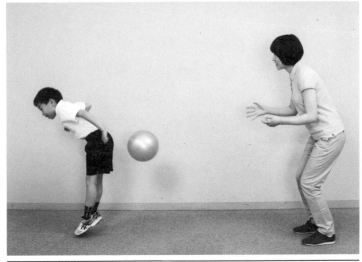

図 5-45　ボールタッチ：お尻タッチ

5.2.6.3 ボールキャッチ

　ボールキャッチでは，対象児自身が素早く姿勢を変化させた時の，視覚と運動の協調性を向上させることを目的とする。ボールタッチでは，対象児自身はほとんど動くことなく，ボールの挙動を追視できたが，ボールキャッチでは，対象児自身が回転する，立ち上がるなど，大きく姿勢を変化させる。このため，捕球するためにボールを追視するには，動きの中で視野が安定して保たれる必要がある。瞬間的にボールが視野から外れる可能性もある。こうした条件で捕球するためには，素早く視野を安定させるための，全身の協調した動きが必要となる。

　DCD児では，視野の安定に問題を抱える可能性が高い。その意味で，難度が高い課題であり，時間をかけて指導する必要がある。

5.2.6.3.1 回転ボールキャッチ
■手順
(1) 対象児は，ボールを両手で持って立つ（図5-46a）。
(2) 対象児自身が，ボールを頭上に投げ上げる（図5-46b）。
(3) ボールから目を離さずに，その場で180°，あるいは360°回転する。
(4) ボールを捕球する（図5-46c）。

■ポイント
- ボールから目を離さないよう指導する。
- 難しいようであれば，初めは回転せずにその場で捕球する練習を行う。その後，対象児にボールを持たせず，合図で回転した対象児に，指導者がボールを軽く投げ，捕球させる。
- 回転は，可能な範囲で90°から開始してもよい。

5.2.6.3.2 立ち上がりボールキャッチ
■手順
(1) 対象児は，ボールを持って床に座る（図5-47a）。
(2) 対象児自身が，ボールを頭上に投げ上げる（図5-47b）。
(3) 素早く立ち上がり（図5-47c），ボールを捕球する（図5-47d）。

■ポイント
- 難しいようであれば，合図で起立した対象児に，指導者がボールを軽く投げ，捕球させてもよい。

第5章 運動プログラム作成と運動指導

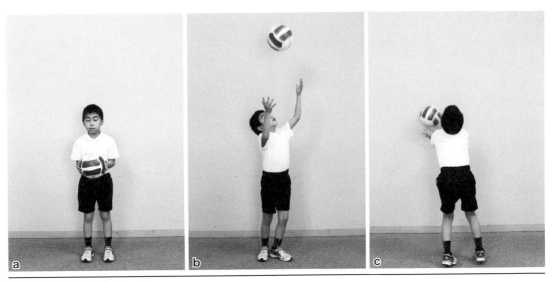

図 5-46　回転ボールキャッチ

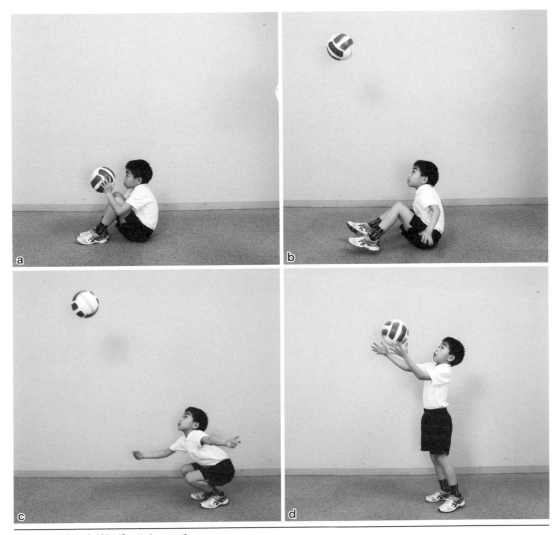

図 5-47　立ち上がりボールキャッチ

5.2.6.4 卓上キャッチボール

　卓上キャッチボールでは，腰高あるいは胸高で転がって来るボールを捕球し，転がして返す。ボールは卓上を転がすので，スピードを意図的に変化させやすく，追視機能に合わせ調整することができる。初めは，非常にゆっくりとしたスピードから開始し，徐々に速いやり取りへと進める。ボールのやり取りでは，動くボールを追視し，ボールに合わせて身体運動制御を行う。

　平坦な板の上でのやり取りが安定したら，傾斜をつけた板へと進める。傾斜があると，ボールは重力の影響を受け，転がる速度が変化する。対象児はこの速度変化に合わせて捕球する必要がある。ボールの速度変化への対応は，空中でのボールのやり取りの前段階に位置づけられる。

■準備
- 対象児の腰高，あるいは胸高のテーブルを用意する。台の上に板を乗せるなど，簡易的にテーブルをつくってもよい。横幅が 2 m 程度あるものが望ましい。

■手順
(1) 対象児と指導者は，テーブルを挟んで向かい合う。
(2) 対象児にボールを渡し，指導者に向かって転がすよう指示する。
(3) 指導者はボールを受け取り，転がして返す（図 5-48a）。
(4) ボールのやり取りを繰り返す。スピードは，対象児の状態に合わせて変化させる。
(5) テーブル，あるいは板に傾斜をつける。初めは 10°程度の傾斜でよい。
(6) 対象児は傾斜の上側，指導者は下側に立ち，向かい合う。
(7) 指導者は下側からボールを転がし，児に捕球するよう指示する。指導者は，対象児の目前で動きが止まり，下降し始める程度の強さでボールを転がす（図 5-48b）。
(8) やり取りを繰り返し，ボールの速度変化への対応を促す（図 5-48c）。

■ポイント
- DCD 児は追視困難な場合が多い。対象児の視線変化をよく観察し，追視ができているか評価する。
- 状態に合わせ，速度を変化させる。

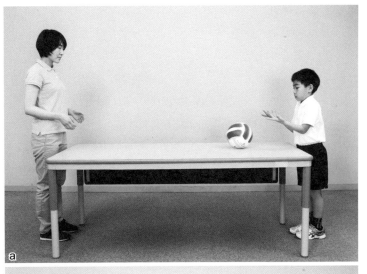
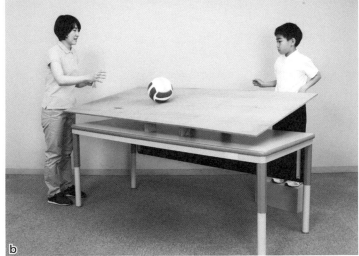
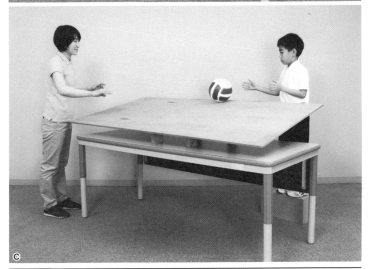

図 5-48 卓上キャッチボール

5.2.6.5 空中キャッチボール

　空中でのバレーボールのやり取りへ進む。空中でのやり取りは，3次元的なボールの動きに対する対応が求められる。

　まずボールを投げることから始める。両手でボールを把持し，膝の位置から下手投げで前方へ投げる。転がすのではなく，また真上へ投げ上げるのではなく，前方の指導者に向かって投げるよう指示する。投球フォームは，上肢だけで投げる動作から，体幹を使った全身的な動きへと指導する。これに伴い，2m程度離れた指導者に届くように，ボールコントロールを指導する。

　次に捕球動作へ進む。空中を移動するボールは重力の影響を受け，3次元的に軌道が変化し，速度も変化する。捕球動作は，これらの変化に対応する必要がある。対象児と指導者の距離が遠くなるほど変化が大きくなるので，ごく近い位置から徐々に距離を離す。

　捕球動作は難度が高く，多くの児では初めて経験する動作である。このため，初めは児に両手を体幹の前方に構えさせ，この手の中へ指導者がごく近い位置からボールを投げ入れることを繰り返す。この動作で，対象児はボールを捕球することを理解する。この動作を安定して行えることが確認できたら，徐々に距離を離す。できるだけ失敗がないよう，捕球練習は慎重に進める。

■手順
(1) 指導者と対象児は向かい合って立つ。対象児に，バレーボールを両手で把持させる（図5-49a）。
(2) 両足を軽く開き，膝の位置からボールを指導者へ投げさせる（図5-49b）。
(3) ボールが飛んだ方向，距離を確認し，方向や強さを修正する。
(4) 対象児に，両手を胸の前に出し，ボールをとる姿勢をとらせる。
(5) 指導者は，対象児のすぐ前に立ち，ボールを対象児の両手に投げ入れる。対象児が捕球を意識できないようであれば，ボールを対象児に渡す動作から始める。確実に捕球できていることを確認し，少しずつ距離を遠くしていく。指導者は，あくまで対象児の手元へボールを投げ込むようにし，児が両手を構えてさえいれば捕球できるよう配慮する。
(6) 対象児がボールを受け取ったら，指導者に投げ返させる。
(7) 対象児が失敗なく捕球可能となってきたら，徐々に指導者との距離を遠くする（図5-49c, d）。
(8) 1回ごとに，対象児に捕球姿勢をとるよう指示したうえで，ボールを投げる。

■ポイント
- ボール投げは，前方に投げることを意識させる。上肢だけでなく，体幹も使って投げるよう促す。投球の強さ，方向を修正し，指導者の方向へ投げるよう指示する。
- 捕球は，できるだけ失敗をさせないよう，十分難度を落とした段階から開始し，時間をかけて少しずつ難度を上げる。時間をかけ，対象児と指導者の距離を徐々に離していく。

第 5 章 運動プログラム作成と運動指導

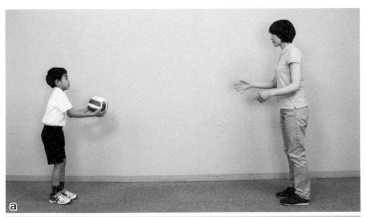

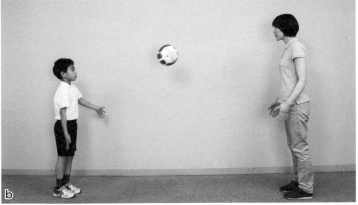

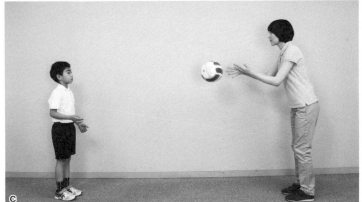

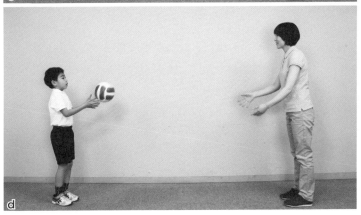

図 5-49 空中キャッチボール

5.2.6.6 テニスボール投げ

　バレーボール投げからテニスボール投げへと難度を上げる。テニスボールは小さいので，片手でボールを把持し，左右非対称動作で前方へ投げる。腕はバックスウィングし，体幹後方から体幹前方へ斜めに横切る動きの中で，ボールが投げ出される。体幹の回旋も重要な要素となる。このように複雑な動きが必要であり，全身の筋が協調して働く必要がある。

　片手投げは，本来下肢，体幹，上肢の要素が組み合わされて初めて，投球の強さ，方向が制御される。しかし，複雑な動作の難度を下げる目的で，初めは椅子座位での投球動作練習から始める。

　次に，一段階難度を上げて，立ち投げへ進む。立位では，投球動作に下肢の動きが加わる。体幹の自由度も座位に比較して高くなる。体幹を回旋し，ボールを把持した側の肩を大きく後方へ引く。さらに，ボールを把持している手と反対側の下肢を踏み出す。これが，ボールを最大限後方へ引いたバックスウィング姿勢である。このように，立位では回旋を伴う全身運動となる。骨盤の回旋には，左右の股関節の屈曲・伸展が関与する。

　椅子座位投げの段階で，十分に上体，上肢の動きを練習する。このことで，投球動作を一連の動作として自動化し，個々の関節運動を意識しなくても遂行可能な状態にしておく必要がある。そのうえで，この動きに骨盤，下肢の動きを付加する。指導は上肢のみの動きから，体幹，下肢の動きを伴ったダイナミックな動きへと段階的に進める。

　座位投げから立位投げへ移行したら，いったん上肢のみの投球に動作を単純化し，徐々に動作の複雑化を進める。立位片手投げは，ボールコントロールが容易ではない。ゴールに投げ入れるという課題を利用し，ターゲットに向かいボールを投球する意識を高める。

5.2.6.6.1　椅子座位投げ（図 5-50）

■手順

(1) 対象児を椅子座位とする。
(2) 利き手にテニスボールを把持させ，体側から前方へ腕を振り，投げるよう指示する。
(3) バックスウィング，腕の振りをうまく行えない場合，指導者は手を添えて，投球動作時の腕の動きを示す。
(4) ボールを前方へ投げられることが確認できたら，足元に段ボール箱や籠などでつくったゴールを置き，そこへ投げ入れるよう指示する。投球動作は，ゆっくりしたスピードでよいこととし，前方へボールを投げることを課題とする。
(5) 投球が安定したら，足元のゴールに正確にボールを投げ入れることに課題を変更する。
(6) 投球動作に慣れてきたら，徐々にゴールまでの距離を離す。少しずつ離し，最終的に 3 m 程度離れたゴールにボールを投げ入れられることを課題とする。

5.2.6.6.2 立ち投げ（図5-51）

■手順

(1) 対象児を立位とし，利き手にテニスボールを把持させる。
(2) 下肢の位置はそのままで，上肢のみでの投球を指示する。
(3) 動作が安定して行えることを確認し，徐々に体幹回旋を動作に加えさせる。
(4) 対象児の足元にゴールを置き，そこへ投げ入れるよう指示する。
(5) 安定してボールが投球されることを確認したら，ゴールと対象児の距離を徐々に拡大する。同時に，投球に伴う骨盤回旋，体幹回旋運動を拡大させる。
(6) 体幹回旋の拡大に伴い，下肢振り出しも加え，全身運動へ展開する。
(7) 投球の速度，コントロールを観察し，力みがあれば注意する。

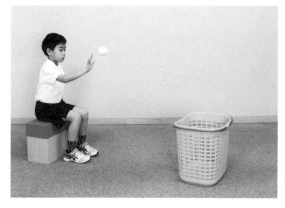

図5-50　テニスボール投げ：椅子座位投げ

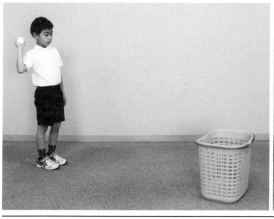 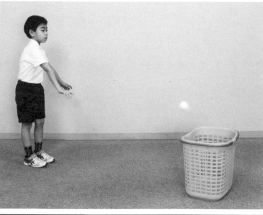

図5-51　テニスボール投げ：立ち投げ

5.2.6.7 テニスボールのキャッチボール

立位の投球動作が安定したら，テニスボールの捕球動作，キャッチボールへと進む。テニスボールの捕球動作は，ボールが小さいために，より正確にボールを追視し，手掌で捕球することが求められる。

キャッチボールを完成させるためには，テニスボールの捕球動作が最大の課題となる。ボールの動きに合わせ，能動的に両手を動かしてボールを掴みに行くことが必要である。初めは，対象児に籠を持たせ，指導者が投げるボールを籠で受ける動作を指導する。この動作が十分に安定したら，素手で捕球する動作へ進む。

捕球は難度が高いので，「籠で受けて投げる」パターンを導入してもよい。投球に関しても，指導者の手元へコントロールすることが困難であれば，指導者が持った籠へ投げ入れる動作から始めてもよい。

5.2.6.7.1 籠でキャッチ

■手順
(1) 対象児に籠を持たせ，指導者は 3 m ほど離れて，対面して立つ。
(2) 指導者が投げるテニスボールを籠で受けるよう，対象児に指示する。
(3) 初めは指導者が，意識的にボールを籠へ投げ入れる（図 5-52a）。
(4) 徐々にボールを対象児の左右前後に投げ，難度を上げる。対象児に，ボールの方向に合わせ体を動かして，籠でボールを受けるよう指示する（図 5-52b）。

5.2.6.7.2 素手でキャッチ（図 5-53）

■手順
(1) 対象児と指導者は 3 m ほど離れ，対面して立つ。
(2) 指導者が投げるテニスボールを素手で捕球するよう，対象児に指示する。
(3) 初めは指導者が，意識的にボールを対象児の手へ投げ入れる。
(4) 徐々にボールを対象児の左右前後に投げ，難度を上げる。対象児に，ボールの方向に合わせ体を動かして，捕球するよう指示する。
(5) 徐々に対象児と指導者の距離を離す。

5.2.6.7.3 籠へ投げる（図 5-54）

■手順
(1) 指導者は籠を持ち，対象児と 3 m ほど離れ，対面して立つ。
(2) 対象児に，ボールを籠へ投げ入れるよう指示する。
(3) うまくコントロールされるようであれば，指導者は籠の位置を左右へ動かし，そこへ投げるよう指示する。

5.2.6.7.4 キャッチボール

■手順
(1) 対象児と指導者は 3 m ほど離れ,対面して立つ。
(2) 指導者が投げるテニスボールを素手で捕球するよう,対象児に指示する。
(3) 捕球できたら,指導者へ投げ返すよう指示する。
(4) 徐々に対象児と指導者の距離を離す。

■ポイント
- テニスボールによるキャッチボールは難度が高いので,時間をかけ段階的に進める。困難と判断された場合は,バレーボールのやり取りの段階に戻り,時間をかけてテニスボールへ進むようにする。
- できるだけ失敗させず,集中を保てるよう工夫する。

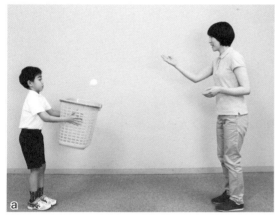 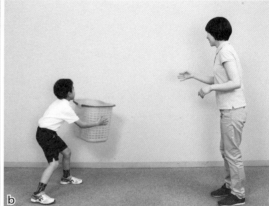

図 5-52 テニスボールのキャッチボール:籠でキャッチ

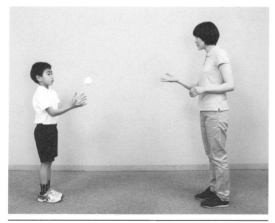 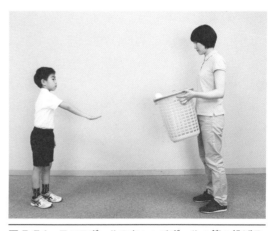

図 5-53 テニスボールのキャッチボール:素手でキャッチ

図 5-54 テニスボールのキャッチボール:籠へ投げる

5.2.6.8 蹴り返し

動くボールを正確に追視することが必要な，難度の高い課題である。

対象児は，自分に近づいてくるボールを追視し，足元を通る瞬間を予測し，蹴り動作の準備をする。そして，足元を通過する瞬間にタイミングを合わせ，下肢を振り抜き，ボールを蹴る。速いボールを正確にキックすることは容易ではない。蹴ることができたとしても，ボールを意図した方向に適切な力で蹴るためには，ボールの中心を正確に足でとらえる必要がある。

近づくボールを正確に追視する，ボールの軌道，速度を予測する，動的に姿勢制御し，蹴り足を制御する，といった動作要素が，連携して働くことが求められる。指導では，これらの動作要素を分解し，個々に課題設定するとともに，段階的に難度を高める。最終的に，それらを統合した一連の蹴り返し動作として完成させる。

■手順（図 5-55）

(1) 対象児を立位とする。指導者は 3 m 程度離れて立つ。
(2) 指導者は，十分に遅い速度で，ボールを対象児に向かって転がす。対象児には，ボールが足元へ来たら，手を使わず，足でボールを止めるよう指示する。初めは，ボールが対象児の足元で止まる程度の力で転がし，段階的に加速する。
(3) 対象児に，転がってきたボールをいったん足元で止め，その後ボールを指導者に向かってキックするよう指示する。
(4) 安定してボールが止められることを確認する。
(5) 対象児に，転がってきたボールを止めずに蹴り返すよう指示する。初めは遅い速度から始める。
(6) 指導者と対象児の間の距離を，段階的に拡大する。距離が離れると，ボールはより速く，強い力で転がる。
(7) 対象児がボールを追視できているか，注意深く観察する。
(8) 安定してキックできることを確認する。
(9) 対象児に，転がってくるボールを 1 歩踏み込んで蹴るよう指示する。
(10) 対象児に，指導者の方向へ正確に蹴り返すよう指示する。

■ポイント

- 遊びの要素を盛り込み，対象児を飽きさせないよう工夫する。
- 非常に強い力で蹴り返す児もいるので，指導環境を配慮する。
- キックの瞬間にバランスを崩し，転倒する可能性もあるので，危険防止に心掛ける。

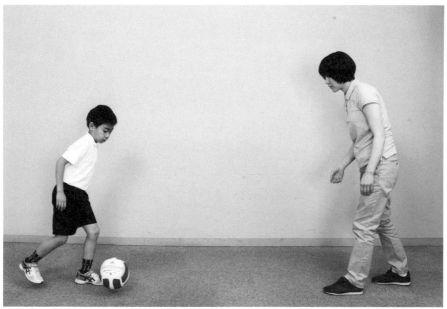
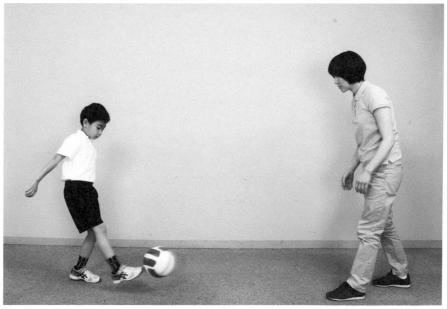

図5-55 蹴り返し

5.2.6.9 ゴールキック

ボールを正確に離れたゴールへ蹴り込むという動作を，①静止したボールを蹴り込む，②動くボールを蹴り込む，③離れたゴールへ蹴り込む，という3つの側面に分け指導する。

①静止したボールを蹴り込む：対象児の足元にボールを置き，1～2 mのごく近くに設定したゴールにボールを蹴り込む。対象児の状態に合わせてゴールの設定を行うが，蹴り込むことが理解できないようであれば，ボールを前方へ押し出せば簡単にゴールするような設定から開始する。ゴールへ蹴り込むということを理解することを目的とする。

②動くボールを蹴り込む：ゴールへ蹴り込む動作に，動的な要素を加える。指導者が対象児の斜め横前方から転がしたボールを，対象児の前方にあるゴールへ蹴り込むよう指示する。ボールの速度もゴールまでの距離も，難度が過度に高くならないよう注意する。キックの種類は，成人であればインサイドキックがより正確であるため，これらの状況でもインサイドキックを使う。対象児にキックの種類を指導することが困難であれば，キックの種類は問わない。

③離れたゴールへ蹴り込む：3 m以上離れたゴールへ蹴り込む。キックの方向と強さの調整を練習する。

■準備
- 幅約2 mのゴールを，ブロックなどで設定する。

■手順
(1) ゴールの1～2 m前方に，対象児を立位とし，足元にボールを置く。
(2) ボールをゴールに向かって蹴るよう指示する。指導者が見本を示し，模倣させてもよい。
(3) 安定して蹴り込めることを確認する（図5-56a）。
(4) 指導者は，対象児の斜め前方からボールを転がし，前方のゴールへ蹴り込むよう指示する（図5-56b）。
(5) 対象児に，蹴り足内側で蹴るよう指示する。インサイドキックを理解できない，動作模倣できないようであれば，キック方法は自由とする。
(6) 安定してボールをゴールへ蹴り込めることを確認する。
(7) ゴールと対象児の距離を拡大し，課題を続ける。

■ポイント
- 指導環境に危険がないよう注意する。
- ゴールに蹴り込むことに集中させるよう工夫する。ゲームの要素を取り込むと集中しやすい。

第5章 運動プログラム作成と運動指導

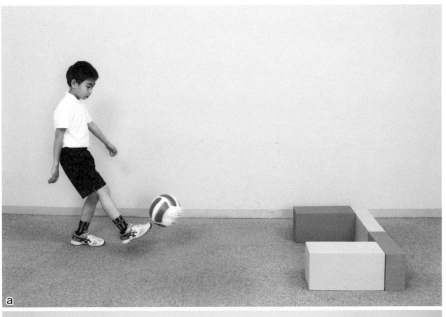

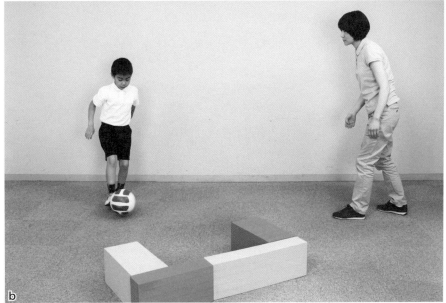

図5-56 ゴールキック

協調運動

5.2.6.10 ドリブル

　対象児自身が動きながら，動くボールをとらえるためには，高度な追視機能が必要となる。この機能は，すべての運動場面において必要である。ゆっくりしたスピードから開始し，徐々にスピードを速める。また，走るなど移動しながらボールを蹴るためには，動的にバランスが保たれる必要もある。これらを総合し，視覚と全身の筋が協調的に活動することができて，初めてスムーズな動きになる。

　スムーズにできるようであれば，指導者と1対1でボールを取り合いゴールする「ワンオンワン」ゲームにしてもよい。

■手順
(1) 対象児の足元にボールを置き，蹴りながら前進するよう指示する。初めは，前進の速度は児が可能な速度でよいこととし，特に速さを求めない。
(2) 動作が安定していることを確認し，段階的に速度を速くさせる。
(3) 4m程度前進したら，ボールを蹴りながら方向転換し，元の位置へ戻るよう指示する。折り返し地点には，ブロックなどの目印を置いておく。
(4) ブロックやコーンをいくつか等間隔で並べ，これを左右に避けてドリブルするよう指示する（図5-57）。
(5) 動作が安定して行えることを確認する。
(6) ブロックなどでゴールをつくる。指導者がゴールを守り，対象児が攻めるゲームを行う（ワンオンワン）。初めは，指導者はあまり動かず，対象児は指導者を避けてゴールへ蹴り込めばよしとする。段階的に，指導者も動き，対象児のドリブルを妨害する。段階的に運動を加速する。
(7) 攻めと守りの役割を交換する。

■ポイント
- ボールキック動作は年齢とともに変化する。2,3歳では動くボールを蹴ることは難しく，キック動作もほとんど上体を動かさず足先だけで行う。対象児が動くボールに対応できない場合は，静止したボールのキックから始める。さらに，姿勢が不安定な場合は，座位でキックする方法もある。

第 5 章　運動プログラム作成と運動指導

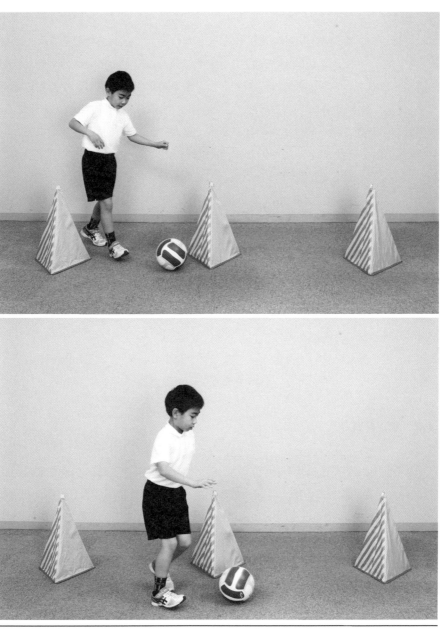

図 5-57　ドリブル

協調運動

5.2.6.11 縄跳び

　縄跳びでは，縄の動きを追視し，タイミングを計り飛び込むことが必要であるが，ここに様々な要素が含まれている。まず，比較的速い速度で回転する縄の追視が必要である。縄は回転運動しているので，観察するうちに速さと軌道を分析し，動きを予測することが可能となる。予測のうえでタイミングを合わせ，回転する縄へ飛び込む。この瞬間，視覚と運動の協調が必要となる。さらに，縄の中に制限された空間で跳び続けるために，全身の協調した関節運動が必要となる。

　DCD児では，視覚と運動の協調，全身的な協調運動という2点において未熟さがあるので，初めから縄跳びに適応することは困難な場合が多い。要素を分解し，①縄の動きを観察し，縄の下を走り抜ける，②動かない縄の上を跳び越える，③回転する縄の中で跳び続ける，といった段階を追って練習するよう指導する。

5.2.6.11.1 縄跳び潜り
■手順
(1) 指導者と補助者が2,3m離れ，縄を大きく回転させる。
(2) 対象児は，縄の動きを観察する。
(3) 指導者は，対象児に「はい」などとタイミングを指示し，縄の下を走り抜けさせる。
(4) 対象児が自らタイミングを計り，縄の下を走り抜ける。

5.2.6.11.2 固定縄跳び
■手順
(1) 指導者と補助者が2～3m離れ，縄を膝下程度の高さに張る。縄はこのまま動かさない。
(2) 対象児は，この縄を両足踏み切り（図5-58a），あるいは片足踏切（図5-58b）で跳び越える。
(3) 指導者は，対象児に「はい」などとタイミングを指示し，連続して縄を跳び越えさせる。

5.2.6.11.3 大縄跳び
■手順
(1) 指導者と補助者が2～3m離れ，縄を大きく回転させる。
(2) 対象児は縄の動きを観察する。
(3) 指導者は，対象児に「はい」などとタイミングを指示し，縄に飛び込ませる。
(4) 回転する縄の中で，縄を跳び越える（図5-59）。
(5) できるだけ連続して跳ぶ。
(6) 対象児が自らタイミングを計り，縄に入り，跳び続ける。

■ポイント
- 固定縄跳びの段階では,縄を地面につけた状態で大きい波や小さい波をつくり,跳ばせる方法もある。波の大きさを確認し,タイミングをとって跳ぶよう指導する。
- 大縄跳びでは,初めは一定のリズムで縄を回転させる。対象児が慣れてきたら,回転の速さやリズムを変えて,難度を調整する。
- 縄に対象児の足が引っかかったら,補助者は縄を手放し,転倒しないように注意する。

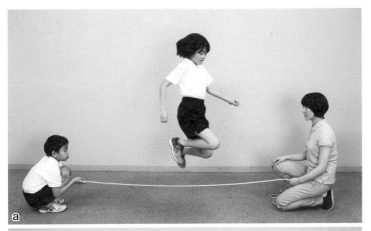
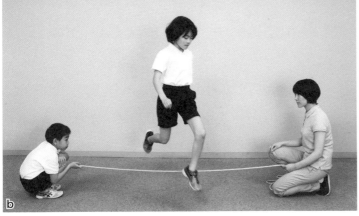

図 5-58 固定縄跳び

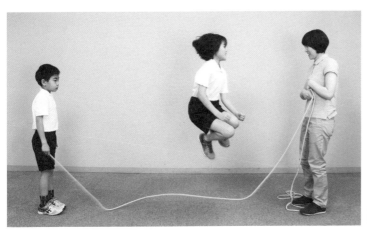

図 5-59 大縄跳び

5.2.7 運動イメージ

5.2.7.1 姿勢模倣

　運動イメージは，自らの四肢体幹の状態を知覚することが基本となっている．身体の知覚は主に深部感覚で行われる．鏡などを使わなければ，自らの身体で視覚的に確認可能なのは，手先と足先の一部のみである．我々は日常の運動の中で様々な姿勢，肢位を経験し，この経験に基づいて四肢・体幹のイメージを構築する．

　DCD児では感覚異常を持つことが多く，こうした身体のイメージが育ちにくい．前述した「運動感覚」に関する指導方法は，上肢，下肢など一肢に着目し，運動感覚の成熟を目的とした．「姿勢模倣」では，全身の姿勢，肢位について，内的イメージを構築することを目的とする．

5.2.7.1.1 スカイツリーとロケット

■手順

(1) 対象児に，気をつけの姿勢をとらせる（図5-60a）．
(2) 指導者は，「体でスカイツリー（東京タワー，エッフェル塔などでもよい）の形をまねしてみて」と指示する．
(3) 上肢を頭上に伸ばした姿勢を正解とし（図5-60b），対象児がまねしてとった姿勢を指導者が修正する．
(4) 対象児が全く姿勢をとれないようであれば，塔の写真，イラストなどを見せ，指導者と対象児で相談しながら，姿勢をつくる．

■ポイント

- 両上肢を頭上に伸ばし，両手掌が頭の真上にあることが重要である．脊柱，頭部，上肢が床に対して垂直であることを意識させる．上肢を頭上に伸ばし，姿勢を頭上に拡大することで，体幹の垂直を意識しやすくしている．
- 足を少し開いているのが「スカイツリー（塔）」のイメージであるが，バリエーションとして足を閉じて「ロケット」の姿勢などを課題としてもよい（図5-60c）．うまくできるようであれば，「スカイツリー」と「ロケット」はどこが違うか，指導者と対象児で話し合うことで，認識が進むことが期待できる．

5.2.7.1.2 飛行機と時計の針

(1) 対象児に，気をつけの姿勢をとらせる（図5-60a）．
(2)「飛行機の形をまねしてみて」と指示する．
(3) 上肢を真横に伸ばした姿勢を正解とし（図5-61a），対象児がまねしてとった姿勢を，指導者が修正する．
(4) 対象児が全く姿勢をとれないようであれば，写真，イラストなどを見せ，指導者と対象児で相談しながら，姿勢をつくる．

(5)「次は,両手を時計の針だと思って,10 時 15 分をしてみて」などと時刻を指定して,上肢でまねさせる(図 5-61b, c)。

(6) 対象児が全く姿勢をとれないようであれば,時計のイラストなどを見せ,指導者と対象児で相談しながら,姿勢をつくる。

■ポイント
- 「飛行機」では,体幹が床に対して垂直であるのに対して,両上肢が水平になることを意識させる。両上肢が正確に水平になる姿勢は容易ではないので,時間をかけて繰り返す。
- 時計の模倣は,上肢水平の展開課題であり,両上肢を異なる角度に調整することで,上肢のイメージを養う。

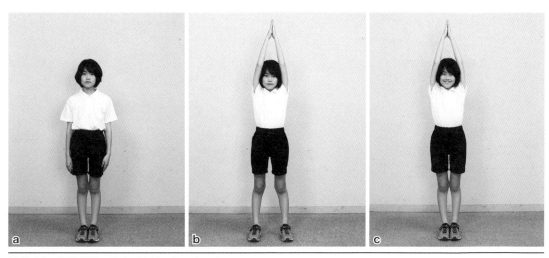

図 5-60　姿勢模倣:スカイツリーとロケット
a:準備,b:スカイツリー,c:ロケット

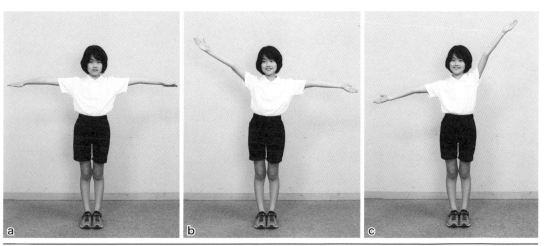

図 5-61　姿勢模倣:飛行機と時計の針
a:飛行機,b:10 時 15 分,c:1 時 45 分

5.2.7.2 動作模倣

　四肢に着目し，動きを伴う課題の模倣を行う。指導者は，対象児の目前で，上肢あるいは下肢，頭部，体幹を動かし，これを模倣するよう促す。

　動作模倣は，対象児が視覚的情報として得た指導者の動きを，自らの身体で再現する過程といえる。DCD児では，運動感覚が未熟なために，動作の再現において，自らの身体の状態を認知しにくい。動作模倣の課題は，この点について繰り返して行うことで，動作再現の正確性向上を目指す。

　課題として指導者が示す動きは，対象児が理解しやすい明確で緩やかな動きから開始する。

　動作模倣課題では，四肢の動きという，視覚的にインプットしやすい課題を利用し，模倣を通して運動イメージの成熟を促す。

5.2.7.2.1　動作模倣（基本の運動）

■手順

(1) 対象児と指導者は立位で向かい合う（座位でもよい）。対象児に対し声掛けするなどし，指導者に注目するよう促す。

(2) まず上肢のみの動作で行う。指導者は，気をつけの姿勢から，肘を伸展したまま両上肢を斜め上に挙げる。

(3) 対象児に，指導者の動作をまねさせる。うまく模倣できないようであれば，手をとって動きを教える。

(4) 対象児が動作を模倣できていることを確認し，上肢の動作を変更する。

(5) 次に，上肢と下肢を組み合わせた動作へ展開する。指導者は，気をつけの姿勢から，肘を伸展したまま両上肢を斜め上に挙げる。さらに，体幹を傾け，片足を挙上する（図5-62a）。

(6) 対象児に，指導者の動作をまねさせる（図5-62b）。

(7) 模倣動作のバリエーションを2段階，3段階へ展開する。たとえば，第1段階「上肢を羽ばたくように動かす」，第2段階「下肢を屈曲し，しゃがむ」，第3段階「下肢を伸展し，背を伸ばす」など。

5.2.7.2.2　まねっこごっこ

■手順

(1) 対象児と指導者は立位で向き合う。

(2) 指導者が，「まねっこごっこするよ」と対象児へ提案する。

(3) 指導者は「鳥さん」「お馬さん」など題を説明しながら，その姿勢や動作を対象児に示し，「まねできる？」などと模倣を促す。

(4) 対象児が模倣するのを確認する。うまく模倣できれば，「正解」「うまいね」などと評価する。

(5) 「今度は○○ちゃんお手本やって」などと，対象児に模倣課題を出すよう促す。

(6) 指導者は対象児の動作を模倣する。「これでいい？」などと児に動作の評価を求める。

(7) 課題を変え，やり取りを繰り返す。

第 5 章　運動プログラム作成と運動指導

■ポイント
- 対象児の集中を継続できるよう，動作にゲーム性を持たせたり，ストーリー性を持たせてもよい。

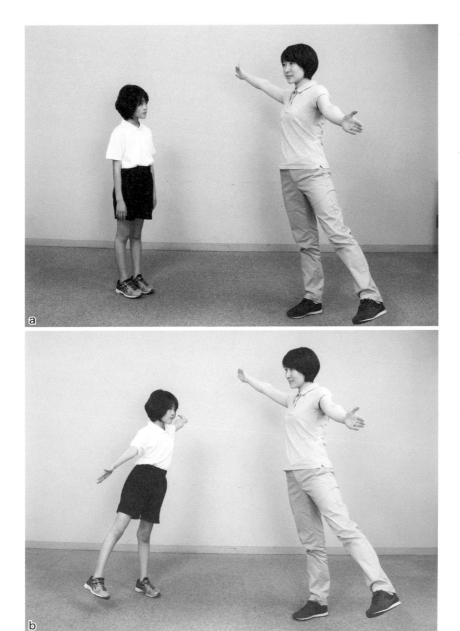

図 5-62　動作模倣

運動イメージ

5.2.7.3 絵カードからの姿勢再現

視覚的に得た情報からの姿勢の再現は，①対象児の中にすでにある形態の記憶を，自らの身体で再現する「記憶の再現」，②指導者が目前で示した姿勢を，対象児が自らの身体で再現する「3次元からの再現」，③絵カード，写真など，2次元データをもとに，対象児が自らの身体で再現する「2次元からの再現」に分けられる。前述の姿勢模倣は「記憶からの再現」であり，動作模倣は動きを伴う再現であるが「3次元からの再現」である。

DCD児では，運動イメージの未熟さがあり，姿勢の再現は苦手な場合が多い。これと同時に，立体認知にも問題を持つことが多い。立体認知が未熟な場合，2次元画像を3次元に置き換える段階で，つまずく可能性がある。絵カードからの姿勢再現では，この点について，対象児が2次元画像を3次元の姿勢へ置き換えられているかを注意深く観察する必要がある。

一方，2次元画像は，指導者がその場で行った見本姿勢と比較して，3次元情報を2次元情報にデータ圧縮されており，余計な情報が削除されている。このことで，選択的注意に問題があるDCD児には，理解しやすい可能性もある。これは，たとえば，子どもにとっては，実写映画よりもアニメーションの方が理解しやすいことと同様である。

5.2.7.3.1 絵カードからの姿勢再現（基本の運動）

■準備
- 姿勢と肢位に関する絵カードを用意する。絵カードは，N式幼児運動イメージテスト用絵カード（付録1）を使うことができる。

■手順
(1) 対象児に絵カードを見せ，「この格好をまねしてみて」などと指示し，模倣させる（図5-63a）。
(2) 正しく模倣しているか，対象児の姿勢を指導者と対象児で確認する（図5-63b）。
(3) 模倣ができない場合は，対象児と指導者は絵カードを見ながら話し合い，協力して姿勢再現を行う。

5.2.7.3.2 カラーリストバンドを使った絵カードからの姿勢再現

■準備
- 白，黒，赤，青など，4色のリストバンドを用意する。
- 対象児の左右の手首と足首に，4色のリストバンドを装着する。
- 対象児と同様のリストバンドを描いた，姿勢と肢位に関する絵カードを用意する。N式幼児運動イメージテスト用絵カード（付録1）にリストバンドを描き込み，同じ色を塗る。カラーリストバンドを描き込んだ絵カードセットもある（運動イメージテストキット，第4章参照）。

■手順
(1) 対象児に絵カードを見せ,「この格好をまねしてみて」などと指示し,模倣させる。
(2) 正しく模倣しているか,対象児の姿勢を指導者と対象児で確認する(図5-64)。
(3) 模倣ができない場合は,対象児と指導者が絵カードを見ながら話し合い,協力して姿勢再現を行う。

■ポイント
- 対象児が左右を理解しづらい場合には,カラーリストバンドの使用が有効である。

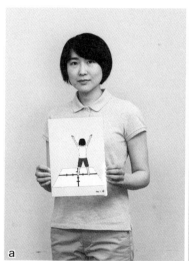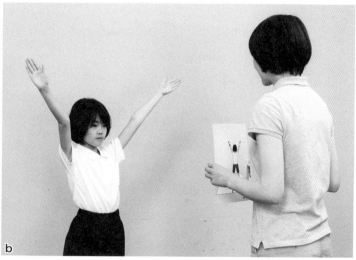

図5-63 絵カードからの姿勢再現

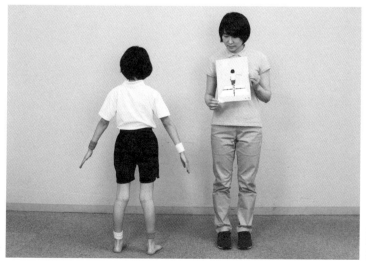

図5-64 カラーリストバンドを使った絵カードからの姿勢再現

運動イメージ

5.2.7.4 鏡を用いた動作再現

対象児自身が自らの四肢を見ることで，視覚情報による四肢の動きと体性感覚情報を照合する方法は，幼児が自己の運動を認識する初期の方法である．幼児は自己の四肢を観察し，それらが随意的に動くことを発見する．この点が運動イメージの出発点といえる．ところで，この方法では，四肢の動きは確認できるが，体幹，頭部の動きを確認することができない．このため，次の段階として，鏡を使った運動確認の方法を用いる．

鏡の前に対象児を立位とし，指導者は口頭で，様々な姿勢変化，四肢の運動を指示する．この段階は模倣を手段としていないので，指導者は見本を示さず，口頭指示にて，対象児の運動を行わせる．運動には体幹，頭部の運動を含めるようにする．この方法は，通常鏡がなければ確認することのできない自己の動きを，視覚的に確認することを目的としている．

5.2.7.4.1 口頭指示による再現

■手順
(1) 対象児を全身が映る大きな鏡の前に立位とする．指導者は，鏡の横など，鏡に映り込まない位置に立つ（図5-65a）．
(2) 指導者は「両手を頭の上に挙げて」など，理解しやすい言葉を選び，簡単な動作を指示する．
(3) 対象児が運動を再現できていることを確認する（図5-65b）．
(4) 指示する運動を段階的に複雑化させる．「体を横に倒して」「頭を少し傾けて」など，体幹，頭部の動きを含めて指示する．段階的に運動要素を複数に増加させる．
(5) 動作の再現がうまくできない場合は，指導者が対象児に触れ，他動的に運動を行う．
(6) 座位，臥位など，基本姿勢を変えて指示する．

5.2.7.4.2 指導者と一緒に再現

■手順
(1) 対象児と指導者は，全身が映る大きな鏡の前に立位とする．指導者と対象児が，1つの鏡に映り込むように立つ（図5-66a）．
(2) 指導者は簡単な動作を示し，それを対象児は鏡越しに確認する．
(3) 対象児に，動作をまねするよう指示する．
(4) 対象児が運動を再現できていることを確認する（図5-66b）．
(5) 指示する運動を段階的に複雑化させる（図5-66c）．
(6) 動作の再現がうまくできない場合は，指導者が対象児に触れ，他動的に運動を行う．

■ポイント
- 口頭指示の内容，言い回しについては，対象児が理解できるよう工夫する．
- 左右を理解できるのは，4歳以降である．それ以前の年齢では，四肢に色違いのバンドをつけさせ，色で指示を与える方法もある（前項「絵カードからの姿勢再現」参照）．

第 5 章　運動プログラム作成と運動指導

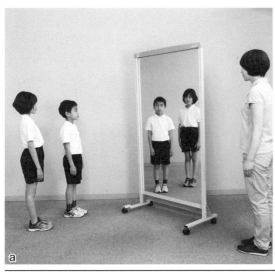
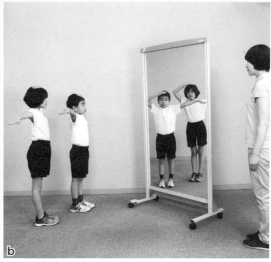

図 5-65　鏡を用いた動作再現：口頭指示による再現

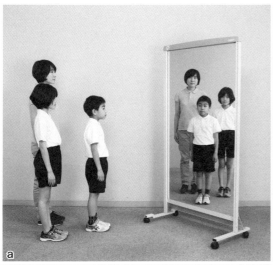
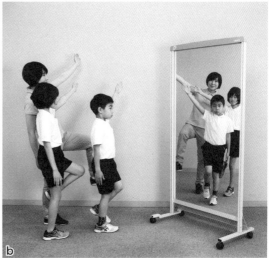
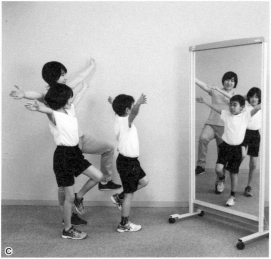

運動イメージ

図 5-66　鏡を用いた動作再現：指導者と一緒に再現

5.2.7.5　口頭指示による動作再現

　視覚情報を用いた動作再現課題は，身体運動に関する体性感覚情報と視覚情報を結びつけることで，運動イメージの明確化を促そうとしたものである。運動イメージは，実際の運動を伴わなくても，運動をイメージすることができる能力である。つまり，運動イメージが明確に構築されていれば，脳内に自己の身体運動をイメージし，イメージした身体を思いのままに変化させることができる。この能力は，見本動作の模倣という課題から，一段階進んだものといえる。つまり，口頭のみで指示された姿勢および四肢の運動を，自己の身体で再現することが可能となる能力である。

　口頭指示のやり取りの課題では，基本的に口頭で指示された姿勢と運動を全身で再現することに焦点をあてる。

5.2.7.5.1　口頭指示による動作再現（基本の運動）

■手順
(1) 対象児と指導者が向かい合う。立位でも座位でもよい（図 5-67a）。
(2) 指導者は，体を動かさず，口頭で四肢の動作を指示する。たとえば「両手を頭の上に挙げて」「体を斜め横に倒して」など。
(3) 対象児が指示通り動作を再現できたか観察する（図 5-67b）。
(4) 対象児の運動に修正が必要であれば，指導者は対象児の体に触れて修正する。

5.2.7.5.2　口頭指示のやり取り

■手順
(1) 指導者は，体を動かさず，口頭で四肢の動作を指示する。
(2) 対象児が指示通り動作を再現できたか観察する。
(3) 対象児の運動に修正が必要であれば，指導者は対象児の体に触れて修正する。
(4) 「今度は，○○ちゃんが問題出して」などといい，対象児が指導者に対して運動課題を出すよう指示する
(5) 指導者は，指示された動作を再現し，「これでいい？」などと児に確認を求める。
(6) 再び，指導者が運動を口頭指示する。
(7) 対象児と指導者のやり取りを繰り返す。

■ポイント
- 口頭指示の理解が十分でない場合は，「動作模倣」の課題で名前をつけた動作を利用し，「鳥さん」「お馬さん」など，動作の名前を示して再現させる。
- ゲームの要素を盛り込み，対象児の注目を促す。
- 基本的に対象児をほめるようにし，間違いを口頭で指摘することはしないようにする。

第 5 章 運動プログラム作成と運動指導

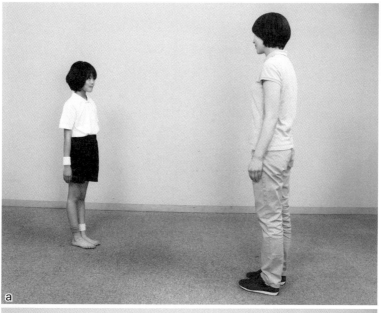

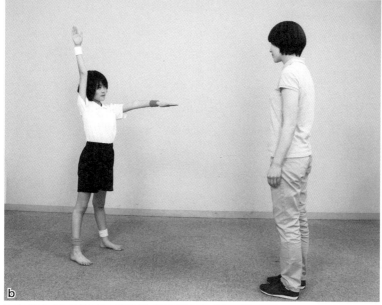

図 5-67 口頭指示による動作再現

運動イメージ

5.2.7.6 指示姿勢の人形での再現

　運動イメージは，身体の動きを客観的な視覚イメージとして想起するものである。自身の身体運動を客観的な映像として捉えるものであり，生活経験の中で視覚情報と自身の身体運動が結びつくことで養われる。ところで，運動イメージは，自身の身体を動かすことなく，想像空間で，身体を自由に操作することとも定義される。本課題では，小型の人形を使うことで，身体運動を客観的に操作することを経験する。

　客観的な存在である人形は，対象児にとって自己とは分離した存在である。人形の四肢は，対象児が思うように操作することが可能である。対象児は，身体を客観的にとらえ，これを操作することを経験する。

　対象児は，目前にある人形を操作することで，身体の三人称的イメージを操作している。これは，想像空間で行われる三人称的運動イメージ操作を，疑似的に物理的に行っており，運動イメージと類似した行為といえる。

　人形操作と，自身の三人称的イメージがリンクすることを期待し，対象児に人形の四肢を動かすよう指示する。この作業では，身体運動が体性感覚情報によって行われるのではなく，自己から切り離された視覚イメージの中で処理されている。この作業を繰り返すことで，指示された動作を視覚イメージの中だけで操作する能力を養う。

■準備
- 人型で，四肢を操作することが可能な人形を用意する。デッサン用のモデル人形（画材）などが適当である。付録3のロボットのペーパークラフトを，厚手の紙にコピーし，組み立てて使用することも可能である〔ロボットのペーパークラフトは，運動イメージテストキット（第4章参照）にも付属している〕。
- 人形の四肢に赤，白，青，黄など色を塗り，対象児に同様の色のバンドを装着させてもよい。

■手順
(1) 対象児と指導者は机を挟んで向かい合う。
(2) 机の上に人形を置く（図5-68a）。
(3) 指導者は，人形の四肢が自由に動くことを対象児に示す。
(4) 対象児に人形を触らせ，四肢が動くことを確認させる。
(5) 「人形の片方の手を挙げてみて」などと操作を指示する。「右手を挙げて」あるいは「赤いバンドをしている手を挙げて」などの指示でもよい。
(6) 対象児が正しく操作を行えるか確認する（図5-68b）。
(7) 指示内容を，段階的に複雑化する。
(8) 指示と操作を繰り返す。

■ポイント
- 使用する人形は，操作しやすい大きさで，四肢が自由に動くものを選ぶ。
- 人形の代わりに，四肢が動くぬいぐるみを使用してもよい。

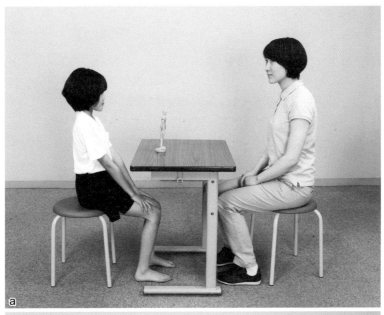

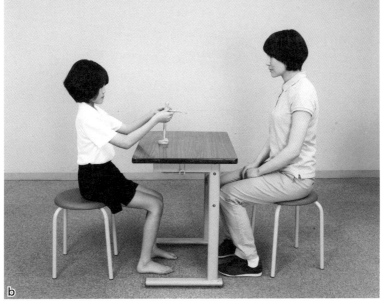

図 5-68　指示姿勢の人形での再現

5.2.7.7 人形の姿勢の身体による再現

　客観的身体イメージの成熟に伴い，他者の動作を正確に模倣することが可能となる。これは，他者の動作を認識したうえで，自らこれを再現しようとする行為といえる。この時期，こうした高度な模倣を行うためには，他者の動作を自己の動作に置き換える機構が働く必要がある。

　前項「指示姿勢の人形での再現」では，人形の姿勢を口頭指示にしたがって操作することで，客観的運動イメージを脳内で操作する状態をシミュレーションした。本課題では，自己とは分離した存在である人形の姿勢，肢位を観察分析し，これを自己の運動に置き換える過程を体験する。この段階では，口頭指示は用いない。対象児が，視覚情報である人形の状態を分析することが，第一に達成されるべきテーマである。この時，自ら分析の解として得た姿勢・肢位は，対象児の総合空間に三人称的運動イメージを構築する。そして第二のテーマは，児が構築した三人称的イメージを，自己の運動に置き換える過程である。これらが完成することで，客観的運動イメージは成熟する。

■手順

(1) 対象児と指導者は，机を挟んで向かい合う。

(2) 机の上に人形を置く（図 5-69a）。

(3) 指導者が人形を操作し，姿勢を変化させる。

(4) 指導者は対象児に，人形と同じ姿勢をとるよう指示する。この時，口頭指示や，姿勢の口頭説明は行わない。

(5) 対象児が正確に姿勢を再現できているか確認する（図 5-69b）。

(6) 対象児の再現が正確でない場合は，もう一度人形を確認するよう指示する。「こちらの足はどうなっている？」などと質問し，姿勢を四肢・体幹の各部位に分解して理解するよう促す。

(7) 対象児が正確に再現できることが確認できたら，課題の難度を段階的に上げる。

■ポイント

- 対象児が，人形の姿勢を再現するという課題を理解することが困難な場合は，操作した人形の姿勢をまず指導者が再現して見せる。その後，人形の姿勢を変え，これを対象児に示し，同じように再現するよう促す。指導者がとる姿勢を児が模倣するのではなく，人形をいったん介して姿勢再現を行う手順を踏むよう心がける。

- 対象児と人形の両手首，両足首に，4色のリストバンドを装着し，左右を理解しやすくする方法もある。付録のロボットペーパークラフトも活用できる（図 5-69c, d）。

第 5 章　運動プログラム作成と運動指導

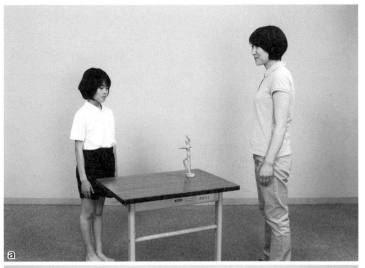

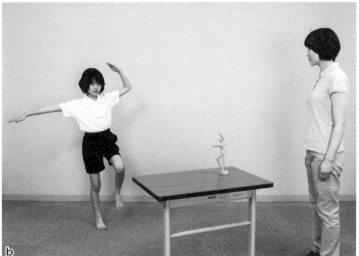

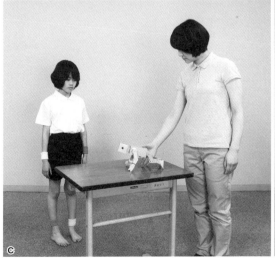
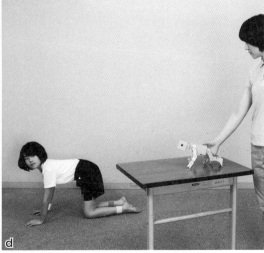

図 5-69　人形の姿勢の身体による再現

5.2.7.8 姿勢カード遊び

　本課題は，身体運動を伴わず，運動イメージを直接操作することで，運動イメージの成熟を促すことを目的とする。具体的には，口頭指示と絵カード選びを繰り返すことで，想像空間の運動イメージ操作過程を刺激する。身体運動を介さないことで，体性感覚情報を切り離した状況での作業となり，主に脳内処理がテーマとなっている。また絵カードは2次元画像であり，人形を用いた3次元視覚情報に比較して，難度が高い。現実とは異なる，2次元に記号化された情報から，3次元情報への再現処理を脳内で行う必要がある。この意味で，本課題遂行には，言語理解と，視覚イメージにおける3次元情報・2次元情報変換機能が保証されている必要がある。

■手順

(1) 対象児と指導者は机を挟んで向かい合う。
(2) 机の上に5枚のカードを並べる（図5-70a）。N式幼児運動イメージテスト用絵カード（付録1）を用いる。最初は，基本姿勢が同じ5枚のカードを用いる。
(3) 口頭で，①基本姿勢，②第1段階肢位変化，③第2段階肢位変化の順で指示し，最終姿勢を絵カードから選択するよう指示する。たとえば「①立っている姿勢から，②体を前に少し倒して，③両手を前へ伸ばします。この姿勢はどのカードですか？」など。
(4) 対象児が正確にカードを選択できるか確認する（図5-70b）。選択が困難な場合は，第1段階にとどめ，試行する。
(5) カードを変えて課題を繰り返す。
(6) 選択を正確に行えることが確認できたら，カード枚数を増加させる，基本姿勢の異なるカードを混ぜるなどして，提示する。
(7) 床に25枚すべてのカードを並べる（図5-70c）。
(8) 課題姿勢を口頭で説明し，カードを選択させる。たとえば「①お馬さんのかっこうで，②顔をこちらに向け，③片手を挙げているのはどのカードですか？」など（図5-70d）。
(9) 課題を繰り返す。

■ポイント

● ゲームの要素を取り入れ，児の集中を促す。カード選択が困難な場合は，課題を離れ，カード1枚ずつの姿勢の再現を児の身体で行い，2次元情報と3次元情報の変換理解を促す。その後，課題に戻る。

第5章 運動プログラム作成と運動指導

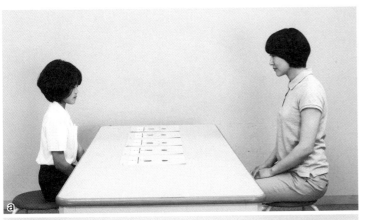

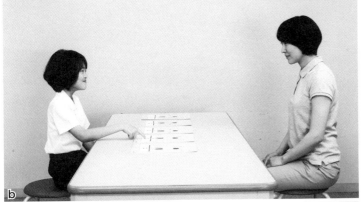

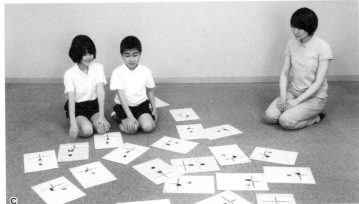

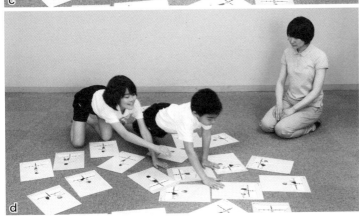

図 5-70 姿勢カード遊び

5.2.7.9 できるか想像してみよう

　運動イメージは，関節角度の変化，姿勢の変化といった個別，限定的な運動から，一連の行為のイメージへと発展する。このイメージでは，一定の時間経過の中で全身の関節運動を伴い，姿勢を連続して変更する。そして，ここで費やされる時間，運動の速さ，跳躍の高さ，姿勢の低さなど様々な要素を含んでいる。

　DCD児では，運動イメージが未熟なことが多い。そのために，運動は行うが，自らの運動をあらかじめ想像することもできず，運動終了後に振り返ることもできない場合がある。DCD児に対しては，様々な運動の開始前に，「この運動できる？」「どのようにできる？」「どのくらい時間がかかる？」などと問いかけ，事前に運動イメージを想起させることが，運動イメージを成熟させるうえで効果的である。

　また，運動終了後に「うまくできた？」「どんなふうに跳び越えた？」などと考えさせることも，効果的である。

　歩行，四つ這い，跳躍などの運動課題の前に，指導者は，運動の内容について，対象児に想像させ，その結果を回答させる。以下に質問例を示す。

(1) 歩幅のイメージ（図5-71a）
　　質問：「このブロックを歩いて渡れる？」

(2) 身体サイズのイメージ（図5-71b）
　　質問：「この隙間を潜れる？」

(3) 跳躍の高さのイメージ（図5-71c）
　　質問：「この高さを跳び越えられる？」

(4) 所要時間のイメージ（図5-71d）
　　質問：「ゴールまで歩くのに，どのくらいかかる？」
　　方法：歩行させず，立位のまま歩行をイメージさせ，指導者の「スタート」の合図から，ゴールに着いたと思ったら，対象児に「はい」と回答させる。

■ポイント
- 課題前後に運動イメージの想起を行うことは，あらゆる課題で可能である。
- 運動イメージの質問は，運動前だけでなく運動後にも行い，イメージが正確であったか，対象児とともに確認する。この過程を繰り返すことで，イメージと実測の誤差を，時間をかけ縮小していく。この過程は，対象児の運動イメージを成熟させる過程といえる。

第 5 章　運動プログラム作成と運動指導

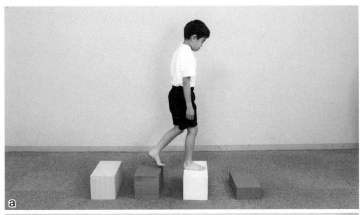
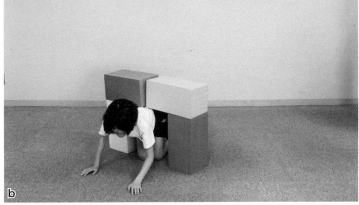
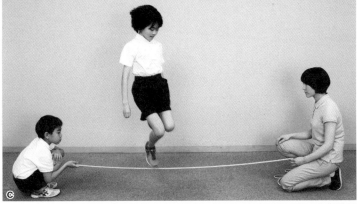
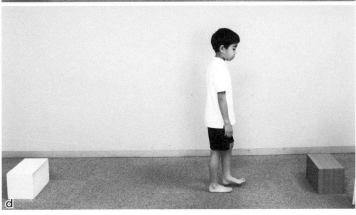

図 5-71　できるか想像してみよう

運動イメージ

引用文献

1) 菱沼　滋 他：受容体感受性．日薬理誌，128：46-49，2006．
2) 新田　收：発達障害の運動療法−ADS・ADHD・LDの障害構造とアプローチ−，三輪書店，東京，2015．

付 録

付録1　N式幼児運動イメージテスト用絵カード

■立位（後面）

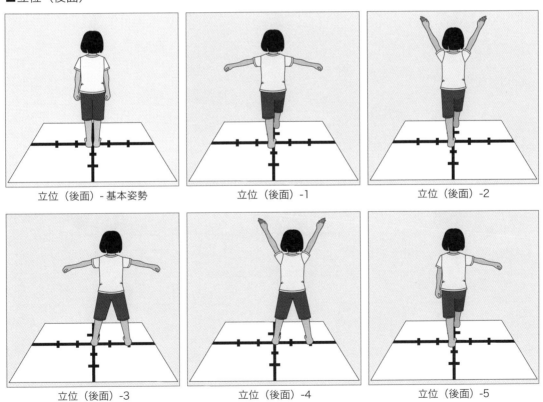

立位（後面）- 基本姿勢　　立位（後面）-1　　立位（後面）-2

立位（後面）-3　　立位（後面）-4　　立位（後面）-5

発達性協調運動障害の評価と運動指導―障害構造の理解に基づくアプローチ―

■立位（側面）

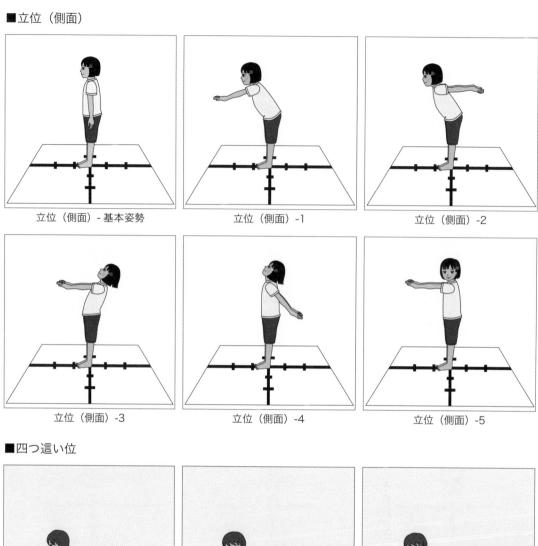

■四つ這い位

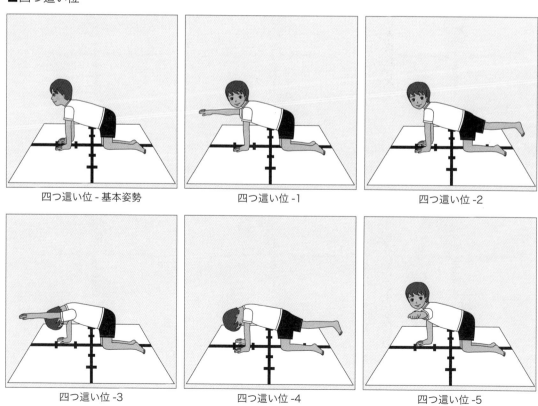

付　録

■座位

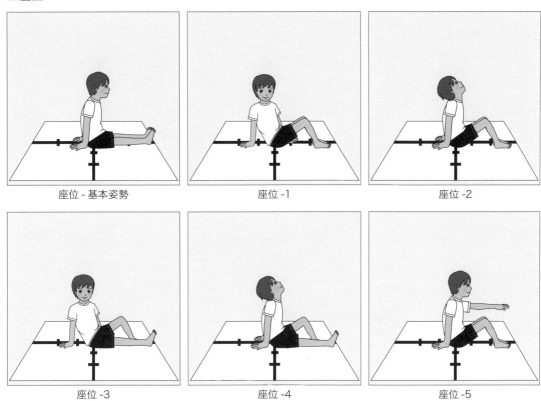

座位 - 基本姿勢　　座位 -1　　座位 -2
座位 -3　　座位 -4　　座位 -5

■背臥位

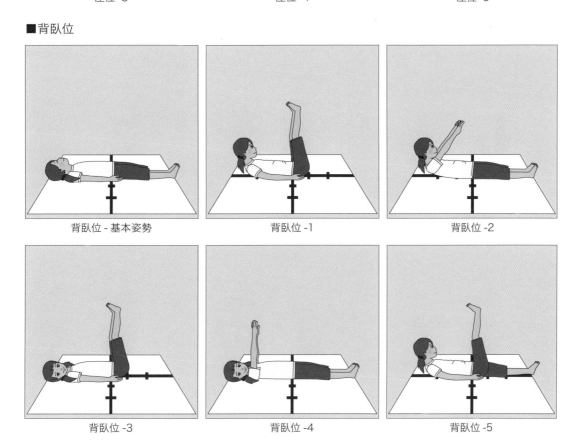

背臥位 - 基本姿勢　　背臥位 -1　　背臥位 -2
背臥位 -3　　背臥位 -4　　背臥位 -5

247

付録2　空間認知指導用絵カード

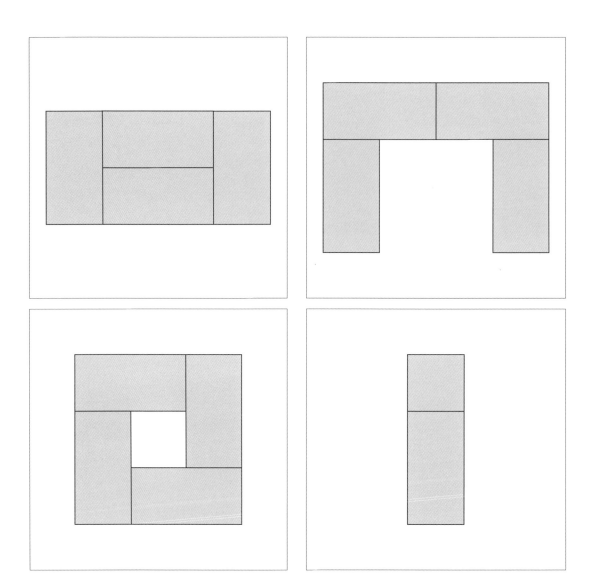

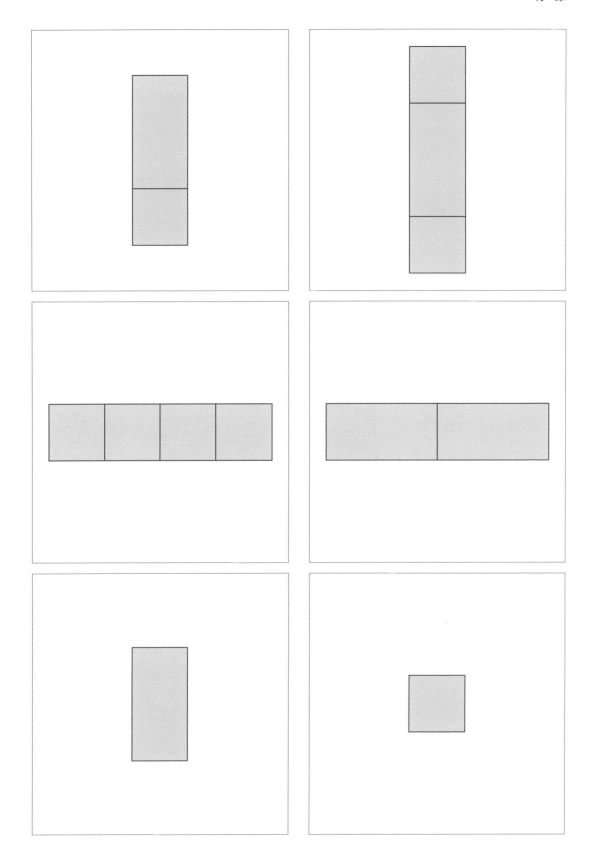

付　録

249

付録3　運動イメージ指導用ロボットのペーパークラフト

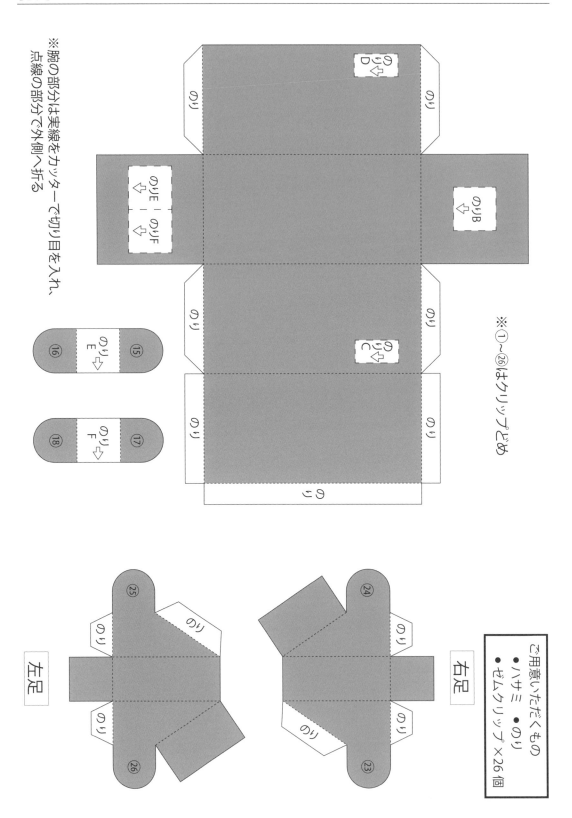

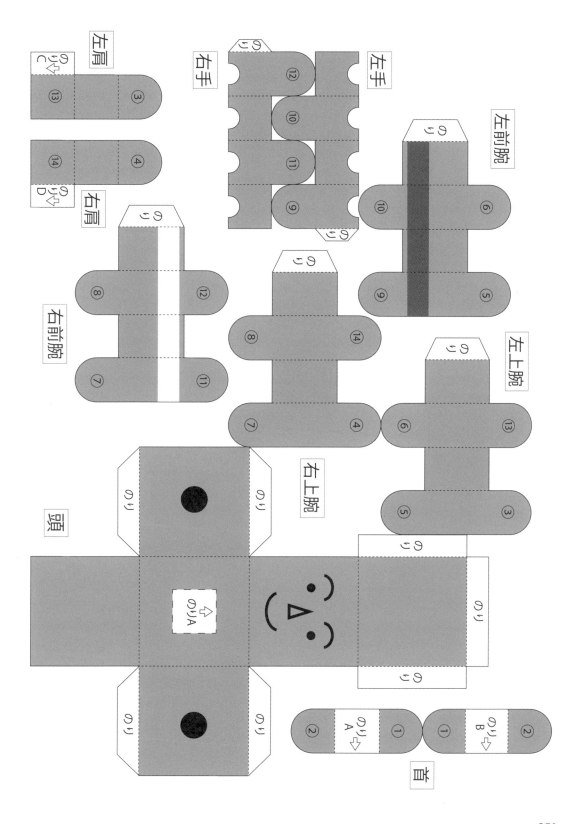

付録

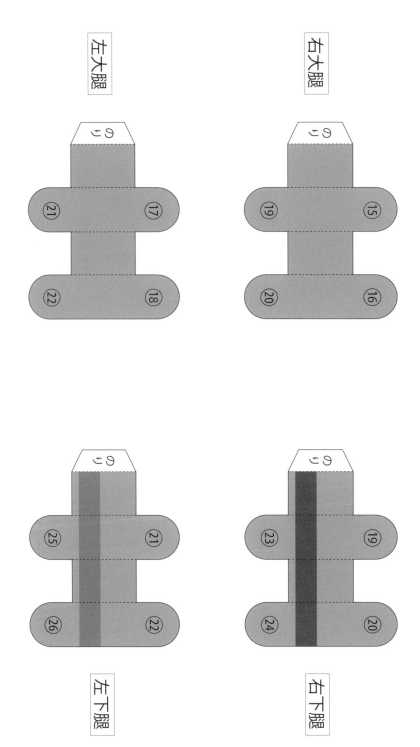

索引

■あ行

アーチサポート 203
足でお手玉 204
アスペルガー症候群 23, 27
圧覚 37
圧迫 145

椅子座位姿勢 143
位置覚 38, 150
一次運動野 79
一人称的運動イメージ 80
イマジネーション 23
意味処理 56
イメージ化 7
インサイドキック 220
インソール 203

上手投げ 127
運動イメージ 78, 84, 91, 99, 134, 226, 228, 230, 232, 234, 238, 242
運動イメージ指導用ロボットのペーパークラフト 250
運動覚 38, 150
運動課題 51, 107, 168, 170, 172
運動感覚 38, 148
運動技術 89
運動機能の特異的発達障害 5
運動協調不全 76
運動失調 76
運動指導 141
運動前野 79
運動発現 74, 75
運動発達 62, 92, 94
運動発達過程 94
運動発達指標 15, 62
運動分解 77

絵カード 160, 162, 230, 240, 245
絵カードから積木の再現 162
絵カードからの姿勢再現 230
易刺激性 11, 16, 36
易怒性 16
エジンバラ利き手テスト 95
遠心性コピー 79, 80
円背 109

オウム返し 24
応用的協調運動評価 124, 126
大縄跳び 224
オープンループ制御 63, 64, 66, 71, 107
お尻タッチ 206
音刺激 164
重さあてゲーム 150
重みづけ 45
温度覚 37
温度受容器 37

■か行

開眼立位バランス　109
開口手伸展現象　121
外側縦アーチ　13
回転ボールキャッチ　208
回避行動　16
回避反応　11
顔認知　55
過活動　29
鏡を用いた動作再現　232
可逆性　54
学業的技能　31
学習障害　3，30　→LDもみよ
角度あてゲーム　148
撹乱課題　134
籠でキャッチ　216
籠へ投げる　216
片足ジャンプ　186
片足立ち　62，106，109
片足でのリーチ　190
片足跳び　110
片手砂嚢保持　170
片手投げ　215
片膝立ちジャンプ　188
可撓性扁平足　118，203
カナー型自閉症　23，24，27
カラーリストバンド　230
刈り込み　44
感覚　46
感覚異常　24，35，46，94
感覚印象　36
感覚運動期　54
感覚過敏　35
感覚器　90
感覚受容器　36，43
感覚情報選択　24，42
感覚調査　102
感覚鈍麻　35
感覚入力　35，142
感覚入力評価表　97
感覚のモダリティ　46
環境　141，142
環境空間　57
環境セッティング　142

環境把握　90
干渉　49
関節安定性　116，200
関節弛緩性　72，116
関節不安定性　116
監督的注意システム　48

記憶　56
記憶錯誤　56
機械的受容器　37
利き足　13，94
利き手　11，94
利き手の発達　12
利き耳　13
利き目　13
ぎこちなさ　1
キック　218，220
キックコントロール　132，133
キックスピード　132，133
キック動作　66，67，131，132，222
基底面　180，182
基本的協調運動評価　120，121
基本的協調運動評価表　121
逆バイバイ　23
客観化　81
客観空間　104
客観性　81
客観的空間認知　156
キャッチボール　172，217
嗅覚　100
驚愕反応　42
共感覚　44，83
鏡像　81
鏡像運動　123
協調運動　35，74，78，90，119，141，184，205，206，224
協調運動障害　74，75
協調性　7
協働収縮不能　77
筋感覚的運動イメージ　80
筋緊張　14，73
筋緊張低下　9，77
筋制御機構　71
筋線維タイプ　70

索　引

緊張性迷路反射　65，98
筋のトーン　14，200
筋紡錘　38

空間イメージ　103，154
空間的注意　47
空間認知　57，103〜105，153
空間認知課題　162
空間認知指導用絵カード　248
空間表象分類　103
空中キャッチボール　212
具体的操作期　54
靴　203
クローズドループ制御　63，64，107
グローバル筋　69，70，108

形式的操作期　55
傾斜　210
継続保育室　20
蹴り足　95
蹴り返し　218
限局性学習障害　6，29　→SLDもみよ
限局性学習障害の診断基準　31
言語性IQ　27
現実空間　158
原始反射　64
腱紡錘　39

行為障害　29
構音　17，95
構音成熟　18，96
口腔周囲の圧迫　147
攻撃的行動　92
高次脳機能　11，48
恒常性維持機構　145
口頭指示　240
口頭指示による絵カード選択　136
口頭指示による姿勢変換　138
口頭指示による動作再現　234
口頭指示のやり取り　234
広汎性発達障害　2，5，28　→PDDもみよ
後方空間　154
ゴールキック　220
股関節　202

極低出生体重児　19
個人内空間　104
骨格筋　70
骨盤前後傾　198
骨盤保持押し車　201
固定縄跳び　224
固定不良　77
コミュニケーション　27
固有感覚　38
ゴルジ腱器官　39

■さ行
再現　156，158，162
座位姿勢　143
座位側方傾斜　111
在胎週数　92
サイドブリッジ　114，115，192
錯乱刺激　166
3次元空間　160，162
3次元座標認知　156
三人称的運動イメージ　80，236

子音の習得　17
シェム　53
視覚　40，101，206，208
視覚イメージ　78，236，240
視覚化　7
視覚外乱　45
視覚遮断　51
視覚情報　232
視覚的イメージ　39
視覚的運動イメージ　80
持久性　194
軸足　95
視空間認知機能　57
刺激　142
自己意識　56
自己概念　18
自己客観化　134
自己準拠効果　56
自己中心性　54
指示姿勢の人形での再現　236
自傷行為　92
姿勢カード遊び　240

255

姿勢制御　13, 58, 63, 68, 90, 100, 107, 116, 174
姿勢制御適応　184
姿勢制御評価表　108
姿勢反射　64
姿勢模倣　226
耳石器動眼反射　41
持続的注意　52
自尊感情　18
下手投げ　126, 212
実行機能　56
シッティング・ジムボール　198
疾病および関連保健問題の国際統計分類　3
　→ ICD もみよ
シナプス　44
自閉性障害の診断基準　26
自閉症　23, 25
自閉症スペクトラム　23
自閉症スペクトラム障害　2, 23　→ ASD もみよ
ジムボール　144, 194, 196, 198
社会性　7, 23, 27
しゃがみ立ちジャンプ　188
シャツ　142
シャッフリング　9, 62, 94
シャッフリングベビー　9
周産期異常　92
周産期医療　19, 25, 91
修正月齢　20
集団生活　16
重量覚　38, 150
主課題モジュール　48
主観的空間認知　153
手掌の圧迫　146
出生体重　92
循環反応　54
順番あてゲーム　153
障害構造　85, 90
衝動性　28, 29
小脳　74, 75
小脳障害　7, 76, 78
小脳成熟　78
小脳の解剖　76
触覚　37
触覚異常　94

触覚過敏　9, 11, 94, 98, 144
触覚刺激　44
しりとり　168
侵害受容感覚　37
侵害受容器　37
侵害反応　145
新生児期異常　92
新生児死亡率　19
新生児集中治療室　20
新生児模倣　82, 83, 134
振戦　123
身体外空間　104
身体化による認知　7
身体近傍空間　104
身体柔軟性　72
身体図式　20
身体的不器用さ　8
伸張刺激　38
伸張反射　99
心的時間測定法　84
深部感覚　38, 90, 99
深部筋　70, 108, 192, 194, 196, 198
身辺自立　10

随伴運動　77
スカイツリー　226
スクリーニング　46
スクワット　111
素手でキャッチ　216
ストループ課題　51
ストレートバランスタッチ　184

制御信号　48
制限時間　16
精神障害の診断と統計マニュアル　2　→ DSM もみよ
精神遅滞　6
成長　9
静的姿勢制御　63, 109, 116, 174, 178
赤筋　70
全身関節弛緩性　117, 118
前操作期　54
全体構造　55
選択的注意　47, 52, 105, 164, 166

前庭感覚　40, 100
前庭眼球反射　41
前庭器　40
前庭脊髄反射　41
先天性運動未熟　8
前頭葉・頭頂葉ネットワーク　55
前方空間　154
前腕回内・回外運動　121

想起課題　107
走行　62
操作　54
想像力　27
測定異常　77
測定過大　77
足底の圧迫　145
足底把握反射　65, 98, 144
速度変化　210
足部アーチ　13, 14, 72, 118, 203
足部運動　203
速筋　70

■た行
体幹安定化　69, 192
体幹安定性　116, 192
体幹回旋　215
体幹筋　69, 112, 144
体幹筋持久力バランス評価　115
体幹屈曲　112, 115
体幹屈筋群　194
体幹伸展　114, 115
体幹の安定性　69
第三者的視点　81
対称性緊張性頸反射　65
対人場面の認知障害　55
体性感覚　37, 40, 79
体性感覚遮断　51
体性感覚情報　232, 240
代替報酬　7
タイプⅠ線維　70, 116
タイプⅡ線維　70, 116
タイミング　224
対立運動　123
タオルギャザー　204

卓上キャッチボール　210
他者客観化　134
立ち上がりボールキャッチ　208
立ち直り反応　65
脱感作　145
多動性　28
短期記憶　78
段差処理　182
断続運動　77
タンデム歩行　170, 172
タンデム立位　168

遅筋　70
知的発達障害　6
注意　47
注意欠陥・多動性障害　2, 28　→ADHDもみよ
注意資源　52, 107
注意資源量　50〜52
注意分配機能　48, 50, 53
抽象イメージ　82
中枢性姿勢制御　63
聴覚　41, 101
長期増強　145
長期抑制　145
超低出生体重児　19
跳躍動作　186
直線歩行　110
直線歩行キャッチボール　172

追視　218, 222, 224
追視機能　210
痛覚　37
継足位立位　106
継足歩行　110
土踏まず　13, 72
土踏まず比　73
積木　156, 158, 162
積木からブロックの再現　158

低筋緊張　73, 94, 200, 203
抵抗覚　38, 150
低出生体重児　19, 91
手押し車　200
できるか想像してみよう　242

テニスボールのキャッチボール　216
テニスボール投げ　214

投球コントロール　126, 128, 130
投球スピード　126, 128, 130
投球動作　126, 127, 129, 215
投球フォーム　126, 127, 212
動作性IQ　27
動作模倣　81, 84, 99, 138, 228
東大式全身関節弛緩性検査　118
動的姿勢制御　63, 66, 110, 116, 180, 182, 202
逃避反射　98
頭部前方突出　109
特異的算数能力障害　32
特異的綴字障害　32
特異的読字障害　32
特殊感覚　37
特性　141
独歩　61
独歩獲得　94
時計の針　226
ドリブル　205, 222

■な行
内化　54
内像　78
内臓感覚　36
内側縦アーチ　13
内的イメージ　226
縄跳び　224
縄跳び潜り　224
難度　141

ニージャンプ　188
苦手意識　141
2次元情報　160, 162
二重課題　48〜52, 106, 166, 168, 170
人形　236, 238
人形の姿勢の身体による再現　238
認知　53
認知課題　168
認知遂行課題　51
認知発達　58

寝返り　60, 94
年齢　116

脳機能局在　43, 44
脳室周囲白質軟化症　20
脳室内出血　20
能動的注意　47
脳の非対称性　12
野田式分類法　119

■は行
バード・ドッグ　112, 176
ハイガード　61
パチニ小体　39
白筋　70
バックスウィング　129, 132, 133, 214
発達障害　3, 46, 51, 55, 58, 62, 68, 73, 78, 84
発達障害者支援法　3
発達障害者支援法施行令　4
発達性協調運動障害　2, 84　→DCDもみよ
発達性協調運動障害の構造　85
発達性協調運動障害の診断基準　4
発達性ゲルストマン症候群　8
発達性失行　8
発達性ディスレクシア　32
パニック　16
母親記入式小児行動質問票　91
ハムストリング・カール　196
腹這い　61
バランス　196
バランスエクササイズ　176
バランスリーチ　190
半規管動眼反射　41
反抗挑戦性障害　29
反張膝　109
反応抑制　52
反復拮抗運動不能　77

非言語性学習障害　8
飛行機　226
微細脳機能障害　8
膝関節　202
膝保持押し車　200

索引

肘関節 202
非対称性緊張性頸反射 65
評価 89, 141
表在感覚 11, 37, 96, 142
表在筋 70, 108, 192, 194, 196
表象 54
表情認知 55

不安定性 73
不安定板 144
不安定要素 180
フィードバック 79
不快感情 11
不器用 1
腹部触診 194
2つのボールドリブル 205
不注意 28, 29
不変量 55
ブロック 156, 158
ブロックから積木の再現 156
ブロック探検 160
ブロック歩行 180
ブロック渡り 182
分割的注意 48, 168

閉眼立位バランス 109
平衡感覚 40, 45
平衡機能 41, 100
平衡反応 65
米国疾病コントロールセンター 25
米国精神医学会 2
ヘッドボールバランス 178
ヘディング 206
ペルビック・ラテラル・ティルト 174
偏食 100
扁平足 13, 72, 109, 118, 203

妨害刺激 47
ボール 205, 210, 212
ボールキャッチ 208
ボールコントロール 212
ボールスピード 67
ボールタッチ 206
捕球動作 120, 127, 128, 130, 212, 216

歩行 62, 180
補足運動野 79
母体胎児集中治療室 20

■ま行

マッサージ 145, 147
まねっこごっこ 228

味覚 100
未熟構音 18
ミラーニューロンシステム 25

メトロノーム歩行 164

模倣発達 82
モンキーウォーク 202

■や行

指対立試験 123
指鼻試験 122
指指試験 123

幼児語 18
陽性支持反応 64, 98
抑制機能 49, 50
予測因子 91
四つ這い 61, 94
読み書き困難 31

■ら行

ライイング・トランク・カール 194
ラダージャンプ 186
ラダートレーニング 185
ラダー歩行 185
ラテラリティ 12, 95

力学的受容器 37
立体認知 156
立体把握 58
両足ジャンプ 62
両膝立ちジャンプ 188

ルフィニ終末 39

ローカル筋　69, 70, 108
ロケット　226

ワイドベース　61
ワンオンワン　222

■欧文索引

ADHD：attention deficit/hyperactivity disorder　2, 28, 52
ASD：autism spectrum disorder　2, 23, 24

Beighton Hypermobility Score　117
body schema　20
British Association for Community Child Health　2

clumsiness　1
clumsy　1
clumsy child　8

DAMP症候群　8
DCD：developmental coordination disorder　2, 4, 84
DSM：Diagnostic and Statistical Manual of Mental Disorders　2, 4
DSM-IV　4
DSM-5　4, 89

GCU：growing care unit　20
global self-worth　18

ICD：International Statistical Classification of Diseases and Related Health Problems　3, 4
ICD-10　3, 5, 30

ID：intellectual disability　6
IQ：intelligence quotient　27

LD：learning disabilities（learning disorder）　3, 30, 32

MFICU：maternal-fetal intensive care unit　20
milestone　4

NICU：neonatal intensive care unit　19, 92
N式幼児運動イメージテスト　134
N式幼児運動イメージテスト評価表　135
N式幼児運動イメージテスト用絵カード　245
N式幼児運動イメージテスト用絵カード一覧　135
N式幼児協調性評価尺度　120, 124
N式幼児協調性評価尺度評価表　125

PDD：pervasive development disorder　2, 5, 28, 52
Piaget　53, 82
PIQ：performance IQ　27
Purkinje細胞　7

schème　53
self concept　18
shuffling　9, 94
SLD：specific learning disorder　6, 29, 33
social acceptance　18

U字型現象　83

VIQ：verbal IQ　27

X脚　109

■著者紹介

新田　收（にった　おさむ）
首都大学東京大学院人間健康科学研究科教授。博士（工学），理学療法士，Jazz Bassist。
　1979 年　日本大学芸術学部文芸学科卒業
　1981 年　Berklee College of Music Certificate
　1986 年　東京衛生学園専門学校卒業
　1997 年　日本大学大学院理工学研究科医療・福祉工学　博士後期課程修了

●写真モデル
　神尾　郁花
　神尾　健太
　鈴木　晴子

発達性協調運動障害の評価と運動指導
障害構造の理解に基づくアプローチ

（検印省略）

2018 年 11 月 21 日　第 1 版　第 1 刷

著　者　新田　收　Osamu Nitta
発行者　長島　宏之
発行所　有限会社ナップ
　　　　〒 111-0056　東京都台東区小島 1-7-13 NK ビル
　　　　TEL 03-5820-7522 ／ FAX 03-5820-7523
　　　　ホームページ　http://www.nap-ltd.co.jp/
印　刷　シナノ印刷株式会社

Ⓒ 2018　Printed in Japan　　　　　　　　　　　　　　　　ISBN 978-4-905168-57-7

JCOPY　〈(社) 出版者著作権管理機構　委託出版物〉
本書の無断複写は著作権法上での例外を除き禁じられています。複写される場合は，そのつど事前に，(社) 出版者著作権管理機構（電話 03-3513-6969, FAX 03-3513-6979, e-mail: info@jcopy.or.jp）の許諾を得てください。